U0389665

# 备孕怀孕育儿百科

主编 付小青 赵艳玲

吉林科学技术出版社

**图书在版编目（CIP）数据**

备孕怀孕育儿百科 / 付小青，赵艳玲主编 . — 长春：
吉林科学技术出版社，2017.9
ISBN 978-7-5578-2614-7

Ⅰ . ①备… Ⅱ . ①付… ②赵… Ⅲ . ①妊娠期－妇幼
保健－基本知识 Ⅳ . ① R715.3

中国版本图书馆 CIP 数据核字 (2017) 第 119382 号

# 备孕怀孕育儿百科

BEIYUN HUAIYUN YU'ER BAIKE

| | | | | | | | | |
|---|---|---|---|---|---|---|---|---|
| 主　　编 | 付小青 | 赵艳玲 | | | | | | |
| 编　　委 | 张　旭 | 陈　莹 | 周　宏 | 李志强 | 易志辉 | 康　儒 | 盛　萍 | 周　密 |
| | 彭琳玲 | 王玲燕 | 李　静 | 秦树旺 | 陈　洁 | 吴　丹 | 蒋　莲 | 柳　霞 |
| | 尹　丹 | 刘晓辉 | 张建梅 | 唐晓磊 | 刘晓辉 | 贲翔南 | 黄金元 | 邓　敏 |
| | 雷建军 | 李少聪 | 刘　娟 | 史　霞 | 马牧晨 | 韶　莹 | 赵　艳 | 石　柳 |
| | 戴小兰 | 李　青 | 李文竹 | 金海涛 | 张　苗 | 张　阳 | 黄　慧 | 范　铮 |
| | 邵海燕 | 张巍耀 | 敬韶辉 | 刘江华 | 周　亮 | 邹　丹 | 曹淑媛 | 鲁　铭 |
| | 王玉立 | 倪　涛 | 苏　霞 | 潘　微 | 李　京 | | | |

出 版 人　李　梁
责任编辑　孟　波　端金香　穆思蒙　宿迪超
模　　特　小　燕　李明洋　Valing
封面设计　长春市一行平面设计有限公司
开　　本　710mm×1000mm　1/16
字　　数　600千字
印　　张　29.5
印　　数　1—8 000册
版　　次　2017年9月第1版
印　　次　2017年9月第1次印刷

出　　版　吉林科学技术出版社
发　　行　吉林科学技术出版社
地　　址　长春市人民大街4646号
邮　　编　130021
发行部电话/传真　0431-85635176　85651759　85635177
　　　　　　　　　85651628　85652585
储运部电话　0431-86059116
编辑部电话　0431-85635186
网　　址　www.jlstp.net
印　　刷　长春人民印业有限公司

书　　号　ISBN 978-7-5578-2614-7
定　　价　59.00元

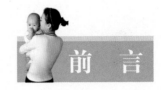

前　言

　　都说怀孕是一生中最幸福的事。怀胎十月的艰辛与幸福，初为人母的兴奋和忐忑，不是单纯的一种感受，而是身体和心理、快乐和痛苦并存的特殊经历。

　　在漫长却也短暂的十个月的时间里，与一个小生命同呼吸，隔着肚皮就可以抚摸胎儿，那是一种无法言说的复杂感受。从得知怀孕、孕吐、产检、胎教、拍孕妇照、准备分娩……一路下来，十个月的经历会让你的心态变得更平和，整个人变得更温柔。

　　每一个孩子都像一颗种子，在父母的精心浇灌下，发芽、开花、长成果实。他们的每一步成长都是爱所书写，呱呱坠地后的每个小小的进步都会被父母牢牢地记录下来，让美好的瞬间定格成永恒的画面，深藏在记忆里。

　　当然，这个过程中父母会忐忑，也会有很多疑问，例如怀孕期间要注意什么，营养够不够，胎儿发育得好不好，需要做哪些检查，怎样给胎儿进行胎教，新生儿怎么护理，怎样进行辅食喂养，如何培养孩子的行为习惯、动手能力、良好品行……是的，从受孕、怀孕，到养育健康婴儿，每对夫妇都将要经历人生最为特殊而美妙的旅程，需要为这段旅程需做好丰富的知识储备，而本书的编写就是为了让大家尽可能全面地获取孕育知识。

　　本书的作者结合了专业知识和实际怀孕、育儿经验，并进行分析、总结，对沿袭了多年、在理论上和实践中已证实的孕育误区进行纠正；将理论化的育儿知识细化、实用化，并加入一些实践经验，使其更具有可操作性。

　　作为一名出版过多本孕育图书的编辑，我希望自己的工作能够帮助更多的新手父母了解孩子，也希望能有更多的机会与大家一起为孩子多做一些事情。路漫漫其修远兮，吾将上下而求索！

# 第一篇 怀孕篇

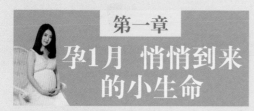

## 第一章
# 孕1月 悄悄到来的小生命

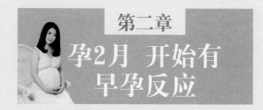

## 第二章
# 孕2月 开始有早孕反应

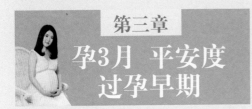

第三章
孕3月　平安度
过孕早期

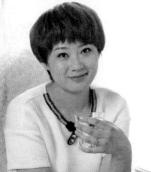

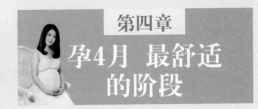

第四章
孕4月　最舒适
的阶段

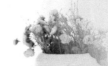

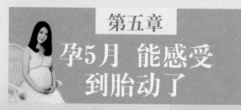

第五章
# 孕5月　能感受到胎动了

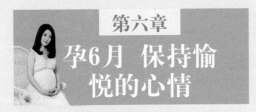

**第六章**

# 孕6月 保持愉悦的心情

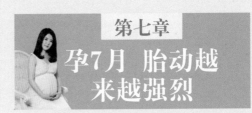

**第七章**

# 孕7月 胎动越来越强烈

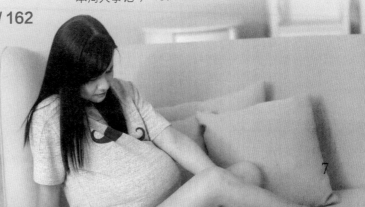

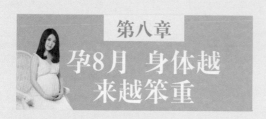

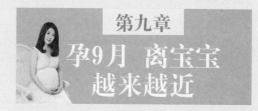

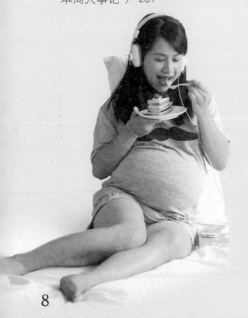

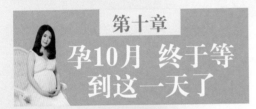

# 第十章
# 孕10月 终于等到这一天了

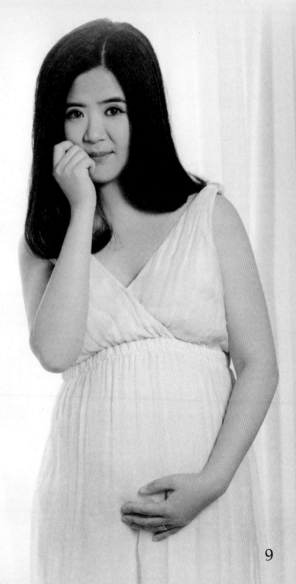

# 第二篇 育儿篇

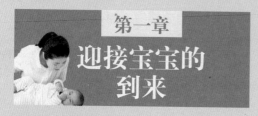

**第一章 迎接宝宝的到来**

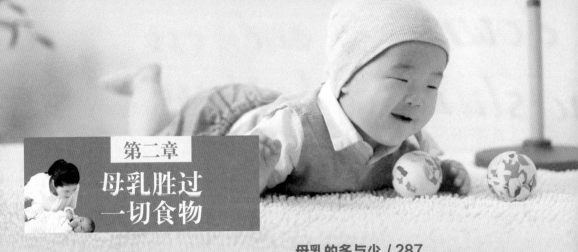

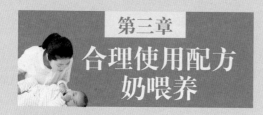

第三章
合理使用配方
奶喂养

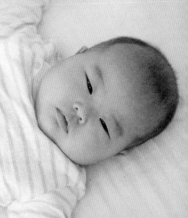

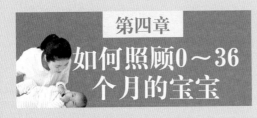

# 第四章 如何照顾0～36个月的宝宝

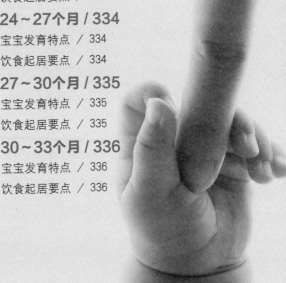

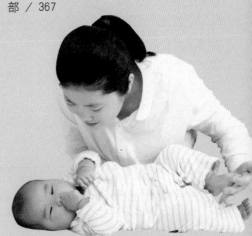

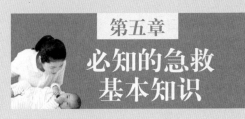

第五章
必知的急救
基本知识

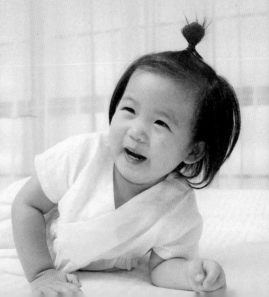

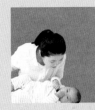

第六章
**辅食喂养
很关键**

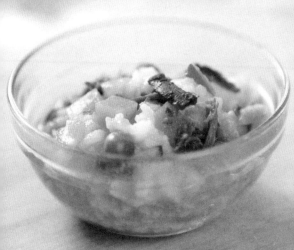

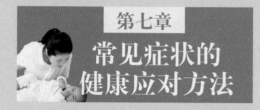

第七章
常见症状的
健康应对方法

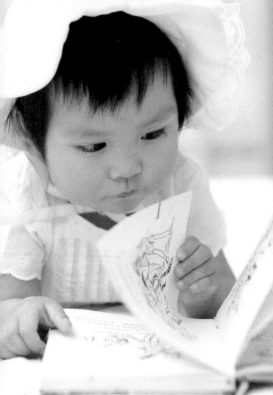

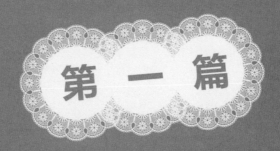

第 一 篇

# 怀孕篇

# 你可能会遇到的问题

当女性有了怀孕的计划后，就要着手为孕育健康的胎儿做准备了，首要条件就是要有一个好身体。

孕前的合理营养对于孕育一个健康聪明的宝宝，以及保证准妈妈的自身健康是非常重要的。因为妊娠早期是胎儿器官分化、形成的关键阶段，而胎儿的营养来源很大程度上依靠准妈妈孕前体内的营养储备。一般情况下，准妈妈在计划怀孕前的3~6个月就应该注意饮食调理。

准妈妈应从计划怀孕前3个月开始，每天服用400微克叶酸，含叶酸的复合维生素也可以。到怀孕时，体内叶酸已达到理想水平，以后应继续补充，直至怀孕满3个月，这样就可以有效地预防胎儿神经管畸形的发生。我们将在孕早期的章节中，对叶酸进行更详细的介绍。

"女性激素"对于女性的健康相当重要。只有当它处在正常分泌状态时，人体才容易顺利怀孕，并孕育出健康的胎儿。因此，准妈妈准备怀孕时，首先要确认一下自己的身体健康状况，把握激素的分泌情况。

通过饮食来调节激素水平是比较安全有效的方法，建议备孕女性从食材中挑选出最佳的天然激素补品。

## 大豆

异黄酮富含于发芽大豆的胚芽里，是植物性多酚的一种，在化学结构上跟"女性激素"十分相似，在体内也具有"女性激素"的效果。

## 维生素E

维生素E对于"女性激素"的代谢很重要，它参与固醇类激素的代谢。维生素E对于不孕症的治疗也有帮助，因为它能帮助胎盘产生一种助孕蛋白质。市面上的维生素E有天然萃取的，也有合成的，而准妈妈最好从饮食上来注意补充。人体吸收利用率较好，富含维生素E的食材主要有各种动物肝脏、牛奶、禽蛋、带鱼、鲫鱼，以及蔬菜类中的胡萝卜、菠菜、南瓜和水果中的杏、芒果等。

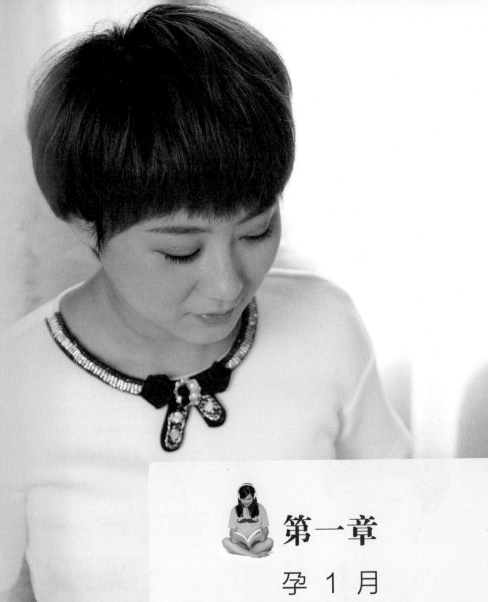

第一章

孕 1 月

# 悄悄到来的
# 小生命

## 受孕小知识

　　这一周的准妈妈还没有怀孕，实际上这一周正是准妈妈末次月经进行的时候，卵巢上一个月排出的卵子没有受精，自行衰退了，引起子宫内膜的脱落流血。在激素的作用下，卵巢又开始准备释放另一个卵子。放松心情，以平和的心态去面对即将到来的天使，准备受孕吧！

备孕的女性从末次月经开始，应随时检查是否怀孕。

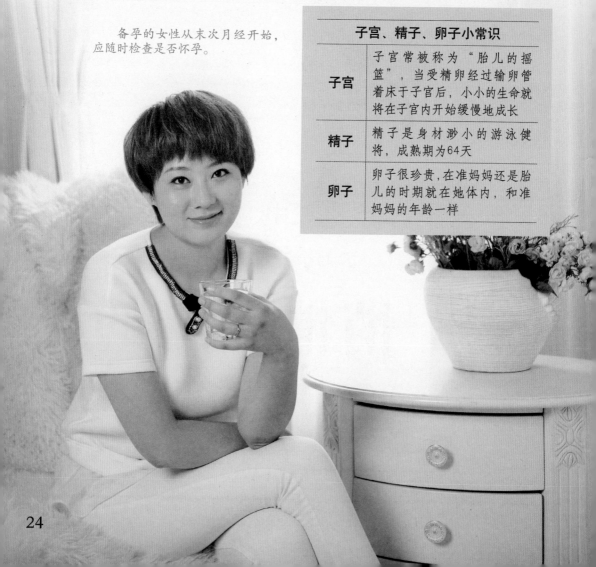

| 子宫、精子、卵子小常识 | |
| --- | --- |
| 子宫 | 子宫常被称为"胎儿的摇篮"，当受精卵经过输卵管着床于子宫后，小小的生命就将在子宫内开始缓慢地成长 |
| 精子 | 精子是身材渺小的游泳健将，成熟期为64天 |
| 卵子 | 卵子很珍贵，在准妈妈还是胎儿的时期就在她体内，和准妈妈的年龄一样 |

## 叶酸对准妈妈尤为重要

为了降低出生缺陷的发生概率，准妈妈应在孕前3个月和孕早期3个月补充叶酸。女性在服用叶酸后，要经过4周的时间，体内叶酸缺乏的状态才能得以纠正。

| 富含叶酸的食物 | |
| --- | --- |
| 绿色蔬菜 | 菠菜、莴苣、花椰菜、油菜、小白菜等 |
| 新鲜水果 | 橘子、樱桃、香蕉、桃子、葡萄、猕猴桃、梨等 |
| 肉、蛋类食物 | 动物的肝脏、鸡肉、牛肉、羊肉及蛋类等 |
| 豆类、坚果类食物 | 黄豆及豆制品、核桃、栗子、松子等 |

## 准爸爸也要补充叶酸

准爸爸也必须补充叶酸。叶酸是提高精子质量的重要物质。当叶酸在男性体内呈现不足时，精液的浓度及精子活动能力会下降，会减少受孕机会。此外，由于叶酸参与了体内遗传物质DNA和RNA的合成，所以传递着遗传信息的"种子"也离不开叶酸。

备孕的女性要精确计算自己的排卵日。放松心情，最好在排卵日当天跟丈夫结合。此外，孕早期的营养与检查对准妈妈和胎儿非常重要，为了小生命的健康成长，应该做好准备。

推荐每日补充叶酸制剂0.4毫克。市面上常销的叶酸产品有斯利安叶酸片、爱乐维等。

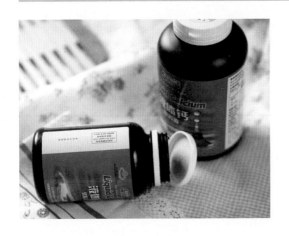

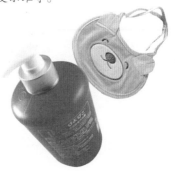

## 确定排卵日

准妈妈掌握自己的准确排卵日是至关重要的。如果在排卵日前后3天内，以及排卵日当天进行性生活，那么受孕的概率最高，准父母就可以做好迎接新生命的准备了。

### 月经周期数字推算法

如果你是月经周期非常规律的女性，就可以用数字法推算自己的排卵周期。从月经来潮的第一天算起，下次月经来潮的14±2天就是排卵期。

### 排卵试纸测定法

女性尿液中的促黄体生成激素会在排卵前24小时左右出现高峰值，而排卵试纸就是通过测定这种峰值水平来确定排卵日期，准妈妈不妨去买张排卵试纸来测定自己的排卵日。

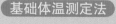

### 基础体温测定法

这种测定法效果比较明显，但操作时间长，需要每天早上起床后测量体温。月经期和月经后的7天内是持续的低温期，中途过渡到高温期后，再返回低温期，然后下次月经开始，中途的高温期就是排卵日。

### B超排卵监测法

在预测排卵时间的方法中，B超监测是最直观的方法，可以看到卵巢内有几个卵泡在发育、卵泡的大小、是否已经接近排卵的时间等。对于月经周期不准的女性这种方法尤为适合。

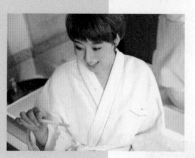

到了排卵前1~2天，宫颈黏液分泌相对增多，手指尖触摸能拉出很长的丝，阴道也变得越来越湿润。出现这样的白带表示马上要排卵了，一般持续3~5天。

| 月经期 | | | | | 排卵前安全期 | | | | 排卵期 | | | | | | | | | | 排卵后安全期 | | | | | | | | | 月经期 | | | | |
|---|---|---|---|---|---|---|---|---|---|---|---|---|---|---|---|---|---|---|---|---|---|---|---|---|---|---|---|---|---|---|---|
| 1 | 2 | 3 | 4 | 5 | 6 | 7 | 8 | 9 | 10 | 11 | 12 | 13 | 排卵 | 15 | 16 | 17 | 18 | 19 | 20 | 21 | 22 | 23 | 24 | 25 | 26 | 27 | 28 | 29 | 30 | 31 | 32 |

## 准妈妈要做哪些检查

为了自身和未来宝宝的健康，每一个准备要宝宝的准妈妈都不要省略了孕前检查这道程序，以便及时发现自身健康存在的问题，及时治疗，以免延误孕育宝宝的时机。

### 血常规

明确是否贫血。若有贫血，要及时纠正，以免影响胎儿的生长发育。

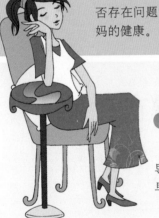

### 尿常规

怀孕后肾脏负担加重，检查肾脏是否存在问题，以免危及准妈妈的健康。

### 妇科检查

检查是否有导致胎儿流产或早产的危险。

### 优生四项

凡是家有宠物的，还要进行特殊病原体的检测，如巨幼细胞病毒、弓形体、风疹、单纯疱疹病毒等，排除易引起流产或畸形的因素。

### 肝功能

怀孕后肝脏负担加重，需检查肝脏是否有问题，以免危及准妈妈的健康。

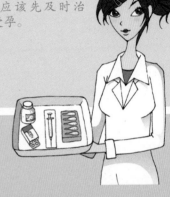

若发现有妇科疾病，尤其是性传播疾病，以及牙周病，应该先及时治疗，暂缓受孕。

### 血糖

糖尿病是有可能给妊娠带来致命性灾害的疾病之一。身患糖尿病的准妈妈，患上高血压疾病概率比普通人高4倍，而且胎儿有可能生长过大，给分娩带来困难。孕前血糖检查必不可少。

### 染色体

有遗传病家族史的育龄夫妇，要检查遗传性疾病，以免给自己的宝宝带来缺憾。

### 血压

高血压会给准妈妈和胎儿带来危险，高血压患者并非不能妊娠，但极易患妊娠期高血压疾病，此项检查能排除妊娠期高血压疾病的危险。

## 准爸爸要做哪些检查

准爸爸可能会认为，孕育孩子更多的是女性的责任，不需要自己去做什么检查。其实健康的宝宝更需要优质的"种子"，对于生命的孕育，准爸爸的健康同样重要。

### 生殖系统

准爸爸泌尿生殖系统的健康对宝宝来说很重要，这项检查必不可少。生殖系统是否健全是孕育宝宝的前提，除了排除这些因素外，还要考虑传染病，特别是梅毒、艾滋病等。虽然这些病的病毒对精子的影响目前还不明确，但是这些病毒可能通过爸爸传给妈妈，再传给肚子里的胎儿。

### 精液

通过检查，准爸爸可以获知自己精子的状况。如果精子的活力不够，就应从营养方面补充；如果精子过少，则要反省一下自己的不良习惯，戒掉烟酒、不穿过紧的内裤等；如果是无精症，则要分析原因，决定是否采用现代的助孕技术。

### 肝功能

虽然肝功能不全是否能够通过精子传染现在还没有定论，但为了保险起见，做一个全面的肝功检查也是准爸爸的职责所在。

### 染色体

准爸爸最好跟妻子一起进行染色体异常检测，排除遗传病。

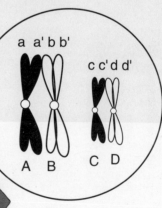

如果准爸爸有穿紧身裤的习惯，现在需要改一改了。常穿紧身裤，易造成生精功能减退。应尽早让自己脱离紧身裤的束缚，选择舒适宽松的裤子。

# 孕2周　精子和卵子的结合

## 准妈妈的变化

按照女性的生殖周期，子宫每个月都有月经周期为受孕做准备。月经来潮的第1天是月经周期的第1天。由于排卵通常发生在月经周期的第14天，所以2周后如果果月经没有按时来，就可能已经怀孕了。

### ■ 精子游向卵子的过程

当马拉松比赛开始的时候，精子们就争先恐后地向前冲。在这个漫长的过程中，很多精子都中途掉队了，也有很多精子迷了路，还有一些被子宫内的微纤毛给推了出来。只有大约200只精子最终到达受精的目的地。

通常只有一只精子穿过被称作透明带的结构进入卵子内，到达卵子的细胞核。当进入卵子内的精子头部接触到卵子的细胞核时，卵子就立即释放出一种化学物质将自己包围起来，从而阻止其他精子进入。

在这个过程中，游得最快的精子在45分钟内就能与卵子相遇了，而游得最慢的也许要花费12个小时以上，大多数精子都没能游完全程。

## 了解受孕过程

精子在与卵子结合之前，需要游过阴道、子宫颈和子宫，然后游进输卵管。看似一段很近的路程，对于小精子们来说，却实是一个艰难又漫长的过程，就像参加了一场马拉松。

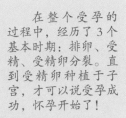

在整个受孕的过程中，经历了3个基本时期：排卵、受精、受精卵分裂。直到受精卵种植于子宫，才可以说受孕成功，怀孕开始了！

### ■ 精子和卵子的结合

精子和卵子相遇结合之后，精子的尾巴就消失了，而头部却膨大了起来。受精后的卵子形成了一个含有46条染色体的细胞，在这46条具有遗传基因的染色体中，23条来自父亲，23条来自母亲。在细胞核内，染色体互相缠绕、混合。几个小时后，这个细胞复制了被称作脱氧核糖核酸（DNA）的物质，并一分为二。从这时开始，生命便在宁静中慢慢舒展。

## 科普一下基因和遗传知识

### 基因

当人还是一个胚胎的时候，基因指导着身体各器官的形成，并决定它的功能。基因的这种指导功能被编制成微小的DNA密码，影响一个人的长相、血型、肤色、骨骼等，决定一个人的基本特征。

### 染色体

正常情况下，每个细胞都有46条染色体，以配对的方式存在。在每一对染色体中，一条染色体来自父亲，另一条来自母亲。

### 宝宝的性别谁决定

宝宝的性别从受精的那一瞬间就决定了。因为在23对染色体中，只有1对性染色体（X染色体和Y染色体）决定了宝宝是男孩，还是女孩。母亲携带的是XX染色体，父亲是XY染色体，性别取决于宝宝从父亲那儿获得的是X染色体，还是Y染色体。

男宝宝（XY）
从母亲这儿得到了X染色体，从父亲那儿得到了Y染色体。
女宝宝（XX）
从母亲这儿得到了X染色体，从父亲那儿得到了X染色体。

从遗传学角度看，性染色体上同样存在某些特征性基因。性染色体X比性染色体Y大得多，故X染色体上所承载的基因比Y染色体上的要多得多。

### 宝宝的血型可预知

依照血型的遗传规律，就可以推测出宝宝可能是什么血型、不可能是什么血型。了解亲子间血型的遗传关系，不但能满足父母的好奇心，对做亲子鉴定也具有一定的参考价值。

| 亲子之间血型遗传关系 | | |
|---|---|---|
| 父母血型 | 子女可能血型 | 子女不可能血型 |
| A×A | A，O | B，AB |
| A×O | A，O | B，AB |
| A×B | A，B，AB，O | |
| A×AB | A，B，AB | O |
| B×B | B，O | A，AB |
| B×O | B，O | A，AB |
| B×AB | A，B，AB | O |
| AB×O | A，B | AB，O |
| AB×AB | A，B，AB | O |
| O×O | O | A，B，AB |

# 提高受孕的诀窍

## 双方保持身心愉悦

当人处于良好的精神状态时，精力、体力、性功能也会处于良好状态，精子和卵细胞的质量也高。性生活时没有忧郁和烦恼，夫妻双方精神愉快、心情舒畅，此时受精，易于着床受孕，胎儿的素质也好。

## 掌握性生活的最佳时间

计划怀孕时，准妈妈掌握准确排卵日至关重要。每月有5天为最佳受孕时间，即排卵日当日及前3天和后1天，受孕的概率最高。

## 性生活后多躺一会儿

性爱后，有的准妈妈可能想马上洗澡。如果想提高受孕概率，应该在床上多躺一会儿。用枕头把臀部抬高，使子宫颈最大限度地接触精子。这样做不但可以防止精液外流，还可以借助重力帮助精子游动，加大受孕概率。

## 这些食物可以提高受孕概率

### ■ 富含锌的食物

植物性食物中含锌量比较高的有豆类、花生、小米、萝卜、大白菜等；动物性食物中，以牡蛎含锌最为丰富。此外，牛肉、鸡肝、蛋类、羊排、猪肉等含锌也较多。

### ■ 富含蛋白质、维生素的食物

如牛肉、鸡蛋、豆制品、新鲜蔬菜、水果等。

### ■ 富含精氨酸的食物

精氨酸是精子形成的必需成分，能够增强精子活力，对男性生殖系统功能有重要作用。可多吃鳝鱼、海参、墨鱼、芝麻、花生仁、核桃等。

17:00~23:00是受孕的最佳时间。

# 孕3周　受精卵正在分裂

## 胎儿和准妈妈的变化

### 胎儿的变化

　　精子和卵子结合在一起形成受精卵，受精卵有0.2毫米大小。经过3~4天的时间，受精卵缓慢地运动到子宫，在到达子宫时已经分裂成16个细胞。经过6次细胞分裂形成64个细胞，受精卵开始变大。在这个过程中，由一个细胞分裂成多个细胞，并成为一个总体积不变的实心细胞团，称为桑胚体。受精卵将在子宫内自由地游荡3天，做着床前的准备。

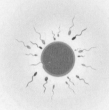

### 准妈妈的变化

　　有15%的准妈妈排卵时会有下腹部轻微疼痛的感觉，同时阴道分泌物也会随之增多。当受精卵在子宫内着床时，有些准妈妈还会出现少量的出血症状。这个时期，虽然还不能确定是否怀孕，但是平时就要多留意自己身体的变化，避免剧烈运动和过多的家务，同时取消比较消耗体力的旅行计划。

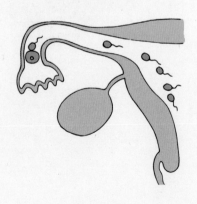

| 本周细节备忘 | |
|---|---|
| 1 | 要谨慎用药，并留意阴道是否有出血现象 |
| 2 | 养成健康的生活习惯，不要熬夜，戒烟限酒，避免剧烈的运动 |
| 3 | 如果出现类似感冒的症状，不要随意吃药 |

　　进入母体的上亿个精子中，只有200多个精子能顺利到达输卵管，它们赢得了与卵子相遇的机会。其中只有1个精子能与卵子结合，完成受精。

## 这些怀孕征兆不要忽视

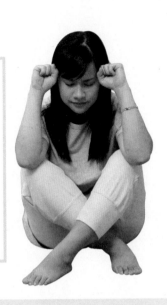

### 停经

这是最明显的征兆。有性生活的健康女性，如果平时月经都很规律，一旦经期过了10天以上，就应该怀疑自己已经怀孕。

### 出现类似感冒的疲倦感

怀孕的征兆因人而异，很多女性会出现类似于感冒的症状，怀孕时体温会高于平时，同时会像感冒一样全身乏力，自觉发冷……这种情况在怀孕初期会一直持续。这对计划怀孕的女性来说一定要慎重，不能随意用药，一定要去医院检查是否怀孕了。

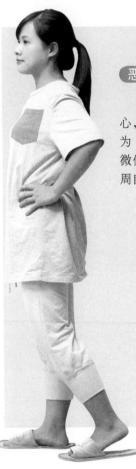

### 恶心和呕吐

恶心、呕吐可能会误以为是感冒，有的人在怀孕3周后就感到恶心，而大多数准妈妈会在怀孕5~6周时才感到恶心，这种现象被称为"早孕反应"。早孕反应在一天的任何时间都可发生，有的是轻微作呕，有的是一整天都会干呕或呕吐。早孕反应会在怀孕14~16周自行消失。

### 阴道微量出血

受精卵着床时会造成阴道轻微出血，多数女性常常会误以为是月经来了。

### 情绪不稳

情绪变化非常大，有时候非常高兴，有时候却变得急躁、不耐烦、心情郁闷。

### 尿频

在怀孕的前几周，准妈妈会特别频繁地想排尿，这是因为激素改变造成的。

# 如何检测怀孕

## 尿液检测

在家或者在医院通过早孕试纸检测，是最常见、也是最快捷的一种方法。按照说明书使用即可。很多女性都会选择早早孕试纸来进行最初的验孕检测。用晨尿检测可以提高检测的准确性。

若受精成功，在性生活后的十多天（月经前一周）即可测试。一般在月经期过后7～10天检测比较准确，怀孕时间越久，两条线就越明显。

## 血液检查

一般在月经还没来的一周内，医生可能会建议做血液检查来检测是否怀孕。准妈妈去医院验孕之前可以吃饭、喝水，但若同时做血糖、肝功能系列的检查就需要空腹了。

## B超检查

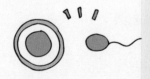

等到怀孕6周以后，可以利用B超检查确认胎囊状态。如果B超检查中发现子宫体积变大，同时子宫内壁变厚，就能确认已经怀孕了。B超检查能检测准妈妈是正常怀孕，还是异位妊娠。即使早早孕试纸显示已怀孕了，建议准妈妈也要在怀孕35天左右去医院接受B超检查。

| B超检查的作用 | |
|---|---|
| 1 | 确定怀孕状态是否正常和推算预产期 |
| 2 | 确定胚胎个数 |
| 3 | 排除异位妊娠，如异位妊娠 |

## 继续补充叶酸

准妈妈在孕早期缺乏叶酸是儿童先天性疾病发生的原因之一，有可能造成胎儿先天性神经管畸形，包括无脑儿及脊柱断裂。一般出生后，无脑儿短时间内即死亡，脊柱断裂则造成胎儿终身残疾。因此建议准妈妈在怀孕前1个月到孕早期的3个月内，每天补充400微克叶酸，可以有效预防神经管畸形的发生，还可能降低先天性心脏病的发生率。

*菠菜中含有很多叶酸。叶酸是红细胞形成所必需的物质。叶酸缺乏可能会导致贫血，增加流产概率，胎儿也可能营养不良。*

人体不能自身合成叶酸，要从食物中摄取。准妈妈每天需补充400微克叶酸才能满足胎儿生长需求和自身需要。准妈妈应多吃新鲜的蔬菜、水果，在烹制食物时需要注意方法，避免过熟，尽可能减少叶酸流失。对于有不良妊娠史、高龄及家族中有生育过畸形胎儿史等高危因素的准妈妈，最好在医生的指导下，每天口服叶酸片0.4毫克。

## 用药要慎之又慎

孕早期是胚胎组织器官分化、形成、发育的重要时期，主要是塑造成形。如果用药不当，则可能造成胎儿畸形。

### 不宜服用的西药

抗生素药：四环素类药、链霉素及卡那霉素、氯霉素、红霉素、磺胺类药物。
解热镇痛药：阿司匹林、非那西汀。
激素：雌激素、可的松、甲状腺素。

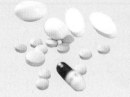

### 不宜服用的中成药

禁止服用的中成药：牛黄解毒丸、大活络丹、至宝丹、六神丸、小活络丹、跌打丸、舒筋活络丸、苏合香丸、牛黄清心丸、紫雪丹、黑锡丹、开胸顺气丸、复方当归注射液、风湿跌打酒、十滴水、小金丹等。

禁用的中草药有：红花、乳香等活血破气类药物；肉桂、附子、川乌、草乌等大辛大热类药物；草果、麝香、丁香、降香等芳香浸透类药物；牵牛子、甘遂、巴豆、木通等利下类药物。

慎用的中成药：藿香正气丸、防风通圣丸、上清丸及蛇胆陈皮末等。

A类：孕早期用药，经临床对照观察未见对胎儿有损害，其危险性相对低。

B类：动物试验中未见对胎儿有危害，但尚缺乏临床对照观察资料，或动物实验中观察到对胎儿有损害，但临床对照观察未能证实。孕妇慎用。

C类：动物试验中观察到对胎儿有损害，但尚缺乏临床对照观察资料，或动物实验和临床对照观察资料皆缺。

D类：已有一定临床资料说明药物对胎儿有损害，但临床非常需要，又无替代药物，此时可权衡其危害性和临床适应证的严重程度作出决定。

X类：对动物和人类都有明显的致畸作用，禁止使用。

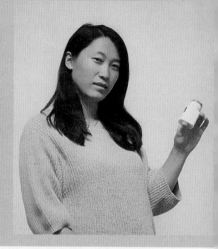

# 在不知怀孕的情况下，做了这些怎么办

## 拔牙

若只是用于消除疼痛的局部麻醉，不会影响胎儿发育，但怀孕初期应该尽量注意禁服各种药物。如果怀孕期间需要进行牙科治疗，应当在状态比较稳定的怀孕中期接受治疗。

## 烫发、染发或涂指甲油

一次烫发中使用的药物量非常少，即使渗入到皮肤内也只是很少一部分，所以不用过于担心。涂抹指甲油也一样，准妈妈不必过于紧张。若已确认怀孕，最好还是避免烫发、染发，以及涂抹指甲油。

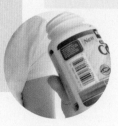

## 服用了感冒药

怀孕时要特别注意药物的服用，不过，不必为不知道已经怀孕而服用的1~2次感冒药或胃药感到担心。部分感冒药确实含有诱发畸形的成分，但是1~2次的服用量不足以影响胎儿。即使是胃药、安眠药、止痛药等药物，只要不是经常服用，就不会导致严重后果。但是，尽量避免神经安定剂等刺激神经的药物。如果怀孕时服用这些药物，应该及时向医生咨询。

女性在服药期间意外怀孕，应立即将用药情况详细告知医生，医生可以根据具体情况综合分析是否有终止妊娠的必要。

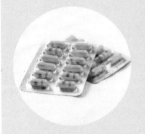

### 服用了避孕药

　　停止服用避孕药后立即受孕，有些准妈妈会担心受精卵出现异常。避孕药中的激素成分大多在服用后能及时在体内分解并被排出体外，小剂量残留在体内的激素不会影响胎儿。但服用避孕药的准妈妈孕期一定要按时产检，尤其要重视类似NT、唐氏综合征产前筛选检查（简称唐筛）及B超排畸的产检。

# 孕3周的营养跟踪

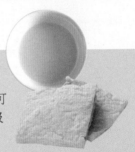

### 高蛋白不可少

　　受孕后，如果蛋白摄入不足，准妈妈会一直处于饥饿状态，可能会导致胚胎大脑发育异常，影响胎儿的智商。尽量选择易消化吸收、利用率高的蛋白质，如鱼类、乳类、蛋类、肉类和豆制品。

### 平衡合理的营养

　　应注意荤素搭配、粗细结合、饥饱适度、不偏食、不挑食，并根据个人活动量、体质及孕前体重决定摄入量和饮食重点，养成好的膳食习惯。

### 每日应摄取的食物

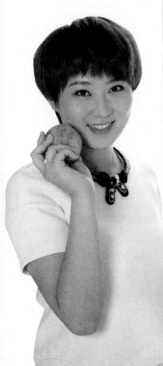

　　豆制品、蛋类：每日最基本的需求量，豆制品50克，蛋1个。

　　谷、薯物：米饭3.5碗，面包2片，土豆1/2个。

　　蔬菜：黄绿色蔬菜100克，淡色蔬菜200克，就可以保证营养的均衡。

　　肉、鱼：尽量选取脂肪含量少的肉或鱼60~70克，可以加上肝10~20克。

　　乳制品：准妈妈在怀孕初期就要增加牛奶的摄取量。对牛奶过敏的人可以通过鱼类等食物补充钙质。

　　水果：以苹果1/2个为基准，但要注意不要摄取过多糖分。

# 本周
## 大事记

当不确定自己是否怀孕时，最好到正规医院检查，还可以了解有关怀孕的常识。在受精3周后就能利用尿液检查得知准确的结果。怀孕确诊越早越好，这样准妈妈及家人都能及早注意一些问题。通过B超检查也能确认是否怀孕（一般在怀孕50多天后做这项检查），如发现子宫体积变大、子宫内壁变厚，B超下见胎芽就能确认已经怀孕。在该月末进行验孕检查，准确率可达到90%以上。此时期应该到保健医院去建卡，每位准妈妈应选择一家固定的医疗单位。从早孕确诊、产前检查、分娩到产后随诊，尽量在一家医疗单位进行。

医院检查的情况
_____
_____
_____

下次产检的时间
_____
_____
_____

写给宝宝的话
_____
_____
_____

# 孕4周　受精卵继续进行分裂

## 胎儿和准妈妈的变化

### 胎儿的变化

着床5天左右，在受精卵底部的中心部位形成一道管，这就是神经管。神经管逐渐分化为大脑和脊髓，构成完整的中枢神经。心脏、血管、内脏和肌肉等重要器官和组织也在此时开始形成。受精卵着床以后继续进行细胞分裂，此时它被树根状的绒毛组织包围，并经由绒毛吸收那些存储在子宫内膜上的营养成分，这个绒毛组织逐渐形成胎盘。

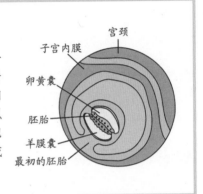

宫颈
子宫内膜
卵黄囊
胚胎
羊膜囊
最初的胚胎

怀孕4周时的胎儿头部和躯干分开，胎儿细胞也分为外胚叶、中胚叶及内胚叶。这些细胞最后形成不同的身体器官：最上层的外胚叶形成皮屑、毛发、手指甲、脚趾甲、大脑、脊髓和神经；中间的中胚叶形成肌肉、骨骼、泌尿系统和生殖器、心脏及其他器官；最下层的内胚叶形成各种脏器内部的黏膜、肺和肠道，以及连接这些器官的分泌腺。

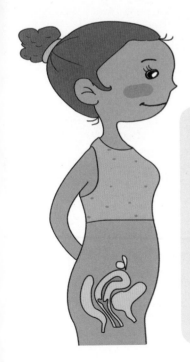

### 准妈妈的变化

平时细心的女性，这时就会意识到自己已经怀孕。如果出现月经该来而没来，基础体温连续14天处于高温期，那就很可能已经怀孕。怀孕后，体内的黄体酮分泌发生变化，在黄体酮的作用下，从食管到胃的括约肌松弛。这时准妈妈会出现呕吐，同时伴有腹部不适或者下腹部隐痛等症状。

| 本周细节备忘 | |
| --- | --- |
| 1 | 远离不利环境，胎儿是十分脆弱的，要特别注意远离不利于胚胎发育的环境 |
| 2 | 进一步检查是否怀孕 |

## 为胎儿大脑发育营造有利环境

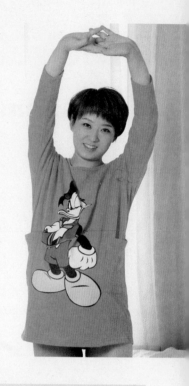

准妈妈多到景色宜人、空气清新的环境中散步，有利于胎儿大脑神经组织的发育。大自然是美的极致，蓝天、白云、鸟叫、花香、参天的大树、充足而清新的空气，能给准妈妈带来视觉的愉悦、身心的放松。准妈妈的愉悦和轻松感产生的有益元素同样会传递给胎儿。

除了叶酸外，下面几种营养元素同样需要及时地补充。蛋白质：蛋白质的补充，要在碳水化合物和热量供给充分的前提下进行；DHA：DHA这种天然存在的不饱和脂肪酸，能优化胎儿大脑锥体细胞膜磷脂的构成成分，与胎儿的大脑及视网膜神经细胞的成熟和增长有直接关系。

## 怎样推算预产期

一旦确定怀孕，准妈妈最想知道的就是胎儿何时出生，推算出预产期才能有计划地迎接宝宝的到来。

### 数字推算法

对于月经规律的女性，可以根据数字推算预产期：末次月经月份减3或加9，天数加7。用农历计算，则月份减3或加9，天数加15。若月经周期为25天，预产期为在原有天数上相应减5；若月经周期为40天，预产期则为在原有天数上加10。

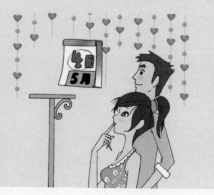

### B超检查推算

### 胎动日期计算

如果准妈妈记不清末次月经日期，可以依据胎动日期来进行推算。一般胎动开始于怀孕后的18~20周。计算方法为：初产妇是胎动日加20周，经产妇是胎动日加22周。

月经不规律或者忘记末次月经的准妈妈可以去医院咨询专业医师来计算预产期。医师通过B超测出胎头双顶径值、头臀长度及股骨长度即可估算出胎龄，并推算出预产期。

基础体温曲线也能推算出预产期，即将低温段的最后一天作为排卵日，从排卵日向后推算264~268天，或加38周。

# 防辐射服面料的选择及洗涤保养

## 怎样选择面料

目前市面上制作防辐射服的面料主要有两种，即不锈钢纤维和银纤维。从防辐射效果的角度来讲，后者优于前者，所以准妈妈在购买时要注意面料的区分。

## 样式的选择

一般较为常用的是背心款，但通常情况下，根据不同人群和季节的需要，也有短裙款、长袖款、吊带款、肚兜款等选择。

## 如何辨别真伪

首先是用手摸，如果手感较硬，一般质量就不可靠。其次，正规厂家生产的防辐射服都会随产品配有一小块单独的面料，如果将这块面料用火烧过，能看到一层密密的金属网，便是真的使用不锈钢纤维纺织的。此外，还可以用防辐射服将手机包住，包裹的厚度与严密度就像将手机装在衣服口袋中。如果手机没有信号，就可以证明防辐射服的品质不错。

## 洗涤方法

为了减少对防辐射效果的影响，建议尽量少洗为宜。在洗涤的过程中，水温不能超过60℃，可使用中性的洗涤剂（不可漂白或使用带有漂白成分的洗涤剂）轻揉手洗。洗后不要拧干，要直接悬挂晾干。中温熨烫或参考衣服洗涤说明。

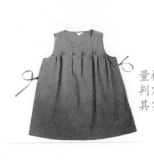

防辐射服究竟有没有用？
目前还没有为防辐射服装制定质量标准，在没有国家标准的情况下，判定准妈妈的防辐射服有多大的效果其实比较难。

大多数准妈妈虽然不清楚防辐射服到底能挡住多少辐射，但穿着总比不穿好，穿上了更加安心。

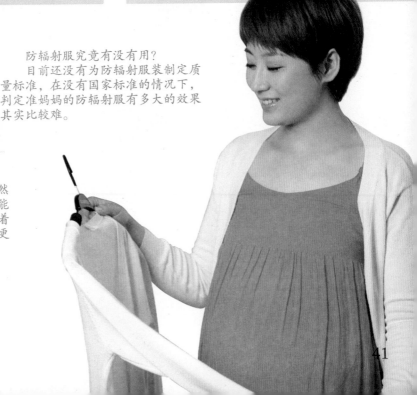

## 遇到这些早孕反应怎么办

许多女性在妊娠期间都会发生或多或少、程度不同的妊娠反应，并出现些许病理性或生理性的症状。其中大部分属于正常现象，适当休息、调节饮食后症状会减轻乃至消失。面对痛苦的早孕反应，应该如何消除或者缓解呢？

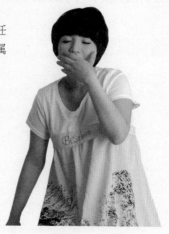

### 恶心呕吐吃不下

日常饮食可采用少食多餐的办法，吃了吐，吐了还要吃。注意多吃一些对胎儿发育，特别是胎儿大脑发育有益的食物，如蛋、鱼、肉、牛奶、动物肝脏、豆制品、海带、牡蛎，以及蔬菜、水果等，以确保蛋白质、维生素、无机盐等各种营养素的充分摄入。食物要清淡，尽量不吃太咸，过于油腻或有特殊气味的食物；饼干、面包及苏打饼等食物可降低孕吐的不适程度。吃完点心后，1个小时左右再喝水。

有些准妈妈对特定食物的气味相当敏感，一闻到便有想吐的感觉。对那些食物最好敬而远之，不要有所接触。

### 四肢无力易疲倦

疲倦感的产生，主要是由于体内黄体酮偏高，而黄体酮恰恰有镇静的作用。另外，妊娠早期新陈代谢速度加快，这样就可能感到非常疲惫，有时甚至控制不住自己，想要马上睡觉。要少吃或不吃冰冷和不易消化的食物。适当减少运动量和工作量，怀孕初期应该充分休息。多补充电解质，可减轻头晕及四肢无力的症状。

### 胸口灼热

在妊娠早期出现胃灼热感，一般不需治疗，只要饮食上注意少食多餐，吃高纤维素食物，少吃甜食及高脂肪食物，并适当进行户外活动，保持精神上的轻松愉悦，症状明显时喝杯牛奶或吃点食物则可使胃灼热感减轻或消失。

### 失眠

准妈妈可以散散步、听听音乐、喝杯牛奶等。调整好睡眠，切记不可滥用镇静剂或其他药物，以免影响胎儿智力、身体发育。用温热水浸泡双足也可促进入睡。

# 理性面对阴道流血

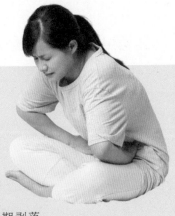

## 阴道出血的原因

1.先兆流产/流产、异位妊娠、受精卵着床出血、孕4周出现假性月经。先兆流产及异位妊娠比较常见，常出现在孕早期，除阴道不规律出血外，多伴有下腹部隐痛或小腹不适。受精卵发生植入出血时，出血量极少，持续时间也很短，且不伴有腹痛。

2.怀孕后，尽管不来月经了，但到了月经周期，仍可见少量阴道出血，这种情况多发生在怀孕后的第一个月经周期，比正常月经量少很多，时间也很短。

3.胎盘前置、胎盘早期剥落，这种现象一般发生在孕晚期。常在夜晚睡觉时发生的无痛性阴道出血。出血量时多时少，要反复发生，无腹痛。

出现出血时准妈妈不要紧张，找到原因，理性应对。

## 该如何减轻阴道出血症状

心态：保持平和心态，惊慌和急躁会使出血量增多。

认识：对阴道出血要有正确、充分的认识。

定时产检：尽早发现可能引起阴道出血的原因，按医生的嘱咐去做。

休息：要平卧休息，减少活动量。

检查：无论出血多少都应到医院进行检查以明确原因，及时治疗。严重时向他人求助，等待救援。

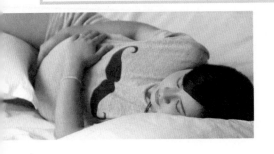

## 孕早期是孕期最不适的时期

孕早期可能不会是准妈妈孕期中很好过的时期。一些准妈妈会感觉恶心、呕吐，有时候甚至由于严重的脱水而需要输液。

一些准妈妈会出现少量阴道流血，即使是正常的流血也会给准妈妈带来很大的恐惧感，很多准妈妈认为自己已经流产了。这段时间她们可能充满着担忧。当然，并不是每个准妈妈的孕早期都那么难过。

随着怀孕的日子慢慢过去，人绒毛膜促性腺激素的水平会在第10周时达到最高峰，然后在第14周前下降，同时这些症状也会最终消失。准妈妈可能在某一天醒过来时忽然发现所有的症状都消失了。虽然很多时候，这说明准妈妈经受住了这场风暴中最严重的时期，但有时候它也显示了一些问题。所以，如果那些症状在第10周前就忽然消失，请一定要告诉医生。

# 孕4周的营养跟踪

进入第4周了，准妈妈可能还没有什么感觉，而胚芽已经悄悄在子宫里着床了。着床一般开始于受精后6~7天，于11~12天内完成。

现在准妈妈的子宫内膜受到卵巢分泌的激素影响，变得肥厚松软并且富有营养，血管轻轻扩张，水分充足，为胚胎植入做好了准备，一旦胚胎植入，子宫便开始慢慢长大。

在其后的2周里，细胞的快速分裂过程需要大量的携带有父母遗传基因的脱氧核糖核酸，脱氧核糖核酸的生成需要大量叶酸的参与。若准妈妈缺乏叶酸，便会引起胚胎细胞分裂障碍，导致胚胎细胞分裂异常，胚胎细胞发育畸形，特别是由于神经管发育畸形，导致胎儿出现无脑儿或脊柱裂。

因此，特别提醒准妈妈要保证营养摄入均衡，加强摄入叶酸、维生素和微量元素。每天多吃一些富含叶酸的水果会更有帮助。

早餐应该吃温热的食物，以保护胃气。食用热稀饭、热燕麦片、热牛奶、热面汤、蛋糕等，可以起到养胃的作用。尤其是寒冷的冬季，这点特别重要。

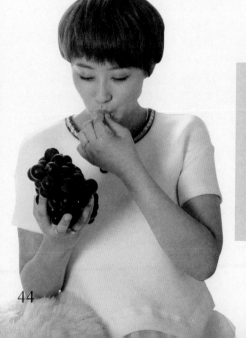

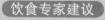
**饮食专家建议**

早餐吃水果吸收效果是最好的，建议准妈妈每天吃3种以上水果，如苹果、香蕉、猕猴桃等。这个时候，补充叶酸的同时也应增加锌的补充，可以在两餐之间吃些香蕉、花生、松子等富含锌的食物。虽然现在胎儿对营养的需求并不多，但准妈妈要从现在起养成不挑食、不偏食、均衡饮食的良好习惯。

# 准妈妈每日热量需求

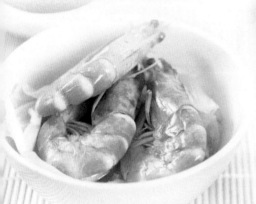

准妈妈每日热量需求
孕早期需要摄取9414千焦；孕中、晚期需要摄取10460千焦
1千卡=4.184千焦耳
碳水化合物产生热能：4千卡/克
蛋白质产生热量：4千卡/克
脂肪产生热量：9千卡/克
例如：1碗米饭100克（2两），
它的热量=100×4=400千卡

## 怎样测算食物的热量

事实上，要将食物热量精确计算出来是很难的，大多数时候是采用近似值的方法，以376.6千焦（90千卡）为一个计算单位举例。

主食：1/4碗（普通大小）米饭、1/2碗稀饭或1/2碗面条≈376.6千焦（90千卡），

2个馒头≈1046千焦（250千卡）。

蔬菜：600克的任何蔬菜≈418.4千焦（100千卡）。

水果：300克西瓜、2个橘子≈418.4千焦（100千卡）。

肉类：37克瘦肉、20克肥肉≈418.4千焦（100千卡）。

蛋类：1个煮鸡蛋≈335千焦（80千卡），1个煎荷包蛋≈502千焦（120千卡）。

## 常见食物热量表

| 食品名称 | 千卡/100克 | 食品名称 | 千卡/100克 | 食品名称 | 千卡/100克 |
|---|---|---|---|---|---|
| 粳米 | 348 | 猪肉(肥) | 816 | 山药 | 67 |
| 小米 | 358 | 猪肉(瘦) | 592 | 西蓝花 | 40 |
| 薏米 | 357 | 猪蹄 | 443 | 莲藕 | 70 |
| 面条 | 109 | 猪肝 | 130 | 豆角 | 31 |
| 馒头 | 208 | 牛肉(瘦) | 106 | 番茄 | 20 |
| 玉米 | 336 | 酱牛肉 | 246 | 韭菜 | 29 |
| 豆腐皮 | 409 | 羊肉(肥瘦) | 220 | 黄瓜 | 16 |
| 燕麦 | 350 | 鸭肉 | 353 | 冬瓜 | 14 |
| 黑豆 | 381 | 鸡肉 | 526 | 葡萄 | 58 |
| 豆腐 | 98 | 苹果 | 69 | 樱桃 | 58 |

# 本周
## 大事记

在怀孕4周的准妈妈体内，胚胎刚刚开始着床，此时是极易发生流产的时期，因此在日常生活中要注意不提拉重物，把高跟鞋换成平底鞋，避免剧烈的运动。在这段时间里也应该禁止性生活，防止振动引起的胎盘滑落导致流产。在饮食方面，准妈妈可能会出现一些轻微的呕吐、恶心、食欲缺乏的现象，可多吃些蔬菜和水果，以及核桃、大枣、蘑菇等，少吃油炸类食物，拒绝吃含有防腐剂的食品。

医院检查的情况

下次产检的时间

写给宝宝的话

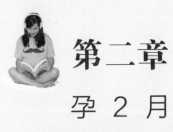

# 第二章

孕 2 月

# 开始有
# 早孕反应

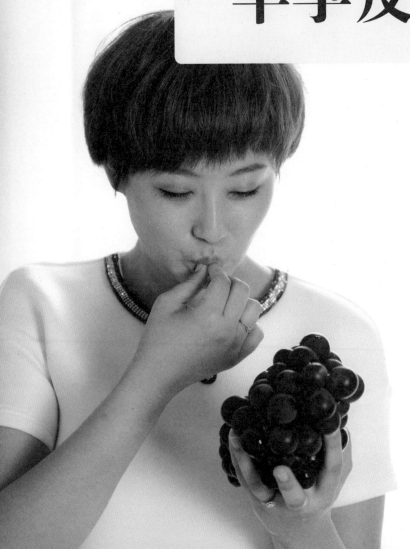

# 孕5周　胎儿心脏开始跳动

## 胎儿和准妈妈的变化

### 胎儿的变化

从形状上看，胎体可以分为身躯和头部。胎儿的背部有一块颜色较深的部分，这个部分将发育成为脊髓。孕4周时还蜷曲在一起的手脚到孕5周时有了新变化，像植物发芽一样伸展开来，神经管两侧出现突起的体节，体节将会发展成为脊椎、肋骨。

虽然通过超声波无法听到胎儿的心跳声，但毋庸置疑，胎儿的心脏在不停地跳动。尽管还没有形成心脏的轮廓，但已经有了由两个血管结合而成的心室。小小的心室像痉挛一样反复收缩，喷出血液。

### 准妈妈的变化

逐渐增大的子宫压迫膀胱，使准妈妈频繁产生尿意。乳白色的阴道分泌物也逐渐增多。此外，由于激素的影响，腹部或者腰部常处于紧绷状态，肠道的蠕动变得缓慢，从而容易引起便秘。

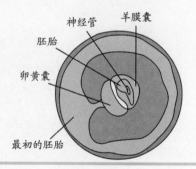

神经管　羊膜囊
胚胎
卵黄囊
最初的胚胎

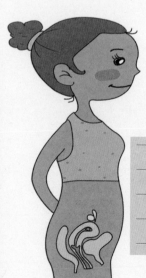

怀孕初期，准妈妈就像患了感冒一样全身无力、头痛、畏寒，即使不运动也常常感到疲劳。这是由于体内分泌大量的黄体酮而导致的现象，这时应该充分休息，保持轻松的心情。

准妈妈会出现各式各样的早孕反应，恶心呕吐就是其中之一。恶心的情形因人而异，有的人在整个怀孕期间几乎没有恶心的感觉，但也有很多人从这个时期开始就出现严重的恶心、呕吐现象。恶心现象在空腹时尤为严重。有的准妈妈只要闻到某些食物的气味，就马上感到恶心甚至呕吐，准妈妈应该努力找到适合自己的改善恶心的办法。

| 本周细节备忘 | |
|---|---|
| 1 | 缓解早孕反应，放松心情 |
| 2 | 预防先兆流产，不宜有性生活 |
| 3 | 保证睡眠质量 |

## 孕吐的应对策略

保持室内空气流通，新鲜的空气可减轻恶心的感觉。另外，准妈妈要远离油烟味，妊娠期最好让别人代劳煮饭做菜。远离较为呛鼻的气味，例如烟味、油漆味、鱼腥味等。穿着宽松的衣物，有助于缓解腹部的压力。睡觉时可将枕头垫高，减少食物反流的情况。早晨起床时不要突然起身，应该缓慢地下床。

准妈妈经由饮食与日常生活作息的调整之后，若还是剧烈呕吐，则可与保健医师进行沟通，考虑是否需要服用止吐的药物。一般来说，早孕反应是孕期的正常生理现象，并不是疾病，避免使用药物治疗，应该从饮食、生活作息方面加以调整，保持心情的舒畅才是最正确的处理方式。实在严重的话，可以在医生的指导下服用维生素$B_6$和铁剂，可减缓恶心等不适。

吃易消化的食物：应该充分补充因呕吐而流失的水分。要多喝白开水、果汁、汤等。如果有凉菜，最好吃凉菜，而热菜最好趁热吃。

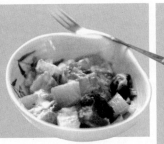

吃自己喜欢的食物：所有的食物最好都少量摄取。有食欲时，不管什么都要少吃，而且要细嚼慢咽。人在吃喜欢的食物时心情就会比较舒畅，因此还能勾起对其他食品的食欲。但是不要同时食用固体食品和液态食品，一定要间隔一段时间后再食用。

适当吃些小零食：饼干、面包及苏打饼等食物可缓解孕吐的不适。酸奶和热牛奶的气味小，有止吐作用，又能增加蛋白质的供给量，准妈妈可适量饮用。准妈妈还可以将一些小饼干放在床头，早上起来之前吃一两块。如果半夜醒来，吃一小块饼干也有助于防止早上呕吐。

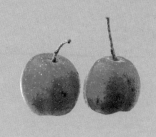

## 学会让自己休息

怀孕后，准妈妈的子宫会逐渐增大，会给日常生活带来诸多不便，比如睡觉时会觉得累，这时准妈妈可抱着长形的抱枕选择侧卧，就会比较舒服。当仰卧睡觉时，可以将枕头垫在头侧或腰侧，身体稍稍倾斜，就可以使准妈妈舒服很多。睡觉前，进行伸展运动或稍加按摩，能缓解准妈妈身体的紧张和疲劳。

## 合理安排工作

有些女性由于担心怀孕影响工作而不敢告知单位，其实这种做法并不明智。想一想，当你告诉领导你怀孕了，领导更多考虑的是你的工作任务怎样保证。如果你能及时地告知，领导可以有充足的时间来调整、安排工作。如果你是个优秀的员工，相信公司也不会因为产假的问题而难为你。

这一时期准妈妈要特别注意做工作记录，将工作明细列清楚，以便将来接手你工作的同事很快地熟悉你的工作，这样，即使你有什么特殊情况需要尽快离岗，接手的人也不至于一头雾水，你也可以安心地办自己的事情。

怀孕6周之后，准妈妈确认自己的胎儿情况比较稳定，就可以告诉同事和领导了。同事之间，特别是要好的同事，都会对特殊时期的你给予照顾和关爱。爱抽烟的同事也会比较理解地躲到别处去"吞云吐雾"。

# 这些有害辐射要远离

## 微波炉

微波炉会给准妈妈带来危害，尤其是在孕早期，有可能会导致胚胎的畸形。即使质量好的微波炉在门缝周围也会有少量的电磁辐射，准妈妈一定要注意远离家中的微波炉，最好不要使用。

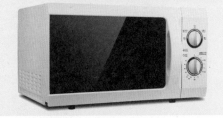

## 复印机

准妈妈使用复印机时，身体与机器相距60厘米为安全距离。市面上较新型的复印机把有辐射的部分装在底盘上，这种辐射对身体危害较小。

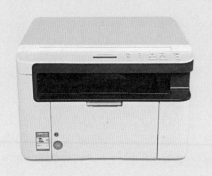

## 电吹风

电吹风辐射量非常大，准妈妈最好不要使用。可以用其他的干发方法，如尽量将头发擦干，再用干毛巾将头发包起来，这样能使头发加速变干，防止受凉。

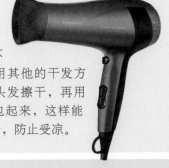

## 电磁炉

尽量避免使用电磁炉。如需要用，开启后立即离开2米远，同时使用电磁炉专用的锅具，减少电磁外泄，或使用能盖住整个炉面的大锅，阻隔电磁波发出的能量。用完后需及时切断电源。

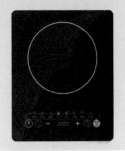

电脑的辐射虽然没有以上电器辐射大，但准妈妈也需要注意。长时间坐在电脑前，将会影响准妈妈心血管、神经系统的功能，盆底肌和肛提肌也会因劳损而影响自然分娩。

# 规避辐射危害支几招

## 家电不要集中放置

家用电器集中摆放容易使人受到双倍或多倍的辐射危害。一般情况下，一种电器的辐射可能是人体能够承受的，但是如果在一个相对集中的环境中同时使用两种或多种电器，势必会超出人体能够承受的极限。因此，建议电脑、电视、电冰箱等分开摆放，并且不宜摆放在卧室中。

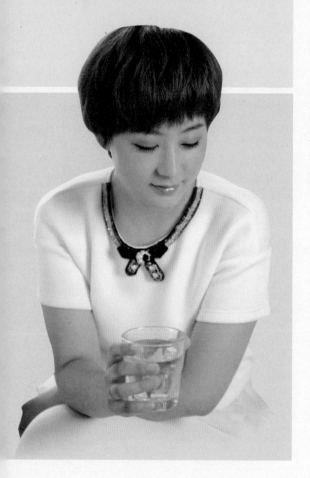

## 使用电脑后及时清洁手和脸

准妈妈养成这种好习惯，可以有效避免暴露着的肌肤色素沉着、产生斑疹，或引起其他皮肤病变等。

## 多吃能抗辐射的食物

在饮食方面，准妈妈要注意多食用富含维生素A、维生素C和蛋白质的食物，加强机体抵抗电磁辐射的能力。

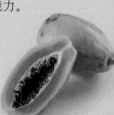

比较常见的食物有番茄、西瓜、红葡萄、杏、番石榴、木瓜、紫苋菜、黑芝麻等。

条件允许的情况下，建议用玻璃容器或塑料容器盛水放置在辐射源边，可有效降低辐射强度。特别注意：盛水的容器不可使用金属材质的。

## 使用防护服

防护服包括外衣、马甲、围裙、孕妇装等，由特殊纤维制成，具有较好的防电磁辐射、抗静电作用。

尤其是有微波炉的家庭，最好配备防护围裙。如果接触电器设备，准妈妈可以穿上防护肚兜或防护装。

## 减少开机时间

建议准妈妈在不用电脑、不看电视的情况下，将电脑、电视及时关机，以减少不必要的辐射伤害。

## 什么情况下需要保胎

保胎必须是在胚胎存活的情况下才能进行。在最初怀孕的3个月内，虽然存在着流产的风险，但好的胚胎一般不会流产。

1.当发现阴道出血时，首先应该到医院确诊出血的原因，排除异位妊娠和宫颈疾病的可能性，只有确定是宫内先兆流产时才有保胎的必要。

2.必须有胚胎存活的指征。比如尿妊娠试验阳性，血绒毛膜促性腺激素阳性，腹痛减轻，阴道流血减少或停止，早期B超检查有胎芽发育及胎心反射等，可以进行保胎。

## 预防孕期流感

流感在整个孕程当中是常见病，对胎儿的危害极大，可导致流产、早产、死胎、畸形。建议准妈妈从孕早期就要引起重视。准妈妈怀孕期间身体的抵抗力会有所下降，因而属于易感染和高发人群。

### 注意卫生

注意口腔和双手的卫生，常洗手和用淡盐水漱口。保持良好的空气流通、环境卫生等，如有必要，需要定期消毒。

### 保持良好的生活习惯

保持良好的作息与饮食习惯。不要过度劳累，多吃新鲜的果蔬。

### 加强户外锻炼

适当的户外活动可提高准妈妈的机体免疫力与适应季节变化的能力。

### 避免去拥挤的地方

准妈妈应尽量避开公共场所，尤其是在每年流感的高发季节，外出时记得戴上口罩。

# 孕5周的营养跟踪

第5周，从外表来看，别人很难看出准妈妈已经怀孕了，而实际上，在准妈妈的子宫里胚胎却在迅速生长。很多准妈妈在本周以前没有任何不适，反而会食欲旺盛、食量增加。如果有轻微的恶心、呕吐，可以采取少食多餐的办法。每天至少摄入150克的糖类和50克脂肪，这样才能保证必需的能量。

## 要补充开胃的食物

准妈妈的孕吐反应有轻有重，如果孕吐很厉害，就会影响食欲，也就直接减少了供给胎儿的营养，所以，要打开准妈妈的胃口，吃些开胃的食物。酸味能刺激胃分泌胃液，且能提高消化酶的活性，促进胃肠蠕动，增加食欲，有利于食物的消化与吸收，准妈妈可以适当吃些。

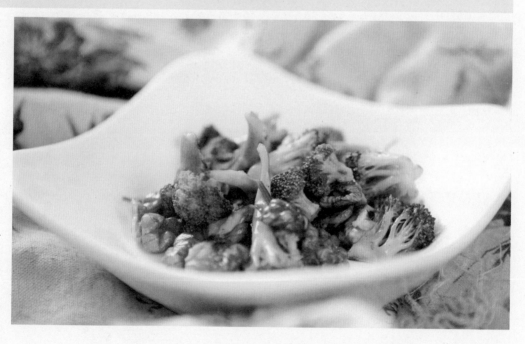

孕吐期间的饮食应以营养丰富、清淡可口、容易消化为原则。要随时补充水分，以防出现脱水或电解质不平衡的现象。如果孕吐严重，导致不能进食，则需要住院输液止吐。

54

# 本周
## 大事记

　　本周的重点是预防流产和缓解孕吐。这一阶段，大多数的准妈妈都有不同程度的早孕反应。

　　这个阶段，要继续补充叶酸，尽量多吃些绿叶蔬菜，持续补充蛋白质。以愉悦的心情写怀孕日记。尽量避免惊吓或打击。外出时，最好穿休闲舒适的服装，穿平底鞋或防滑鞋。

　　避免剧烈运动，同时不要做容易对腹部产生强烈冲击的动作。恶心的症状一般始于怀孕4周前后，到怀孕4～5个月自然消失。

医院检查的情况

下次产检的时间

写给宝宝的话

## 胎儿和准妈妈的变化

### 胎儿的变化

　　从怀孕第6周开始，胎儿逐渐呈现雏形。尽管还拖着小尾巴，但四肢已开始像植物发芽一样长出来，能看到明显的突起。面部的轮廓也逐渐显现，已形成了眼部的两个突起、耳朵的两个孔、嘴和鼻子的小缝隙。沿着胎儿脊椎，神经管闭合，并且在神经管一端形成了初期的脑室。同时，心脏管融合并开始收缩。此外，肝脏和胰脏、甲状腺、肺等器官也开始呈现出原始的形态。

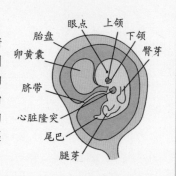

眼点　上颌
胎盘　　　　　下颌
卵黄囊　　　　臀芽
脐带
心脏隆突
尾巴
腿芽

### 准妈妈的变化

　　准妈妈的子宫逐渐增大，体重也略有增加，但是腹部尚未隆起。怀孕第6周开始，食物到达肠胃的速度会减慢，并且子宫增大，会压迫胃。此时胃和十二指肠内的食物容易沿着食管逆流，导致胸闷，容易造成消化不良，从而引起便秘。准妈妈有时会莫名其妙地出现腹部疼痛。

　　有的准妈妈在怀孕初期容易出现头痛症状，但是怀孕3个月后这种现象会自然消失。出现头痛时不能擅自服用止痛药，一定要和医生商量后，采取适当的措施，或者按照医生的处方用药。

| 本周细节备忘 | |
|:---:|:---|
| 1 | 不要提重物，在逛街或购物时，重物尽量让身边的人拿 |
| 2 | 不要长时间站着做事情，那样会给腰部和腹部带来压力 |
| 3 | 多准备一些坚果类小零食。坚果类是对胎儿大脑发育很有帮助的零食 |

## 了解孕期产检安排

1.在正常情况下，整个孕期要求产检9～13次，分为3个阶段，即孕早期、孕中期、孕晚期。

2.通常情况下，怀孕12周就应该到医院建卡，首次进行全面检查。

3.孕中期的检查频率为每4周1次。

4.孕晚期为每2周1次，在36周以后准妈妈、胎儿变化快，容易出现异常，就应该每周检查1次，直至分娩。

■ **12周以内**
建立保健手册，进行常规保健检查，包括血常规、尿常规、遗传咨询、TORCH感染筛查、乙肝三对、肝功、肾功、血型全套、B超检查、梅毒、艾滋、丙肝筛查

■ **11～14周**
NT检查

■ **14～20周**
唐氏综合征筛查

■ **18～24周**
四维彩超（大畸形）、染色体检查（听取医生建议）

■ **24～30周**
糖尿病筛查

■ **34周后**
每次检查可做胎心监护

■ **30～36周**
肝功复查、肝胆酸（皮肤瘙痒者必须进行）、甲状腺功能、抗A或抗B效价、胎儿电子监护、心电图

■ **36周以后**
B超检查、脐血流S/D比值测定、胎盘功能检查、胎儿生物物理评分

检查包括常规项目和依照个人不同情况的特殊检查项目。发现准妈妈或胎儿有异常情况时，应根据情况入院或增加门诊检查次数。

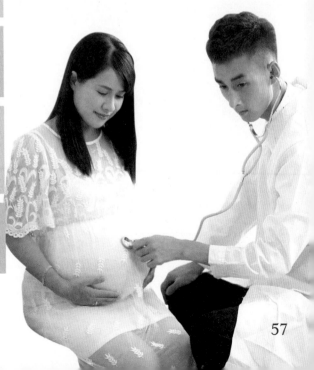

## 不宜进行性生活

在怀孕前3个月，胎盘还没有分泌出足够的维持妊娠的激素，胚胎组织附着在子宫壁上还不够牢固，若在此期间性交会引起盆腔充血、机械性创伤或子宫收缩而诱发流产。妊娠4个月后，胎儿发育加快，羊水量增多且张力加大，过多或粗暴的性交可使胎膜破裂、羊水流出而流产。

## 保持口腔卫生

早晚必须各刷一次牙。餐后及时漱口。刷牙可根据自己的情况来选择牙膏，如果有龋齿，要选用含氟或含锶的牙膏；齿龈出血、水肿者，宜选用消炎止血的药物牙膏；若是由于吃酸性零食过多而引起牙齿过敏，可以选用脱敏牙膏。

当需要拔牙或治牙时，一定选择在怀孕的3个月以后、7个月以前的时间进行。因为在怀孕的前3个月容易诱发流产并加重孕吐；而在怀孕7个月后，身体笨重不便与医生配合，并且有引发早产的可能。非治疗上必需，一定不要拍牙齿X光片。必须拍时，应在腹部围上铅橡皮围裙，以防放射线危害准妈妈和胎儿。

## 孕期接触致畸物对胎儿的影响

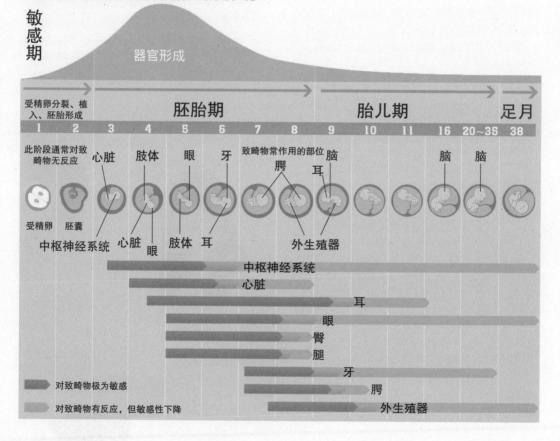

58

## 胎停育怎么办

孕早期阶段，受精卵还没有"发好芽"，它随时可能停止发育，发生"胎停育"。所以准妈妈一定要小心呵护。

一旦发生胎停育，准妈妈的妊娠反应逐渐消失，主要出现以下症状：

| 无呕吐反应 | 准妈妈不再有恶心、呕吐等早孕反应 |
| --- | --- |
| 阴道出血 | 一般阴道会出血，常为暗红色血性白带，量少，不超过月经量，这是因为胎死腹中，排出胚胎 |
| 下腹痛 | 下腹开始坠痛，有排便感，有时候会剧痛，腹痛是就诊时最主要的症状 |

## 引起胎停育的原因

### 内源性激素不够

胚胎早期发育的时候，需要3种重要的激素水平，分别是雌激素、孕激素、绒毛膜促性腺激素。如果母体自身的内源性激素不够，就会造成胚胎的停育。

### 免疫因素

由于胎儿是父母遗传物的结合体，与母体不可能完全相同，所以母亲和胎儿之间免疫的不适应会引起母体对胎儿的排斥，如系统性红斑狼疮、皮肌炎等。如果准妈妈自身有某种抗体，就会抵制胚胎的发育，如抗精子抗体、抗卵巢抗体等。

### 子宫异常

子宫的内环境和整体的环境都有可能对胚胎有影响。内环境就是子宫内膜，如果太薄、太厚都会影响着床，子宫畸形也不会发育。

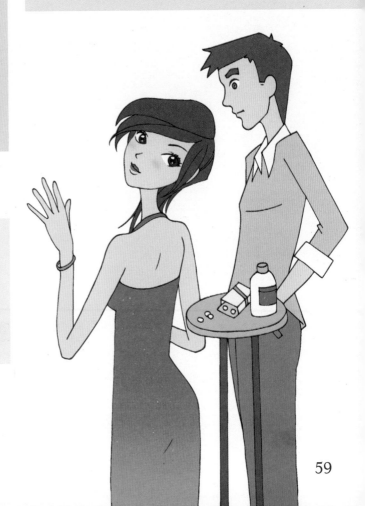

## 染色体异常

夫妇双方染色体都正常，但在胚胎发育过程中出现染色体异常。如女性年龄大于35岁，卵子老化，易发生染色体不分离，导致染色体异常；还有不良环境的影响，如有毒化学物、放射线、高温等也可能引起胚胎染色体异常。

## 生殖道感染

母体发生感染后，病原体可能通过血行使胎盘感染，引起绒毛膜和毛细血管内皮受损，破坏胎盘屏障，病原体进入胎儿体内，从而导致流产、胚胎停止发育及胎儿畸形。

## 其他因素

母体接触了有害物质，如放射线或大量电磁辐射，服用一些药物、吸烟、酗酒、感染了病毒和患有某些慢性病等。

| 本周细节备忘 | |
|---|---|
| 1 | 注意个人卫生，防止生殖系统的感染 |
| 2 | 注意远离不利身心健康的环境 |
| 3 | 怀孕6～8周最容易胎停育，要密切观察，做好保胎工作 |
| 4 | 平日里避开生活中的辐射源，减少使用手机、电脑的时间 |
| 5 | 如果有少量流血、腹痛、呕吐突然减弱，去医院做个B超诊断一下，及时保胎 |

# 避免孕早期流产

## 保持良好的情绪

不良的情绪是导致流产的重要因素之一。让准妈妈保持良好的心情和精神状态，准爸爸要多一份体谅、多一份关怀和呵护。

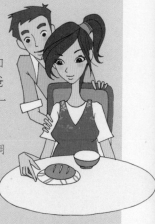

怀孕期间学会调适自己的心理和情绪，可以和丈夫多寻找一些轻松浪漫的话题。

## 远离病毒感染

病毒感染引发的高热会引起子宫收缩导致流产，准妈妈要避免去人多的地方，保持环境卫生，远离病毒感染。

## 防止外伤

准妈妈出门最好穿平底鞋，孕早期尽量不要外出旅游，远离振动的工作环境，做家务时避免危险性动作。

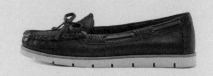

# 孕6周的营养跟踪

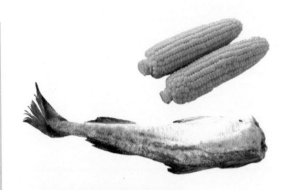

进入第6周了，由于早孕反应，准妈妈易出现食欲缺乏、轻度恶心和呕吐的症状，这时可以多吃粗粮等含糖较多的食物，以提高血糖，降低酮体产生。在这段时期宜多吃鱼，因为鱼营养丰富、滋味鲜美、易于消化，特别适合孕早期食用。为了防止恶心、呕吐，要少食多餐，少吃油腻和不易消化的食物，多吃稀饭、豆浆等清淡食物。可以在起床和临睡前吃少量面包、饼干或其他点心。

在饮食上，应选择清淡可口和易消化的食物。准妈妈可多吃核桃、黑木耳等，它们会有助于胎儿神经系统发育。核桃仁含丰富的油脂及蛋白质、膳食纤维、胡萝卜素、维生素$B_1$、维生素$B_2$、烟酸、铁、维生素E等，是一种健脑益智的美味食品。黑木耳含有丰富的蛋白质、铁、磷等健脑需要的营养素，其中维生素$B_2$含量较蔬菜高得多。

便秘通常是因为水分缺乏而形成小而硬的大便，无法顺畅地排出体外。准妈妈必须及时补充水分。一般情况下，水分摄取量每天以2～3升为宜，选择优质水、纯净水或矿泉水都可以。为了避免肚子受凉，应饮用温水。

## 在外就餐时应该怎么吃

### ■ 注意卫生

应选择干净整洁的餐馆就餐。用餐时，应注意食物的保鲜状况。对于有包装的食品，要注意看保质期限，选择有食品检验认证的食品。

### ■ "三低"原则

即食物要"低盐、低油、低糖"。在餐馆里点餐，应选择口味较清淡的菜品，或告诉厨师给自己点的菜少放盐、油。

### ■ 选择合适的烹饪方式

油炸食物不仅热量及油脂含量高，还含有有害物质，准妈妈要少食用。应多选择蒸、煮、炖等方式烹制出来的食物。

# 本周胎教

### 保持快乐的心态

晋级为准妈妈的感觉当然不错，但是随之而来的身体不适也很严重。这个时候准妈妈要保持快乐的心态，要提醒自己，胎儿喜欢妈妈开开心心的，这是最重要的。

### 进行微笑胎教

愉悦的情绪状态可促使大脑皮层兴奋，使血压、脉搏、呼吸、消化液的分泌均处于相对平稳、相互协调的状态，这样有利于准妈妈的身心健康，可以改善胎盘供血量、促进胎儿健康发育。微笑也是一种给予宝宝的胎教方式。准妈妈每天都要开心一点儿，经常露出会心的微笑。虽然腹中的胎儿看不见准妈妈的微笑表情，但他们可以感受到准妈妈的喜怒哀乐。所以准妈妈不妨多多微笑。爱笑的妈妈生下来的宝宝也会爱笑的。

不仅准妈妈将要常常微笑，准爸爸也要经常微笑，因为准爸爸常常影响着准妈妈的情绪。准妈妈良好的心态传递给腹中的胎儿，胎儿也快乐。胎儿受到了这种良好的影响，生理、心理各方面才会健康发育。

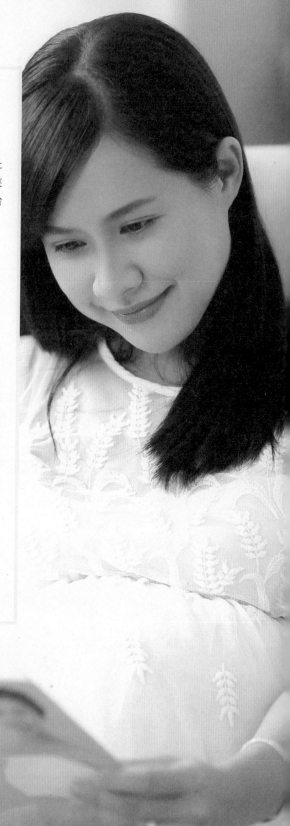

# 本周
## 大事记

　　注意休息，每天保证至少8小时睡眠，但不要一味地赖在床上，散步等活动还是很有必要的。这一时期比较容易流产，像搬重物等剧烈运动，准妈妈都不要去做了，建议做家务及外出的次数也要尽可能减少。

　　这个时间段上，胎儿的大脑和内脏处在形成时期，准妈妈不能乱用药物，不要随意接受X射线检查，注意避免感冒的发生。由于早孕反应和体质上产生的变化，可能会导致准妈妈疲惫不堪、焦躁易怒。这时要放松精神，该放的就放一放，别给自己施加压力，注意调节、控制，可以多听听音乐和做一些平时喜欢的事情。

医院检查的情况
_____
_____
_____

下次产检的时间
_____
_____
_____

写给宝宝的话
_____
_____
_____

## 胎儿和准妈妈的变化

### 胎儿的变化

本来只有雏形的脸部变得更加清晰。突起的鼻子已经在一张一合地运动，能很清楚地看到小黑点一样的眼睛和鼻孔。心脏明显地分化为左心室和右心室。以每分钟150次的速度跳动。胎儿的腹部形成了肝脏的突起，而肺部形成了支气管。胃和肠初现雏形，同时形成了盲肠和胰脏。

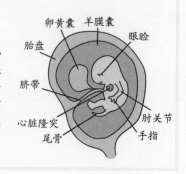

卵黄囊　羊膜囊
眼睑
胎盘
脐带
肘关节
心脏隆突
手指
尾骨

### 准妈妈的变化

怀孕7周后，随着子宫的增大而压迫膀胱，很容易导致尿频，有时还会伴随排尿不畅。这种现象将持续4个月，直到子宫移位到膀胱的上面。尿频本身虽然并不是什么严重的问题，但是排尿时如果出现疼痛，就应该当心是否患有膀胱炎。平时要注意卫生，尽量不要憋尿。

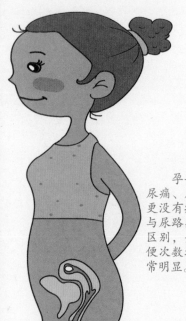

孕早期尿频没有尿痛、尿急的感觉，更没有疼痛的症状，与尿路感染有本质的区别，并且怀孕后小便次数增多并不是非常明显。

| 本周细节备忘 | |
|---|---|
| 1 | 节制性生活。在孕早期，胎盘的附着尚不牢靠。宫缩非常容易导致流产，所以孕早期性生活应谨慎 |
| 2 | 摄取均衡的营养，远离烟酒，远离易造成流产的食物 |
| 3 | 不要穿紧绷的衣裤。腹中的胎儿不断地成长，一定要避免穿着过紧 |

## 保持外阴的清洁

　　准妈妈除了清洗全身以外，最重要的是外阴部位的清洗。因为怀孕后阴道分泌物增多，有时会感觉痛痒，所以一定要每天清洗。此部位最好用清水洗，尽量少用洗剂，避免坐浴，也不要冲洗阴道，否则会影响阴道正常的酸碱环境并引起感染。

## 怀孕早期的睡姿

　　妊娠早期，准妈妈的身体变化不大，胎儿在子宫内的发育仍居于母体盆腔内，外力直接压迫或自身压迫都不会很重，不必过分强调准妈妈的睡眠姿势，可随意选择舒适的睡眠体位，如采取仰卧位、侧卧位均可。但要注意的是，要养成良好的睡眠习惯，早睡早起，不熬夜，以保持充沛的精力。

　　怀孕以后，为了给胎儿创造一个良好的环境，一定要保证充足的睡眠时间。每晚睡眠最少8小时，每日午间最少也要保证1小时的睡眠，但时间也不宜过长。

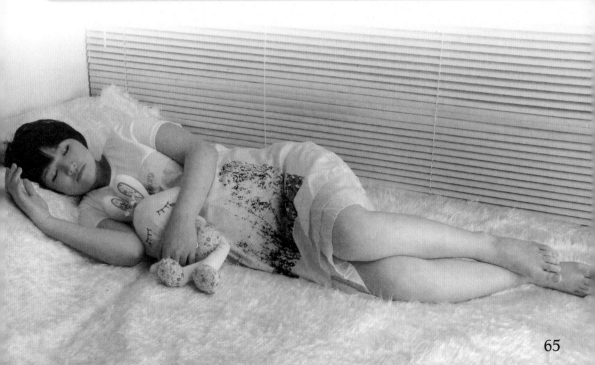

## 警惕异位妊娠

### 腹痛

腹痛为妊娠输卵管破裂时的主要症状，发生概率很高，约为95%，常为突发性下腹一侧有撕裂性或阵发性疼痛，并伴有恶心呕吐。刺激膈肌时可引起肩胛部放射性疼痛。当盆腔内积液时，肛门有坠胀和排便感，对诊断异位妊娠很有帮助。

*如果准妈妈有腹痛的症状，一定要重视。*

### 阴道不规则出血

阴道出血是因子宫内膜剥离或输卵管出血经宫腔向外排放所致。出血呈点滴状，深褐色，量一般不超过月经量。腹痛伴有阴道出血者，常为胚胎受损的征象。只有腹痛而无阴道出血者多为胚胎继续存活或腹腔妊娠，应提高警惕。

### 晕厥与休克

这是由腹腔内急性出血和剧烈疼痛导致的。出血愈多、愈快，其症状出现愈迅速、愈严重，可引起头晕、面色苍白、脉细、血压下降、冷汗淋漓，因而发生晕厥与休克等危险。如发现上述症状，家人应及时将准妈妈护送到医院治疗，以免错过抢救时机。

## 小心别感冒

### 预防感冒

怀孕后感冒有很多弊端，不能吃药打针，身体感到很不适。所以，为了预防感冒，准妈妈要注意下列几点：

一般来说，孕早期感冒对胎儿的影响相对较大，因为此期间是胎儿各个器官发育形成的关键时期。流感病毒或感冒药物都有可能使这个时期的胎儿致畸，如胎儿先天性心脏病及兔唇、脑积水、无脑和小头畸形等。

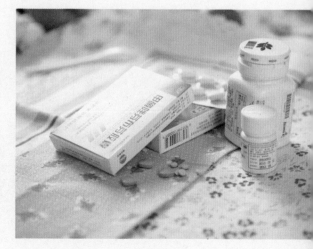

## 感冒治疗与用药

一般感冒症状较轻者不必服药，休息几天就会好转。如果病情到了比较严重的程度，需要服药，一定要在医生的建议和指导下进行。

### ■轻度感冒

可选用板蓝根冲剂等纯中成药，并多喝开水，注意休息，感冒很快就会痊愈。

### ■感冒高热、剧咳

可选用柴胡注射液退热和纯中药止咳糖浆止咳。同时，也可采用湿毛巾擦浴，起物理降温作用。

### 感冒对胎儿的影响

准妈妈若是感冒，要分清楚是什么原因造成的，是在孕期的哪个阶段发生的，不同感冒病因和发病时期对胎儿的影响也不尽相同。

感冒分为普通感冒和流行性感冒如果只是普通感冒，主要表现为打喷嚏、鼻塞，不发烧，症状较轻，无需服用感冒药，一般一个星期内可自行痊愈。这种情况下准妈妈感冒对胎儿是不会有什么影响的。

如果感冒症状比较严重，特别是持续高烧不退的，以及由流感病毒感染引起的感冒，就有可能对胎儿造成一定的影响。

这些影响来自：

1.流感病毒引起的感冒，可能导致流感病毒感染胎儿。

2.感冒严重时服用的药物可能会对胎儿有影响。

3.发烧对胎儿会有一定的影响。

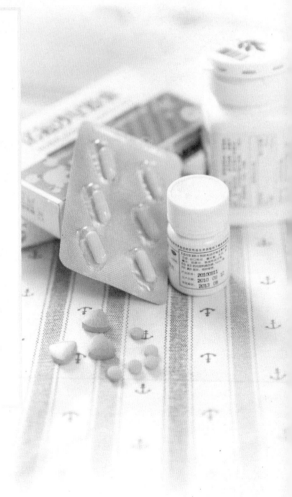

# 孕7周的营养跟踪

## 多吃能预防贫血的食物

对准妈妈来说，本阶段最容易缺乏的营养就是铁。如果怀孕初期服用补铁营养品，反而容易加重恶心和呕吐症状，应该尽量通过食物摄取铁质。富含铁质的食品有猪肝、鸡肝、牛肝、鱼类、贝类、豆类等。

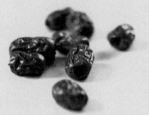

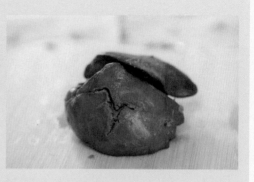

孕早期，准妈妈需要补铁15毫克/天，孕中期需要补铁25毫克/天，孕晚期需要补铁35毫克/天。通过饮食调整是避免贫血的最佳方式。

## 补充胎儿大脑发育需要的营养

人的大脑主要由脂类、蛋白类、糖类、B族维生素、维生素C、维生素E和钙这7种营养成分构成。脑细胞分裂活跃期分为3个阶段：孕早期、孕中期和孕晚期的衔接时期及出生后的3个月内。其中脂类是胎儿大脑构成中非常重要的成分。胎脑的发育需要60%脂类。脂类包括脂肪酸和类脂类，而类脂主要为卵磷脂。胎脑的发育需要35%的蛋白质，能维持和发展大脑功能，增强大脑的分析理解及思维能力；糖类是大脑唯一可以利用的能源；维生素及矿物质能增强脑细胞的功能。

## 食物预防和缓解便秘

### ■ 食用富含膳食纤维的食物

膳食纤维主要存在于蔬果类、豆类、全谷类和菌类等食物中，不能食用过多，以免引起肠胀气。每日蔬菜、水果与谷类和豆类食物的比例应该是5：6。

准妈妈要养成定时排便的好习惯。排便时间要相对固定，一般定在某一次进餐后为好。

■ 适当食用营养补充食品

改善便秘的营养品主要为乳酸菌，它含有抗菌物质和大量活性乳酸，具有帮助消化的作用。不过，准妈妈不要把食用营养品与吃饭等同，这只是辅助的作用。准妈妈在选择营养品的时候要注意质量，选择安全性高的产品。

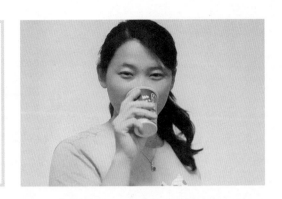

■ 胎儿最爱的食物

| 食物 | 营养素 | 食物来源 | 每日建议量 | 提醒 |
|---|---|---|---|---|
| 乳类 | 蛋白质、钙质、脂肪、糖类等 | 牛奶、酸奶、奶酪等 | 1～2杯（每杯250毫升） | 如果无法均衡摄取各类营养素，可考虑孕妇奶粉 |
| 蔬菜类 | 矿物质、维生素及膳食纤维 | 蔬菜种类繁多，包括叶菜类、花菜类、瓜菜类与菌类 | 300～500克，其中绿叶蔬菜占2/3 | 多用凉拌或快炒的方式烹调绿叶蔬菜，尽量保留蔬菜中的营养 |
| 主食类 | 糖类、少量蛋白质、B族维生素及丰富的膳食纤维 | 米饭、馒头、面条、面包、玉米等 | 350～450克 | 偶尔吃些糙米、五谷杂粮或全麦馒头，以吸收更多的营养 |
| 水果类 | 丰富的维生素、矿物质、糖分 | 苹果、柑橘、西瓜、梨、桃等 | 200～400克 | 有妊娠糖尿病的准妈妈，要控制摄取量 |
| 蛋、豆、鱼肉类 | 蛋白质和脂肪 | 鸡蛋、豆类、鱼类、虾类、贝类、猪肉、牛肉、鸡肉、鸭肉等 | 200～250克，其中鱼类、禽类、蛋类各50克 | 准妈妈多吃鱼有好处，食用中小型鱼较安全 |
| 油脂类 | 主要提供脂肪 | 烹调用油和坚果 | 20～25克 | 炒菜时最好选择植物油，可以把坚果当零食 |

   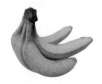

# 本周胎教

## 进行情绪胎教

想象的作用常常可以舒缓准妈妈的情绪，例如心理学上就有一种放松的方法是通过引导词的作用让人想象森林、海洋、海岛，从而引导人们通过想象放松心情，准妈妈也可以利用这种方法。找一张自己最喜欢的风景照片，想象自己置身其中的感觉，以达到舒缓情绪的作用。

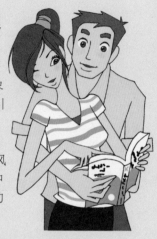

## 进行优孕准备

适当的运动，简单的舞蹈，一些音乐舒缓的手语舞，在大自然中散步都非常有用，这段时间还应当保持适当的运动。在孕早期，随着宝宝的到来，可能会带给准妈妈不适。这种不适会影响到准妈妈的心情，所以准妈妈需要学习静心呼吸法，帮助保持平和、愉快的心情。

可别忘记了定期的产检，确保母子均安。

## 准备胎教用品

准备一张高质量的音乐光盘，几本介绍怀孕知识的书籍。此外，准备好一本胎教日记，这将是用10个月时间给宝宝诞生准备的一份最珍贵的礼物。这本用准妈妈和准爸爸的爱和关怀写就的日记，将是宝宝一生的珍藏。

这个时候准妈妈要不断地学习一些新的知识，同时还要尽量地做一些事情，缓解自己的心情，比如把自己的焦虑说出来，把自己的压力说出来，多交几个好朋友，听听歌，到户外去散散步，都会帮助准妈妈减轻焦虑的情绪。

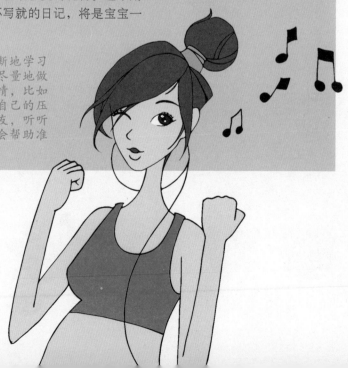

# 本周
## 大事记

　　怀孕7周的准妈妈可以采取较为随意的睡姿，尽量选择让自己舒服的体位，如仰卧位、侧卧位等都可以。但要注意的是，趴着睡觉或者搂着东西睡觉的不良睡姿要改掉。

　　此时，准妈妈早孕反应比较重，也会影响到自己的情绪。此时准爸爸应做大量的工作去帮助怀孕的妻子，应当理解妻子的心情，并稳定妻子的情绪，帮助妻子尽早克服早孕反应，使妻子得到充分的休息，放松身心，并一起度过最初的艰难时刻。

医院检查的情况

下次产检的时间

写给宝宝的话

# 孕8周　手臂和腿部开始细分

## 胎儿和准妈妈的变化

### 胎儿的变化

　　胎儿的脊椎已经变直，因此可以直立身体并能抬头。胎儿的双手放在腹部上面，向外弯曲双膝，姿势就像在游泳。此时已经完全可以区分手臂和腿，而且长度也有很大变化，手指和脚趾也成形了。胎儿的皮肤薄而透明，能清晰地看到血管。

　　胎儿的脖子上端形成了外耳，脸部形成了眼皮。开始显露出鼻子和嘴唇，同时开始形成睾丸或卵巢等生殖器组织。

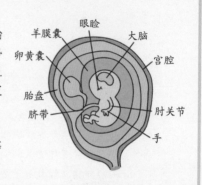

眼睑　大脑　宫腔　肘关节　手　脐带　胎盘　卵黄囊　羊膜囊

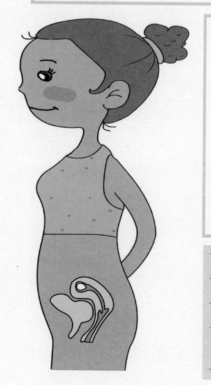

### 准妈妈的变化

　　怀孕前只有鸡蛋大小的子宫，已经变得拳头般大小。虽然外表上看不出怀孕的迹象，但是从此时开始，体重逐渐增加，而且腰部曲线也会消失。穿以前的衣服，会觉得非常紧。有时下腹部还有又硬又胀的感觉。

　　怀孕2个月时，早孕反应加重。只要闻到异味就会呕吐，甚至把刚吃过的食物全部吐出。掌握哪些是自己比较敏感的食物，注意避开敏感食物，对于想吃的食物，只能少量食用，并注意营养。

| 本周细节备忘 | |
|---|---|
| 1 | 预防流产，定期去医院接受检查 |
| 2 | 要继续补充叶酸 |
| 3 | 要制订均衡、合理的饮食计划，特别是要保证蛋白质的摄入量 |

72

## 孕8周的生活指导

### 避免观看刺激性节目

不要观看恐怖电影或带有大量暴力场面的电视剧，准妈妈心理及精神上的压力和紧张会影响胎儿的发育，而孕2个月又是胎儿发育的关键时期，准妈妈一定要避免过度的精神刺激。

### 学会自我观察

注意自己是否有呼吸困难、心动过速、心胸疼痛等症状。一般来说，劳作后15分钟之内，心率可以恢复到劳作前的水平，则无心力衰竭的症状。如果准妈妈在工作或者劳动中，出现腹痛、阴道出血等，应及时卧床休息并去医院检查。贫血、多胎妊娠、有习惯性流产史、妊娠高血压疾病、产前出血、早产史者，要特别注意休息，避免疲劳。

用文字记录下了一个小生命的孕育与诞生，是一件非常幸福的事。

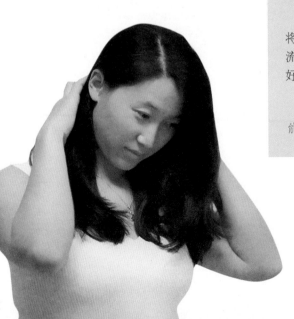

### 避免冷水刺激

准妈妈在洗衣、淘米、洗菜时不要将手直接浸入冷水中，寒冷刺激有诱发流产的危险。如果家里没有热水器，最好准备几副胶皮手套。

保持一颗乐观的心，只有这样才能使腹中的胎儿愉快、健康地成长。

# 呼吸短促怎么办

孕期激素的增加，尤其是黄体酮的增加，直接影响到准妈妈的肺部，并刺激脑部的呼吸中枢。在怀孕期间，每分钟呼吸的次数没怎么变化，每次吸入的空气量会明显增加，从而造成气短。

1.在怀孕后期，由于增大的子宫对胸部横膈膜产生压力，准妈妈会感觉呼吸更费力，气短现象更明显，尤其是胎儿胎位比较高，或者是怀多胞胎的准妈妈。

2.准妈妈贫血，身体不得不增大工作量来供氧。

3.准妈妈有呼吸道疾病，例如哮喘和肺炎。

## 什么情况下应该引起重视

孕晚期喘不过气来很正常，但是，如果你同时还有以下症状，要立即去医院检查。

| | |
|---|---|
| 1 | 心跳加快，心悸或眩晕 |
| 2 | 哮喘加重 |
| 3 | 深呼吸时胸部剧烈疼痛 |
| 4 | 嘴唇、手指或脚趾附近发紫，或者脸色苍白 |
| 5 | 严重的呼吸不顺畅 |
| 6 | 感到自己缺氧 |
| 7 | 持续咳嗽，咳嗽时伴有发烧或寒战，或者咳嗽带血 |

尝试各种坐姿或躺姿，找出有助于呼吸顺畅的姿势。

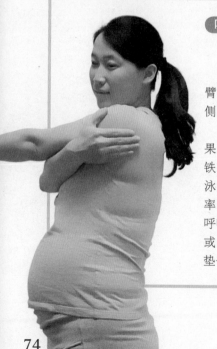

## 呼吸短促的应对办法

觉得喘不过气来，就马上改变姿势，或者把动作放慢。

试试呼吸运动：站起来，深深地吸一口气，同时把手臂向外侧举和向上举。慢慢呼气，同时把手臂放回到身体两侧。配合呼吸，头部向上抬再向下看。

多吃富含铁的食物，例如瘦肉、深绿色蔬菜和深色水果，并确保摄入了充足的维生素C，以帮助吸收食物中的铁。从怀孕早期开始就进行有氧运动，例如瑜伽、散步、游泳等，可以增加呼吸和循环系统运作的效率。尝试各种坐姿或躺姿，找出有助于呼吸顺畅的姿势。采用半躺姿势入睡，或者采用侧睡姿势，并且在头下面多垫一个枕头来抬高头部。

# 受争议食物大"平反"

## 螃蟹

可以吃，但不宜过量。螃蟹中含蛋白质、脂肪、碳水化合物、磷、铁和各种维生素等多种营养成分，有散瘀血的功能，对身体有很好的滋补作用。

螃蟹不但味美，而且营养丰富，是一种高蛋白的补品，所以准妈妈可以吃，需要注意的是，螃蟹性寒，不宜过量。

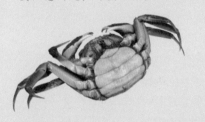

## 咖啡

适量的咖啡（每天不超过200毫克）没有问题。适合的咖啡与胎儿先天性缺陷或是怀孕并发症并没有关系。一杯咖啡里含有的咖啡因量大约200毫克。一罐可乐内咖啡因含量大约为35～55毫克，绿茶内的咖啡因含量大约为25毫克，一块巧克力的咖啡因含量大约为35毫克。

准妈妈在孕期每天喝适量的咖啡（不超过一杯）没有问题。

## 兔肉

孕期不能吃兔肉，这是没有科学依据的。一直以来都流传准妈妈不能吃兔肉，认为吃了兔肉产下的孩子会有兔唇。这一说法流传范围极广，流传年代也颇为久远。其实准妈妈是可以吃兔肉的，从医学角度上讲，兔肉营养价值高、易消化、含有高达24%的全价蛋白，丰富的B族维生素复合物，以及铁、磷、钾等，所以准妈妈是可以食用兔肉的。

红烧兔肉、清炒兔肉都是不错的准妈妈餐。

## 桂圆

桂圆具有养血安神的功效，准妈妈可以吃。桂圆味甘性温，具有补心安神、养血益脾的功效。既能补脾胃之气，又能补营血不足。单用一味熬膏，或搭配其他益气补血药物同用，可治气弱血虚之证。

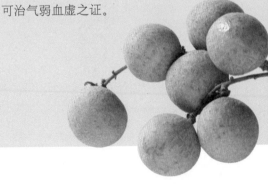

# 本周
## 大事记

　　处于早孕反应严重时期的准妈妈，异常的疲倦感会把人弄得烦躁不堪，这个时候不要太勉强自己，要听从身体的指挥，保证良好的休息。

　　孕期注意个人卫生很重要，准妈妈在洗澡时要注意：一是水温不要过高；二是不要时间过长；三是尽量淋浴，不提倡盆浴。

　　通常情况下，怀孕后需要进行的第一次正式产检应该是在孕期的第8～12周进行。在这一次产检中，选择的医院会为准妈妈建立一个孕期档案，这个档案将记录孕期全程每一次的身体检查记录。

医院检查的情况

下次产检的时间

写给宝宝的话

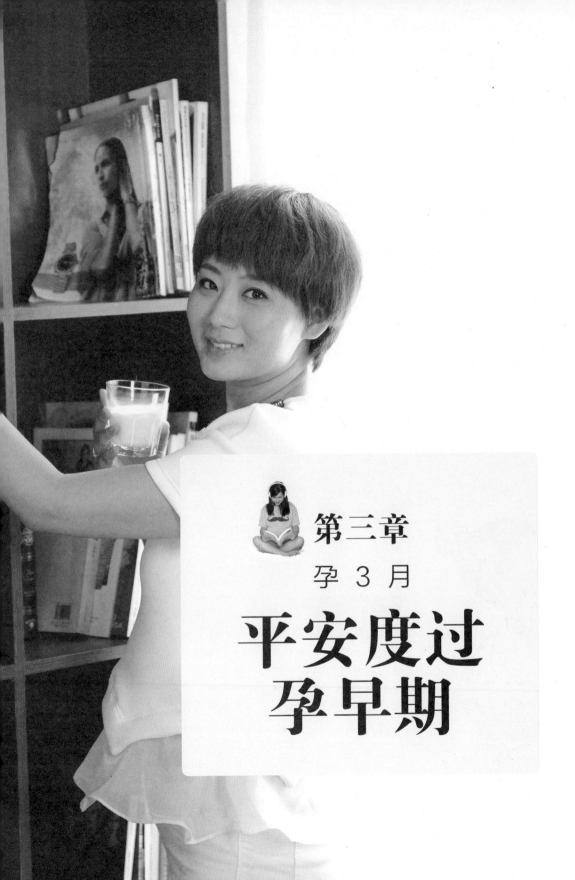

第三章

孕 3 月

# 平安度过
# 孕早期

## 孕3月专家提示（9~12周）

怀孕9~12周，一般准妈妈的早孕反应症状开始消退，但早孕反应症状严重的准妈妈要持续到16周。

在本月，有些准妈妈脸上或脖子上会出现黄褐斑，这是由怀孕时增加的黑色素细胞刺激引起的，分娩以后，这种症状会消失或淡化。上班族准妈妈要尽量减少与复印机接触，并要适当增加摄入含维生素E的食物。准妈妈要注意自己的阴道是否出血，哪怕稍微有出血，也要去医院检查。这个月要继续补充叶酸。

## 胎儿和准妈妈的变化

### 胎儿的变化

胎儿的尾巴开始消失，背部挺直。手臂逐渐变长，同时形成了手臂关节，所以可以随意弯曲，而且形成了手指和指纹。腿部开始区分为大腿、小腿和脚，同时形成脚趾。

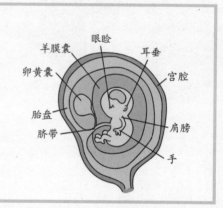

羊膜囊　眼睑　耳垂
卵黄囊　宫腔
胎盘　肩膀
脐带　手

### 准妈妈的变化

从怀孕第9周开始乳房会明显变大，有时还会伴随疼痛。这也是激素导致的结果，不用过于担心。随着子宫的增长，准妈妈会感觉到整个身体都在发生变化。下腹部和肋部开始出现疼痛，腰部也会逐渐酸痛。

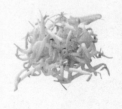

怀孕初期并不需要吃得太多，但一定要制订均衡合理的饮食计划，特别是要保证蛋白质的摄入量。

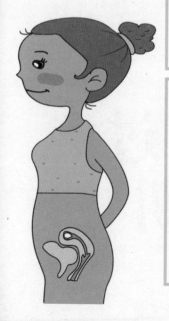

## 准妈妈如何睡个好觉

如果准妈妈睡眠不足，可引起疲劳过度、食欲下降、营养不足、身体抵抗力下降，增加准妈妈和胎儿感染的机会，造成多种疾病发生。一般正常人需要8小时的睡眠，准妈妈因身体发生一系列特殊变化，容易感到疲劳，可适当延长1小时。

### 工作期间困了怎么睡觉

准妈妈要将疲倦嗜睡的症状和上司、同事都讲一讲，尽量得到他们的体谅。如果公司有空闲的小会议室，准妈妈在里面准备一把躺椅，困时就休息一会儿。如果没有，准妈妈可以带上小耳塞，在自己的座位上打个盹儿，切忌趴在桌子上睡，因为这样会压迫胎儿。

### 好睡姿有助于睡眠

孕期保持良好的睡姿很重要，孕早期因为腹部不是很明显，只要觉得自己舒服，睡觉的姿势不必刻意要求。但如果有胃灼热和恶心的感觉，可以选择右侧卧，这样能尽快排空胃酸，会比较舒服。到了孕晚期，左侧卧可能是比较舒适的睡姿。因为左侧卧不会压迫大静脉，对胎儿血液的回流有帮助。

## 孕9周的营养跟踪

### 增加蛋白质和热量的摄取

在这个时期，基础代谢量比怀孕前增加25%左右，准妈妈会快速消耗大量的热量，因此应该摄取充分的蛋白质和热量。

### 摄取必要的维生素

维生素是孕早期胎儿发育和准妈妈保持健康必不可少的营养素。准妈妈需要随时补充维生素A和B族维生素、维生素C、维生素D、维生素E等。

### 多吃益智类干果

经常吃一些核桃、松子、葵花子、杏仁、榛子、花生等干果类食物，这些食物富含大脑发育必需的脂肪酸。在胎儿大脑发育关键期，准妈妈可以当零食多吃点，对胎儿大脑的发育有很好的促进作用。

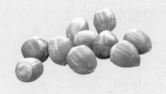

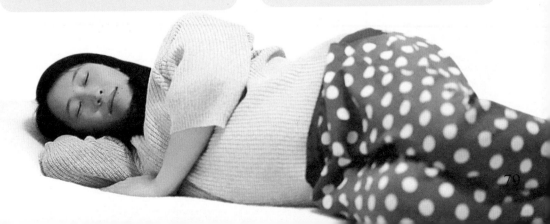

## 做B超确定胎心胎芽

一般情况，准妈妈要在孕5~8周去医院做一个腹部B超，确定胎心、胎芽、胎囊，都存在了，说明这是个活胎。如果到8周了，还没找到胎心，只能看到胎芽，胎芽发育如果不好，那我们过1周或5天，再做一个B超，确实找到了这三样东西，那这个胎儿就是健康的。如果准妈妈在上个月没有去医院进行全面检查并建档，这周必须要去了。

在建立准妈妈保健手册（卡）时，应进行一次包括血常规、尿常规、肝功能、肾功能、B超、体格检查等项目的全面身体检查。有病史的准妈妈还要加查心电图等项目。准妈妈在办理好保健手册（卡）后，可到选定的医院建立病例档案。

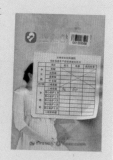

## 孕早期尿频怎么办

### 孕期尿频是否正常

尿频是孕期正常的生理现象，一般在分娩后几天消失，具体的表现为：

1.小便次数增多，白天解尿超过7次，晚上解尿超过2次，且解尿的间隔在2个小时内。

2.小便时没有尿急、尿痛、发热、腰痛等现象。

3.尿色正常，不浑浊，没有血尿现象。

### 尿频可能是其他疾病的征兆

糖尿病：如果出现多渴、多饮、多尿"三多症状"，并伴有体重不增长时，应及时就医，以排除妊娠期糖尿病的可能。

尿路感染：如果在排尿时感到疼痛或伴有烧灼感，或者尽管有很强烈的排尿感觉，但是每次只能尿出几滴，准妈妈就应该去医院就诊了，因为这很可能是尿路感染的先兆。

### 尿频的应对方法

| 控制饮水 | 在临睡前1~2小时内不要喝水 |
|---|---|
| 少吃利尿食物 | 例如西瓜、蛤蜊、茯苓、冬瓜、海带、车前草、玉米须等有很好的利尿作用，应避免多吃 |
| 避免仰卧位 | 休息时要注意采取侧卧位，避免仰卧位。侧卧可减轻子宫对输尿管的压迫，防治肾盂、输尿管积存尿液而感染 |
| 不要憋尿 | 憋尿会使膀胱被撑大，失去弹性 |
| 使用护垫 | 如果没能及时上厕所，就有可能尿在裤子上，使用护垫就能避免这种意外发生。但是，一定要经常更换护垫，防止细菌感染 |

# 本周
## 大事记

　　对准妈妈来说，从这段时间起，便秘的现象开始频繁发生，而且越发顽固。所以，准妈妈在早晨起床之后可以空腹喝杯温水或者牛奶，平日饮食多吃些蔬菜、水果，让膳食纤维帮助肠胃蠕动，使排便变得自然通畅。另外，贫血的现象在这一阶段也可能频繁发生。在饮食方面要注意调节，多补充肉类、蛋白质类食品，多喝肉汤，多吃补血类食物等。

　　准妈妈是最容易出现牙齿疾病的人群，所以在怀孕期间应该注意保护自己的牙齿。

医院检查的情况

下次产检的时间

写给宝宝的话

# 孕10周 喜怒无常

## 胎儿和准妈妈的变化

**胎儿的变化**

胎儿从臀部到头部长30～40毫米。本周胎儿大脑的发育非常迅速。眼睛和鼻子清晰可见，双眼逐渐向面部中央移动，胃肠也到达其最终的位置。胎儿的手腕和脚踝已经形成，能分辨出手指和脚趾。生殖器官已经开始形成，但仍不能分辨出性别。

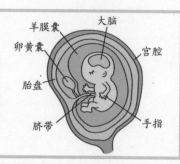

羊膜囊　大脑　卵黄囊　宫腔　胎盘　脐带　手指

**准妈妈的变化**

准妈妈的形象开始发生很大的改变，乳房开始增大，需要更换大一些的胸衣了，腰围也开始变大。乳头乳晕色素加深，有时感觉腹痛，同时阴道有乳白色的分泌物流出。

## 为何怀孕期间控制不住情绪

怀孕之后雌激素、孕激素的水平都会快速地增加，准妈妈就容易出现焦虑的情绪。当过准妈妈的女性都有这个经验，一旦知道自己怀孕了，各种担心就开始出来了，总担心胎儿是不是长得不好，他是不是健康的。这些压力也会造成情绪变化，所以孕期准妈妈容易情绪激动。

如果准妈妈过度地压抑、过于紧张，这个时候胎儿在宫内通过一些激素水平的变化是会感觉到的。同时，准妈妈本身的血流会相应地减慢，对胎儿会有一些影响的，所以准妈妈一定要学会缓解自己的紧张情绪。

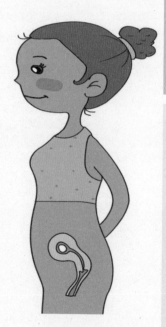

准妈妈可能会发现在腹部有一条深色的妊娠纹，甚至面部也会出现褐色的斑块，不必太担心，分娩结束会逐渐消失。

## 缓解焦虑的方法有哪些

首先要树立一个正确的怀孕观，这个时候准妈妈要不断地学习一些新的知识，同时还要尽量地做一些事情，缓解自己的心情。比如说，把自己的焦虑说出来，把自己的压力说出来，多交几个好朋友，听听歌，到户外去散散步，都有可能会帮助准妈妈减轻焦虑的情绪。

### 焦虑的表现

- ☐ 对大多数平时感兴趣的活动都失去了兴趣。
- ☐ 体重明显下降或增加正常体重的5%，食欲显著降低或增加。
- ☐ 每天失眠或睡眠过多，白天昏昏欲睡。
- ☐ 每天精神亢奋或萎靡不振。
- ☐ 每天感到疲劳，缺乏精力。
- ☐ 每天感觉自己没有价值，或者自责自贬。
- ☐ 每天注意力和思考能力下降，做决定时犹豫不决。
- ☐ 脾气变得暴躁，经常发脾气。
- ☐ 有自杀的意念或企图。
- ☐ 认为永远不可能再有属于自己的私人时间。
- ☐ 对朋友、邻居都很淡漠，几乎没有来往。
- ☐ 害怕离开家或独自在家。

### 孕期好心情四招

1. 保证每天和准爸爸的亲昵交流时间，获得丈夫的关爱。

2. 向亲人和朋友表达自己的情绪，将不良情绪及时宣泄出去。

3. 适度地上网，阅读育儿书籍，观看积极向上的电视节目，与其他准妈妈交流怀孕心得，分享怀孕的喜悦。向有过生产经验的同事、朋友咨询。

4. 将自己置身于积极、阳光的人群中，获得乐观的心态，抵御抑郁情绪。

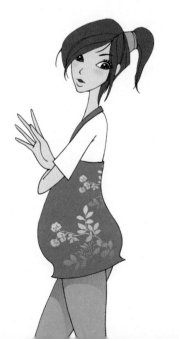

# 准妈妈衣服的选择

## 上衣

上衣的质料应该是柔软的纯棉面料或丝织品、麻织品等，式样宜简单宽松，穿着后双臂可以自如地活动。注意别束缚胸部，也不能压迫腹部，否则对胎儿的生长不利。鉴于这些衣服在孕期结束后就没有用处了，最好不要盲目添置太昂贵的服装。

新买来的衣服，尤其是内衣，一定要清洗并经阳光暴晒之后再穿用，这样可以减少接触有害染料的机会，被细菌侵害的概率也会低得多。

## 背带裤

背带裤是准妈妈较为喜欢的一种裤装。春夏时节，长裙较为合适，而秋冬季节最好穿长裤。

## 袜子

准妈妈的袜子，无论是长袜还是短袜，袜口都不要太紧，尤其是在妊娠后期。

## 胸罩

胸罩应选择前开扣式的，这样在检查时、喂奶时都比较方便。也可以选择有伸缩性的布料，从下向上戴的，以及肩带式或比较肥大的胸罩。

## 专用内裤

内裤也尽早穿专用的为好，专用准妈妈内裤腰身都比较高，不会勒在肚脐下方，对腹中的胎儿是一种保护。

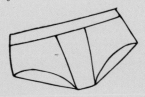

## 风衣

随时准备一件风衣，以备必须外出时穿着。另外，在孕妇装"难登大雅之堂"时，一件合身的宽敞的米色风衣，就是绝佳的外出服了。

## 纠正这些看似卫生的不卫生习惯

由于孕期是一个比较敏感的时期，虽然不提倡洁癖，但是在平常的生活中确实存在被我们遗漏的卫生死角，建议准妈妈将这些问题重视起来，这将对顺利度过整个孕期起到一定的作用。

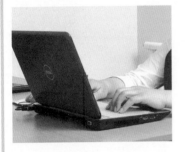

使用电脑后及时清洁手和脸可以有效避免肌肤色素沉着、产生斑疹或引起其他皮肤病变等。

### 用洁白干净的纸包裹食品

有些白纸在生产的过程中加入了漂白剂，食品与漂白剂接触后发生的一系列化学反应会产生有害物质，这些物质很容易污染食品。

### 用毛巾擦拭餐具

我们平时用来饮用、洗涤的自来水都是经过严格净化处理的，冲洗过的水果或餐具不会被水污染，而毛巾却是容易滋生细菌的地方，所以洗过的水果和餐具不建议用毛巾擦干。

### 将水果腐烂的地方挖掉一样吃

这一点已经引起了很多人的重视，吃腐烂的水果有导致人体细胞突变而致癌的危险。这里提醒准妈妈：即便再昂贵的水果，只要有腐烂的地方，整个水果都不能再吃了。再者，水果储存到这种程度已无营养价值可言，里面大量繁殖的细菌和微生物反而会对人体造成威胁。

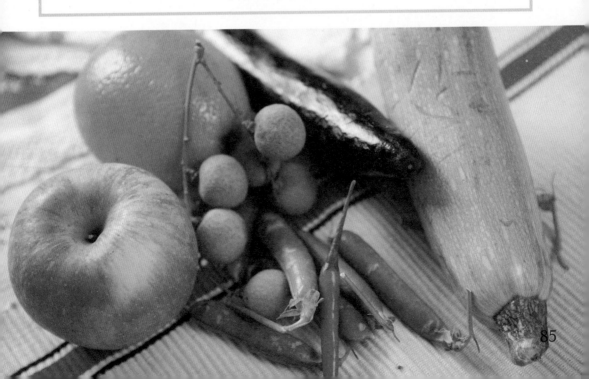

# 本周
## 大事记

    准妈妈要根据自己的身体实际承受状况，对工作量力而行。一旦感觉身体出现异常，应及时在家休养，千万不可强打精神外出工作。如果所在单位有例行体检活动，要注意避免受到X射线的照射。

    居家休息时，要保证充足的睡眠，生活起居要规律，并且可以适当延长睡眠的时间。睡眠时，准妈妈可以自行选择较为舒适的体位，一般认为，左侧卧可以减轻子宫右旋对血管的压迫，有利于胎儿的血液循环和养料供给。

医院检查的情况

下次产检的时间

写给宝宝的话

# 孕11周　胎儿迅速成长

## 胎儿和准妈妈的变化

### 胎儿的变化

胎儿从头部到臀部长44～60毫米。此时的胎儿已经度过发育的关键期，受感染或药物影响的风险大大减小。此时完全形成了肝脏、肾脏、肠、大脑、肺等重要的身体器官，而且各器官可以发挥功能。现在可以看到胎儿手指甲和头发等细微部分。同时，外生殖器也开始发育。

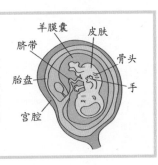

### 准妈妈的变化

由于血液循环加强，准妈妈的手和脚变得更加暖和，也会更容易口渴，所以这时期准妈妈一定要补充水分。子宫几乎占据了盆腔，耻骨上面的下腹部发生感觉上的变化，已经可以触及子宫底，并刺激膀胱，出现尿频症状。随着血液供给量的上升，可以观察到乳房附近的静脉呈青色。

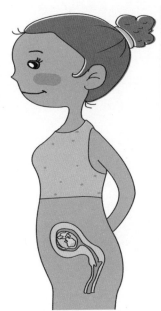

## 减轻头痛的方法

准妈妈会在怀孕早期出现头晕及轻度头痛，这是一种常见的早孕反应。如果在怀孕6个月后出现日趋加重的头痛，伴呕吐、胸闷，或是有水肿、高血压和蛋白尿，就可能是患上了妊娠高血压疾病，要及时去医院接受治疗。疲劳是诱发准妈妈头痛的一个重要诱因，孕期每天最好睡个午觉，每晚保证8小时睡眠，尽量不要太久地做过于精神集中的事，如长时间看电视等。

### 在头上敷热毛巾

在头上敷热毛巾可以有效地缓解头痛。到户外晒晒太阳，呼吸一下新鲜空气，按摩一下太阳穴或抹点清凉油，都有助于缓解准妈妈的头痛。

### 充分放松身心

注意身心充分放松，去除可能的担心和不安的因素，避免身体受凉，也利于减轻头痛。

87

## 为睡个好觉支招

当躺下休息时，要尽可能采取左侧卧位。这样可减少增大的子宫对腹主动脉、下腔静脉和输尿管的压迫，增加子宫胎盘血流的灌注量和肾血流量，减轻或预防妊娠期高血压疾病的发生。

如果醒来时发现自己没有采取左侧卧位，就改成左侧卧位；如果感到不舒服，就采取能让自己舒服的体位。

感到舒服的睡眠姿势是最好的姿势，不要因为不能保持左侧卧位而烦恼。每个人都有自我保护意识，准妈妈也一样。如果仰卧位压迫了动脉，回心血量减少导致供血不足，准妈妈会在睡眠中改变体位，或醒过来。

使用一些辅助睡眠的用品，如侧卧睡垫或靠垫。孕晚期准妈妈的腰部会承受较大的压力，所以需要特别的保护。舒适的靠垫和睡垫可以贴合准妈妈腰部的曲线，而且可以按摩腰部，减轻腰部压力，缓解腰部不适。

不要长时间站立或静坐；坐着时，不要靠在向后倾斜的沙发背或椅背上，最好是坐直身体。长时间站立和行走，会影响下腔静脉和腹主动脉血运。

### 不同时期采取不同的睡姿

准妈妈睡眠的姿势与母子健康关系十分密切，但也不要因为"准妈妈应该采取左侧卧位睡眠"的建议而降低了睡眠质量。其实准妈妈注意一些睡姿细节，保证好睡眠就够了。

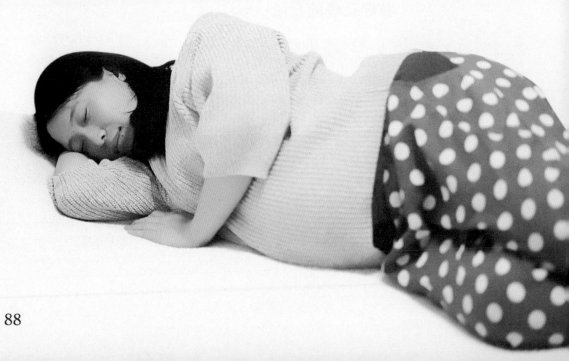

| 孕早期 | 早期准妈妈的睡眠姿势可随意，采取舒适的体位即可，如仰卧位、侧卧位 |
|---|---|
| 孕中期 | 此时期应注意保护腹部。若准妈妈羊水过多或双胎妊娠，采取侧卧位睡姿较为舒适。若准妈妈感觉腿沉重，可采取仰卧位，用松软的枕头稍抬高下肢 |
| 孕晚期 | 此时期最好采取左侧卧位。下腔静脉位于腹腔脊椎的右侧，若右侧卧，子宫会压迫下腔静脉，血管受到牵拉，从而影响胎儿的正常血液供应 |

## 这些饮食习惯不要有

### 乱进补

有些人认为"吃补药总不会错"，于是滥补人参、桂圆等大补元气之品，其结果有可能事与愿违，对母婴不利。一切温热、大补之品，准妈妈均不宜服。孕期进补应遵循医生的嘱咐进行。

### 吃太咸的食物

从现在开始，准妈妈需要减少食盐摄入量，因为食盐中含有大量的钠。在孕期，如果体内的钠含量过高，血液中的钠和水会由于渗透压的改变，渗入到组织间隙中形成水肿。正常的情况下你每日的摄盐量以5～6克为宜。

### 吃生鱼片

有的准妈妈经常食用生鱼片来补充营养。其实准妈妈最好少食或者不食用像生鱼片之类的鱼、肉类食品。因为这类食品的营养不易吸收，且未经过烹饪，病菌也不易被杀死，对胎儿和准妈妈都不利。

生吃鱼片对肝脏很不利，极易感染肝吸虫病，甚至诱发肝癌。

### 喝长时间熬制的骨头汤

动物骨骼中的钙质，不论多高的温度也不能溶化，过久烹煮反而会破坏肉中的蛋白质。骨头上的肉熬久后，肉中的脂肪会析出，增加汤的脂肪含量。

### 吃辛辣、刺激性的食物

有的准妈妈喜欢吃非常辛辣的食物，觉得可以开胃，其实这样不好。辛辣刺激性食物经消化吸收后，可从胎盘进入胎儿的血液循环中，妨碍胎儿的生长发育，或直接损害某些器官，如肺、支气管等，从而导致胎儿畸形或者患病。

# 本周
## 大事记

　　怀孕进行到第3个月时，对准妈妈来说是一个重要的转折期，这说明准妈妈已经基本上成功地度过了流产概率高的孕早期，而且准妈妈也逐渐适应了孕期生活。为了腹中胎儿的身体健康，从本周开始，准妈妈就要尽量避免吃过多油炸食物、味道浓重的香辣口味食物，以及烟熏制品，如香肠、熏鱼等。不要吃高热量的食物，或者太咸的食物，如巧克力、奶油、咸菜等；咖啡、可乐等饮料，以及含有酒精成分的饮品都不能饮用，避免刺激胎儿。

医院检查的情况

下次产检的时间

写给宝宝的话

# 孕12周　孕早期要结束了

## 胎儿和准妈妈的变化

### 胎儿的变化

胎儿从头部到臀部长60毫米，重12克左右。此时期胎儿会迅速成长，身体会长大2倍左右，其脸部结构已基本形成。虽然没有生成新的器官，但是巩固了几周前初长成的身体。

胎儿的肌肉已非常发达，可以在羊水中自由地活动，还会微笑、皱眉头。利用多普勒仪能清晰地听到胎儿的心跳声。

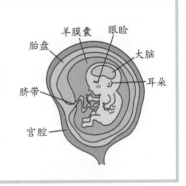

胎盘　羊膜囊　眼睑　大脑　耳朵　脐带　宫腔

### 准妈妈的身体变化

随着子宫上移到腹部，膀胱的压迫会减轻，但是支撑子宫的韧带会收缩，因此容易导致腰痛。

从座位上站起身或突然改变姿势时，会出现晕眩症状。孕吐症状开始逐渐消退。当然，孕吐比较严重的准妈妈，还会持续到16周。

由于产生了羊水，所以身体的重量进一步增加，肋部、臀部和腿部逐渐变得丰满。乳房继续增大，可能有长时间的疼痛感，在重量增加的同时也变得柔软起来。

## 11～14周要做NT检查

NT即"颈后透明带"的意思，指的是胎儿后颈部的透明液体。NT仅仅在胎儿11～13周才会有，正常情况下，到了14周，NT便会逐渐被淋巴系统吸收，变成"颈部褶皱"。在11～13周期间，NT越厚的胎儿，出生后患有心脏等疾病的概率就越高。当NT达到一个需要引起注意的厚度后，准妈妈就会被告知NT增厚。这个临界的厚度，各个医院不一样，一般来说，超过2.6毫米就要格外注意了。做NT检查的时候，准妈妈不必憋尿，因为这个时候已经有充足的羊水了。NT检查是利用超声波进行扫描。

常规的B超检查主要关注胎儿的发育及大体结构，而随着经阴道超声的开展和普及，已经能够从更深层次关注胎儿各组织结构之间的比例关系，并且能通过定量分析检测指标来预测胎儿是否存在某种缺陷，尤其染色体异常。胎儿颈项透明层测定，已经成为产前筛查胎儿染色体异常最有效的方法之一。

## 准妈妈可适当补充铁剂

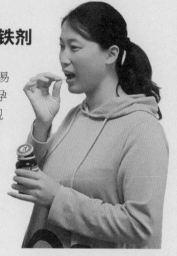

孕期容易缺铁，也容易产生缺铁性贫血，一般在孕早期的时候就要补充常规铁剂。现在市场上有很多孕期的铁剂，也可以就诊产科，让医生开药，孕期的用药最好是在医生的指导下服用。

## 准妈妈要及时补钙

一般来说，准妈妈每天需要有1200毫克的钙的供给。除了从食物中获收，还要额外服用600~800毫克的钙剂。准妈妈可以把600~800毫克的钙剂分成2~3次服用。1次服用量尽量不要超过500毫克。

准妈妈可以适当吃些维生素D，可以促进钙的吸收。

## 怎样吃既能保证胎儿的营养，又不会发胖

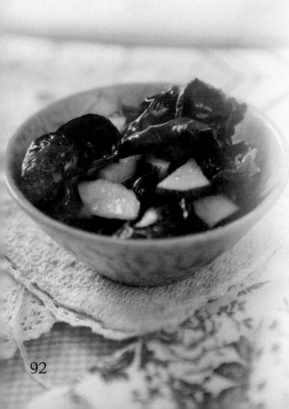

在怀孕初期，3个月之内，饮食跟怀孕之前的区别不大，要少食多餐，食物方面相对吃清淡的、容易消化的、营养丰富且热量又高的食物。一些会孕吐的准妈妈，可能会吃不下，那么此时也可以适当地食用一些面包、饼干，对于孕吐会有所改善。

在怀孕中期，胎儿的骨骼及神经系统已经开始发育，这个时间段要注意蛋白质、维生素的摄入，以保证胎儿的骨骼及脑部的发育，还要注意铁、钙、碘的补充，但脂肪和碳水化合物不宜摄入太多。

怀孕之后，准妈妈体质一般偏热，津血往往不足。此时，一些热性的水果应减量食用，否则容易出现便秘、口舌生疮等上火症状。

# 这些食物准妈妈可以多吃

## 麦片

麦片不仅可以让准妈妈一上午都保持精力充沛，而且能降低体内胆固醇的水平。不要选择那些口味香甜、精加工过的麦片，最好是天然的。

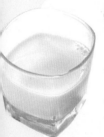

## 脱脂牛奶

怀孕的时候，准妈妈需要从食物中吸取的钙大约比平时多1倍。多数食物的含钙量都很有限，孕期喝更多的脱脂牛奶成了准妈妈聪明的选择。

## 豆制品

对于那些坚持素食的准妈妈，豆制品是再好不过的健康食品了，它可以为准妈妈提供很多孕期所需的营养，例如蛋白质。

## 坚果

坚果中的脂肪对于胎儿脑部的发育是很重要的，准妈妈适量吃些坚果一定有好处。但坚果的热量比较高，因此每天应将摄入量控制在28克左右。还有一个特别需要注意的地方，如果准妈妈平时有过敏反应，最好避免食用某些容易引起过敏的食物，例如花生。

## 全麦饼干

这种小零食有很多作用：早上准妈妈可以在床上细细地咀嚼它，能够非常有效地缓解孕吐反应；上班的路上，在车里吃上几块，可以帮助准妈妈打发无聊的时间；办公室里当准妈妈突然有了想吃东西的欲望，它就在准妈妈身边，方便而且不会引人注意。

## 瘦肉

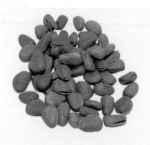

怀孕期间，通过饮食补充足够的铁变得尤为重要。瘦肉中的铁是供给这一需求的主要来源之一，也是最易于被人体吸收的。

## 全麦面包

把每天吃的精粉白面包换成全麦面包，准妈妈就可以保证每天20～35克纤维的摄入量。同时，全麦面包还可以提供丰富的铁和锌。

# 本周
## 大事记

　　充分摄取营养，不偏食，从各种食物中全面吸收各种营养素，包括对生成胎儿的血、肉、骨骼起着重要作用的蛋白质、钙、铁等成分。每天喝500～600毫升牛奶是最好的补钙方式。要增加60%～80%铁的摄取量，在饮食方面应尽量多吃富含铁质的食物。

　　这段时间，虽然流产的危险性小了，但习惯性流产的发生率仍然很大，要非常谨慎。

　　这个月是胎儿大脑发育的重要时期，与记忆相关的器官开始形成。此时可以多进行一些语言胎教，比如读一些故事或诗歌。

医院检查的情况

下次产检的时间

写给宝宝的话

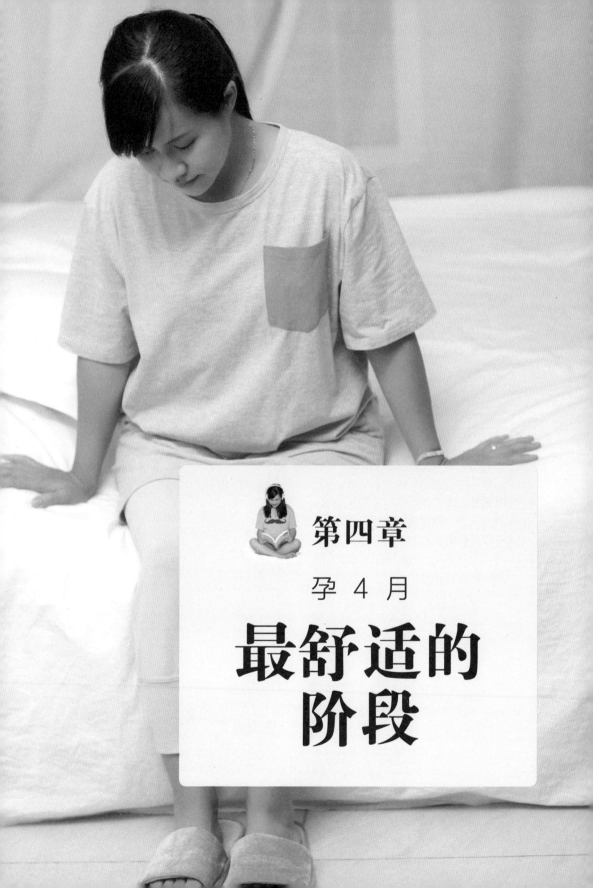

第四章

孕 4 月

# 最舒适的
# 阶段

# 孕13周　孕中期开始了

## 孕4月专家提示（13~16周）

### 注意个人卫生

这个月，准妈妈的阴道分泌物往往增多，应注意经常保持外阴清洁，每天用清水擦洗，保持局部的卫生。

如果呕吐得厉害，要去医院检查，可以采取输液治疗。如果感到腰酸、腰痛，可吃一些阿胶，将10克阿胶与适量白糖加水蒸食。

### 做好口腔检查

准妈妈除了要做常规的血常规检查、尿常规检查、肝肾功能检查、超声检查外，本月最好进行口腔检查。当准妈妈进入孕晚期的时候，很容易发生口腔疾病。当准妈妈发生口腔疾病时，不仅容易引起并发症，而且还会影响胎儿的正常发育。

### 要开始预防妊娠纹了

妊娠纹的发生与体质有关，不见得每个准妈妈都会有妊娠纹，而妊娠纹的严重程度也会因人而异。

妊娠纹产生是不可逆的，所以预防妊娠纹要从孕早期开始。有条件的准妈妈可以购买适合自己的祛妊娠纹霜。从孕早期到产后1个月，每天早晚取适量抗妊娠纹霜涂于腹部、臀部、大腿根部和乳房部位，并用手做圆形按摩，使霜体完全被皮肤吸收，可减少皮肤的张力，增加皮肤表层和真皮层的弹性。也可以使用含维生素E的橄榄油进行皮肤按摩。

### 建档时记得带齐证件

一般来说，建档需要带上身份证，参加医疗保险的需要带上社保卡，有的医院还要求带上准生证及社区出具的一些证明。不同医院的要求不尽相同，建档之前最好打电话咨询清楚，避免因遗漏证件而来回奔波。

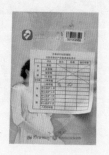

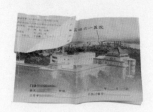

## 胎儿和准妈妈的变化

### 胎儿的变化

　　此时胎儿对准妈妈腹中发出的声音有了反应，听到声音就会四处蠕动。如果触摸到胎儿的手，手就会握拳，碰到双脚，脚就能缩回去。当身体的某个部位受到刺激时，胎儿的大脑就能产生反射，同时会命令受刺激部位做出相应的反应，这就是胎儿大脑的反射作用。胎儿的身体组织和器官以更快的速度发育。刚开始以脐带形态存在的各器官，逐渐移动到胎儿腹部的部位。

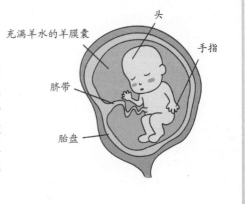

头

充满羊水的羊膜囊

手指

脐带

胎盘

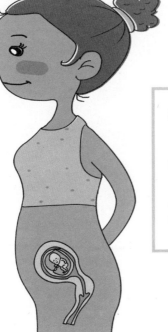

　　有的准妈妈在怀孕初期容易出现头痛症状，但是怀孕3个月后这种现象自然会消失。

　　怀孕后出现头痛时不能擅自服用止痛药，一定要和医生商量后，采取适当的措施，或者按照医生的处方用药。

### 准妈妈的变化

　　进入孕中期，腹部虽没有明显的变化，但是臀部、腰部和大腿上已经有明显的赘肉，而且平时的衣服都不合身。经产妇的体形变化比初产妇更迅速、更明显。

# 孕4月饮食指导

从这个月起，准妈妈每天所需的营养会比平时多许多，因为其基础代谢率增加。准妈妈的胃口大开，食欲大增，所以体重会明显上升，皮下脂肪的堆积会使准妈妈看起来胖了很多。如果平时饮食荤素搭配合理，营养摄取均衡，一般不会有什么问题。但是如果担心发胖或胎儿过大而限制饮食，则有可能造成营养不良，严重的甚至患贫血或影响胎儿的生长发育。一般来讲，如果每周体重增加约350克，属于正常。

## 要注意补钙

孕中期，胎儿的骨骼和牙齿生长处于高峰期，是迅速钙化时期，胎儿需要的钙必须从母体获取，从而造成准妈妈缺钙，引发骨质疏松，产生骨质软化症。因此从本月起，补钙成了准妈妈的第一要事。

从这时开始，钙的需求量会逐渐增多。在孕期补钙应该因人而异。一般来说，孕中晚期，钙的需求量要达到每天1200～1500毫克，牛奶、准妈妈奶粉和酸奶是每天必不可少的补钙佳品。单纯地依靠从食物中获取钙质，已很难补充足，应再加吃一些钙剂，配合食物，效果会更好。

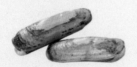

## 要注意补铁

胎儿的不断发育需要充足的营养，尤其是铁质不足时，易造成母体贫血。怀孕到第4个月时，胎儿会以相当快的速度成长，血容量扩充，铁的需要量会成倍增加，所以准妈妈对铁的需求量也跟着增加。如果不注重铁质的摄入，非常容易患上缺铁性贫血。

| 富含铁的食物 | |
| --- | --- |
| 谷类 | 糙米、小米、玉米、燕麦 |
| 豆类 | 绿豆、紫芸豆 |
| 蔬类 | 菠菜、芹菜叶、苦菜、土豆 |
| 动物的肝脏 | 猪肝、鸭肝 |
| 菌藻类 | 紫菜、海带、发菜、口蘑、杆蘑、黑木耳 |
| 海产品 | 海蜇皮、海蜇头、虾皮 |

## 要控制脂肪和甜食的摄取量

脂肪在营养素中的热量最高，分为植物性脂肪和动物性脂肪。植物性脂肪含有制造细胞膜的成分，所以准妈妈可以适当补充。而动物性脂肪不仅不能给胎儿提供营养，摄取后还会直接滞留在准妈妈的皮下，进而导致肥胖。

# 孕4月明星营养素

铁的摄入量不足，可引起铁质缺乏甚至缺铁性贫血。缺铁性贫血严重的准妈妈常会有食欲缺乏、烦躁不安、疲乏无力、心慌气短、头晕眼花、耳鸣、记忆力减退等症状。

准妈妈贫血也会使胎儿氧供应不足，使胎儿体重比正常低。宫内缺氧严重的可致胎死宫内，胎儿也易发生窒息。

准妈妈在怀孕期间血容量平均增加1500毫升，红细胞的增加不如血浆增加的多，容易出现血液稀释，造成生理性贫血。

如果没有补充足够的铁，准妈妈的生理性贫血会加重，严重的可引起贫血性心脏病，甚至心力衰竭，易发生早产，对出血耐受性差、易休克、产后抵抗力低、易感染。

怀孕期准妈妈需摄入铁1200毫克，其中300毫克用以满足胎儿的需要，570毫克被红细胞利用，其余用以补充分娩时的损失。育龄女性因有月经每月失血30～50毫升，故储铁量不足，怀孕后期易患缺铁性贫血。谷物中的铁不易被吸收，而动物肌肉中的铁较易利用。

维生素C摄入不足的准妈妈，铁的供给量还应增多。为防止孕期缺铁，应在未孕时及时增加铁的摄入量，在孕期至少有300毫克的铁储备。

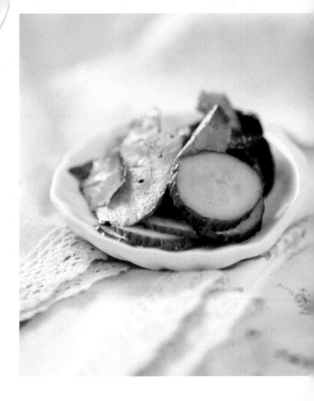

## 钙——胎儿骨骼发育"密码"

胎儿生长发育需要一定量的钙，怀孕早期胎儿每天需要钙7毫克，怀孕中期增至110毫克，怀孕晚期则为350毫克。由于准妈妈饮食中摄取钙量普遍不足，母体平时储存的钙亦不多，在怀孕过程中均需补钙，如维生素D充足，则饮食中的钙量可以适当减少。

胎儿骨骼的钙化程度取决于母体饮食中的钙、磷及维生素D的含量。准妈妈摄入的钙量除影响胎儿外，同时可能影响自身健康，摄入钙量不足时易发生骨质软化病，甚至骨盆畸形。产后泌乳与钙亦有一定关系。

为了防止胎儿头部过度骨化，不利于自然分娩，多数医生认为，怀孕36周以后就不宜再补充钙了，而且这时胎儿已基本发育完全，应避免增加代谢负担。

| 富含钙的食物 | |
|---|---|
| 豆类 | 大豆、豆芽等 |
| 乳类 | 牛奶、羊奶等 |
| 蔬菜类 | 甘蓝、菜花等 |
| 坚果类 | 核桃、葵花子等 |

不论准妈妈是否缺钙，胎儿都会从准妈妈血液中吸收大量钙以满足骨骼和牙齿的发育需求。如果准妈妈缺钙，不仅会影响胎儿骨骼和牙齿的正常发育，也有可能使准妈妈出现钙代谢平衡失调。

若没能及时补充钙，严重时准妈妈的骨骼和牙齿就会疏松，引起腰痛、腿痛、小腿抽筋及牙齿脱落、关节痛、水肿、妊娠高血压疾病等病症，更严重时可导致骨质软化症、骨盆变形，造成难产。

不少准妈妈处于钙储存水平较低或缺钙的状态。含钙量高的食品包括奶制物、深绿色蔬菜、蛋黄、海藻、芝麻、西瓜等。对于有足量乳类饮食的准妈妈，一般不需要额外补给钙剂。对于不常吃动物性食物和乳制品的准妈妈，应根据需要补充钙剂。补钙的同时，还需注意补充维生素D，以保证钙的充分吸收和利用。

# 进行第一次正式产检

| | 本周细节备忘 |
|---|---|
| 1 | 领取"母子健康档案" |
| 2 | 血常规、尿常规、宫高、腹围、胎心、血压、体重 |
| | 是否需要空腹：是 |
| 3 | 超声波检查：排除常见疾病，如异位妊娠、葡萄胎及各种类型的流产 |

## 为什么准妈妈需要做这些检查

### ■ 量体重和血压

确定准妈妈的指标是否在正常范围值内，为日后的检查做准备。

### ■ 进行问诊

医生通常会问准妈妈未怀孕前的体重数，以作为日后准妈妈孕期体重增加的参考依据。并了解过去病史，有无药物过敏史、家庭病史等。

### ■ 超声波检查听胎儿心跳

医生运用多普勒胎心仪来听胎儿的心跳。确定胚胎的数量，看是单胎还是双胞胎，并且确定是否出现异位妊娠。初步计算出相对准确的怀孕时间及目前的孕周数。

### ■ 尿常规检查

主要是验准妈妈的尿糖及尿蛋白两项数值，以判断准妈妈本身是否已有糖尿病或耐糖不佳的代谢性疾病、肾脏功能健全与否(代谢蛋白质问题)、子痫前症、妊娠期糖尿病等各项疾病。

### ■ 身体各部位检查

医生会对准妈妈的甲状腺、乳房、骨盆等进行检查。

### ■ 血常规检查

准妈妈做抽血检验，主要是验准妈妈的血型：ABO血型、RH血型、血红蛋白(检视准妈妈贫血程度)、筛查地中海贫血、肝功、肾功及梅毒、乙肝、艾滋病、有无病毒感染等，以便为未来做防范。第一次抽血量估计会比较多，主要是查血色素，判断准妈妈是否贫血，轻度的贫血对准妈妈本身及分娩影响不大，重度贫血可引起早产、低体重儿等不良后果，所以发现贫血时应及时治疗。还有检查血型，以备生产时输血。准妈妈了解自己的血型是非常重要的，如果丈夫为A型、B型或AB型血，孕妇为O型血，生出的宝宝有ABO血型不合的可能，需要进行相应的进一步的检查。当然还包括血红蛋白、肝功能、乙肝、肾功能等检查。

# 本周
## 大事记

　　要保证充足的睡眠，如果中午能够休息一会儿当然是最好的。在体内大量雌激素的影响下，从本月起，口腔会出现一些变化，如牙龈充血、水肿触之极易出血，医学上称此为妊娠牙龈炎。准妈妈要坚持早、晚认真刷牙，防止细菌在口腔内繁殖。

　　不要穿着腰部紧绷的裙子，也不能像平常一样穿着牛仔裤。不要认为这不要紧，当你勉强拉上拉链，会使整个身体紧绷。怀孕并非普通的发胖，而是腹中的胎儿在不断地成长。绝对不要勉强地穿着过紧的衣服，压迫腹部，导致下半身水肿，而更严重的是影响胎儿的发育。

医院检查的情况

下次产检的时间

写给宝宝的话

# 孕14周　可以区分胎儿性别

## 胎儿和准妈妈的变化

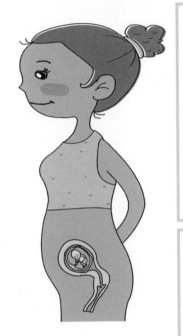

### 胎儿的变化

随着生殖器官的发育，男女生殖器官的区别更加明显。男婴开始形成前列腺，而女婴的卵巢从腹部移到骨盆附近。胎儿的脸部继续发育，逐渐形成面颊和鼻梁，耳朵和眼睛已经归位。胎儿的皮肤上开始长出螺旋形汗毛，并且覆盖全身。这些汗毛会决定胎儿将来的肤色，同时也有保护皮肤的作用。

羊膜囊　脸　胳膊　脐带　胎盘　胎毛

### 准妈妈的变化

怀孕14周时，大部分准妈妈害喜的症状会消失，食欲逐渐开始旺盛。

此时，想吃的食物会突然增多，而且饭后还有食欲。这个时期开始，应该全面食用营养食品，但是要注意防止突然发胖。怀孕中的肥胖容易导致妊娠高血压疾病，还会影响正常分娩。

## 关于孕期性生活

一般来说，准妈妈过性生活对胎儿的影响主要表现在孕早期和孕晚期。前3个月容易引起流产，而后3个月则容易导致早产，其余时间过性生活对胎儿的影响不会太大。

很多准妈妈对于孕期的性行为有不少疑问和困惑，但只要不过于激烈，孕中期的性行为是没有问题的。但是，为避免导致流产、破水、细菌感染等，准爸爸和准妈妈要注意准备好避孕套。

事实上，女性在怀孕期间的性欲会大大减弱，特别是在孕早期，对任何性接触都表现出冷淡或强烈的反感。这是因为怀孕带来的疲惫使这期间的女性性欲低下，她们无法去顾及性生活。

## 要学会放松，多休息

进入孕中期，准妈妈的子宫会逐渐增大，会给日常生活带来许多不便。例如躺下睡觉时会觉得累，这时准妈妈抱着长形的抱枕选择侧卧，就会比较舒服。当仰卧睡觉时，将枕头垫在头侧或腰侧，身体稍稍倾斜，就可以使准妈妈舒服很多。在睡觉前，进行伸展运动或稍加按摩，能缓解准妈妈身体的紧张和疲劳。

## 不要"花纹"

预防妊娠纹从现在开始，随着胎儿的成长、羊水的增加，准妈妈的子宫也会逐渐地胀大。当腹部在快速膨隆的情形下，超过肚皮肌肤的伸张度，就会导致皮下组织富含的纤维组织及胶原蛋白纤维因扩张而断裂，产生妊娠纹。但妊娠纹产生是不可逆的，所以预防妊娠纹要从孕早期开始。

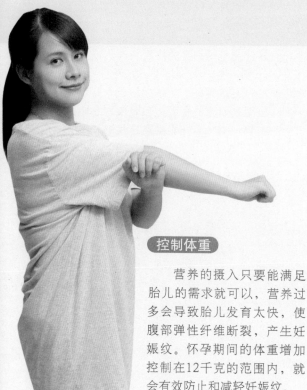

### 控制体重

营养的摄入只要能满足胎儿的需求就可以，营养过多会导致胎儿发育太快，使腹部弹性纤维断裂，产生妊娠纹。怀孕期间的体重增加控制在12千克的范围内，就会有效防止和减轻妊娠纹。

### 使用祛妊娠纹产品进行适度按摩

■ **大腿**

以膝盖为起点，由后侧往上推向髋部10次。按摩时，手指的力度不要太重，以免伤及腹中的胎儿。

■ **臀部**

将双手放在臀部下方，用手腕的力量由下往上、由内至外轻轻按摩即可。

## 孕期旅行该注意什么

度过最初3个月的紧张期后，准妈妈的不适已渐消失，准爸爸可以松一口气了。在准妈妈身体沉重之前，准爸爸不妨带着自己的妻子来一次快乐出游吧，要知道，怀孕4~6月是外出旅行的最佳时期！

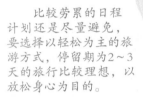

比较劳累的日程计划还是尽量避免，要选择以轻松为主的旅游方式，停留期为2~3天的旅行比较理想，以放松身心为目的。

### 征求医生的意见

在出发前准爸爸应陪同妻子在进行产前检查的医院就诊一次，向医生介绍整个行程计划，征求医生意见，看是否适合出行。

### 保证饮食规律

在旅游期间，亦要保持准妈妈的饮食有规律，尤其是长线旅行，需要坐长途车或飞机的旅程，要记得补充充足的纤维素，如多吃橙子或蔬菜，保证准妈妈多喝水，防止出现脱水、便秘，以及消化不良等现象。严禁食用不合格或过期食品，不随便饮用和食用没有生产厂家、商标及生产日期的饮料、食品。

### 选择交通工具

长途旅行，最好乘坐飞机，尽量减少长时间的颠簸，短途有条件的可以自驾游，避免拥挤碰撞准妈妈的腹部。不论在火车、汽车，还是在飞机上，最好能使准妈妈每15分钟站起来走动走动，以促进血液循环。

### 保持清洁

陪伴准妈妈出游，一定要选卫生条件好的宾馆住宿，要勤洗、勤换衣物，以保证准妈妈身体清洁。

### 怎样选择旅游地

在计划享受旅游的同时，一定要注意目的地的选择。外出旅行要尽量避开热线，选一些较冷门的线路出行，感受大自然的恩赐。不过，一定要选择有现代医疗条件的地区，对将去的地方进行了解，避免前往传染病流行地区。不要去医疗水平落后的地区，以免发生意外情况无法及时就医。

外出旅行应准备一些对怀孕安全的抗腹泻药、口服的肠胃药和外用的酒精棉片、止吐药、外伤药膏、蚊虫咬伤药膏等。

## 准妈妈洗个健康澡

女性在怀孕以后，随着内分泌的改变，新陈代谢增强，汗腺及皮脂腺分泌更为旺盛，比常人更需要定期洗澡，以保持皮肤的清洁，预防皮肤感染及尿路感染等，但是在洗澡时如不讲究方法，就可能给准妈妈和胎儿的健康带来影响。到底准妈妈该怎么洗澡才安全、才轻松呢?

### 选择淋浴

怀孕后，机体的内分泌功能发生了多方面的改变，阴道内具有灭菌作用的酸性分泌物减少，体内的自然防御功能降低，此时如果采用坐浴姿态，水中的细菌、病毒极易随之进入阴道、子宫，导致阴道炎、输卵管炎或引起尿路感染，使准妈妈出现畏寒、高热、腹痛等症状，这样势必增加孕期用药的概率，也容易留下畸胎或早产的隐患。

### 洗澡不要太久

在浴室内沐浴，准妈妈容易出现头昏、眼花、乏力、胸闷等症状。这是由于浴室内的空气逐渐减少，温度又较高，氧气供应相对不足所致。加之热水的刺激，会引起全身体表的毛细血管扩张，使准妈妈的脑部供血不足，同时胎儿也会出现缺氧、胎心率加快，严重还可使胎儿神经系统的发育受到不良影响。因此，准妈妈在进行沐浴时，每次应该控制在20分钟以内最为适宜。

### 要注意通风

准妈妈对浴室的通风要求比较高，由于温度持续上升、蒸汽不易排出，容易使人在浴室内晕倒。若准妈妈进入浴室太久没有动静，家人也应体贴地问候一下，看看准妈妈是否需要协助，若大声敲门数次没有响应则应立即进入查看，因为准妈妈很可能在浴室晕倒了。

## 加强头发护理

女性在怀孕以后如果忽视了头发的护理，很容易造成产后脱发，所以准妈妈要认真护理好自己的头发。饮食上要注意多样化，不要偏食。尤其是要注意较多地食用维生素，包括各种B族维生素。还应遵照医嘱合理地服用铁剂，改善贫血。怀孕后要时常洗头，洗后不要用强风吹干，更不要用卷发器卷发，洗后发型也任其自然，避免过多地梳理和用过热的风来吹。

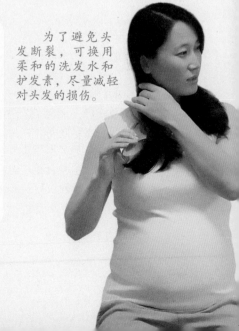

为了避免头发断裂，可换用柔和的洗发水和护发素，尽量减轻对头发的损伤。

# 本周
## 大事记

　　此时的准妈妈会觉得胃口大开，食欲旺盛，并且食量猛增。这是因为胎儿在准妈妈体内已经开始迅速地成长，因此也就需要补充更多的营养物质。在摄取营养的同时要注意营养的均衡，种类要丰富，包括补充足够的蛋白质，如鱼、肉、蛋、奶等；也要摄取适量的碳水化合物、五谷杂粮等；也要注意多种维生素和微量元素的摄取，如水果、蔬菜等，以及富含铁、钙的食物，如鱼虾、海带等。

　　有条件的话，准妈妈还可以去准妈妈学校参加学习，让准爸爸陪伴一起去听听有关怀孕的课程。

医院检查的情况

下次产检的时间

写给宝宝的话

# 孕15周　胎盘完全形成

## 胎儿和准妈妈的变化

### 胎儿的变化

　　到怀孕15周时，终于完成胎盘的形成。胎盘具有保护胎儿、提供营养和氧气的作用。此时羊水的量也开始增多，胎儿在羊水中可以自由地活动。怀孕中期，超声波检查能看到胎儿的各种活动。随着肌肉的发达，胎儿会握拳、睁开眼睛、皱眉头，有时还能吸吮自己的大拇指。

羊膜囊　　腿
脐带
胎盘
眼睑

### 准妈妈的变化

　　随着子宫的增大，支撑子宫的韧带会受到拉扯，因此腹部和髋部会出现疼痛。一般情况下，突然活动就会出现腹部的疼痛症状，所以活动身体时尽量要缓慢，而且要注意保持腹部温暖。

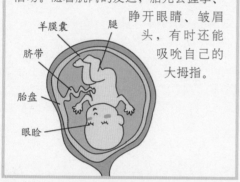

乳房增大 500克
水潴留 2750克 19%
子宫增重 1000克
血液+组织液增加1500克 11%
4%
7%
28%
19%
胎儿 3500～4500克
5% 7%
全身脂肪增加 2750克
胎盘 750克
羊水 1000克

## 正确认识体重的变化

　　准妈妈体重变化对胎儿的影响很大，有资料表明，准妈妈体重增加10.9～12.5千克者，新生儿死亡率很低；体重增加超过12.5千克者，新生儿难产率增加，所以，准妈妈要合理地控制和调整体重。

　　准妈妈太过肥胖容易诱发糖尿病、妊娠高血压疾病等，还会对胎儿的发育造成影响。有条件的话，在家中备体重计，每星期称1次。孕中期，每周体重增加不超过500克，别让自己胖得太多、胖得太快。不要每餐进食过多，尤其是不要感到饥饿时才去吃东西。

## 孕期零食黑名单

### 浓茶、可乐和咖啡

　　茶、可乐和咖啡中含有兴奋剂——咖啡因，孕期饮用可使准妈妈和胎儿受到不良刺激。准妈妈经常喝咖啡会增加胎儿畸形的概率，甚至导致流产。

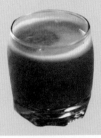

### 腌制品

　　人工腌制的酸菜、醋制品虽然有一定的酸味，但维生素、蛋白质、矿物质、糖分等多种营养几乎丧失殆尽，并且腌菜中的致癌物质——亚硝酸盐含量较高，过多地食用显然对母体、胎儿健康无益。

### 油条

　　油条制作时会加入一定量的明矾，而明矾是一种含铝的化合物。一般每500克炸油条用的面粉中约含有15克明矾。如果准妈妈每天吃2根油条，就等于吃了3克明矾，蓄积起来，其摄入的量就相当惊人了。铝可以通过胎盘进入胎儿的大脑，影响大脑发育，从而增加出现痴呆儿的概率。

### 冷食

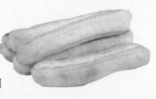

　　怀孕后，胃肠功能减弱，食入较多冷饮会使胃肠血管急剧收缩，胃液分泌减少，消化功能减弱，出现腹泻、腹痛等症状。据现代医学研究表明，胎儿对冷的刺激十分敏感，当准妈妈吃过多的冷饮后，胎儿会躁动不安。

### 方便面

　　方便食品的营养含量很少，还有大量的防腐剂。经常吃这类食物，会使准妈妈体内缺乏营养，对胎儿无益。

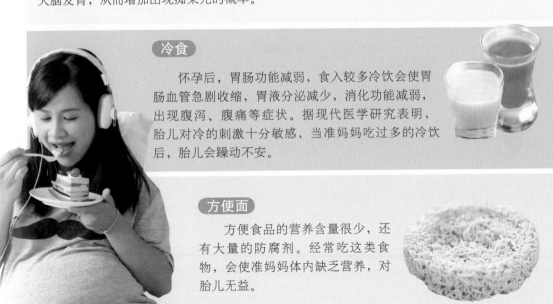

## 站、坐、行的姿势

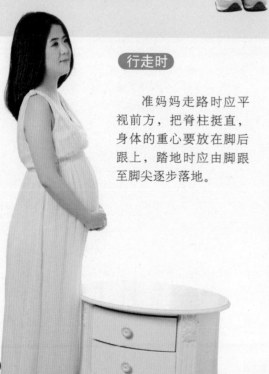

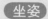

**站姿**

准妈妈应避免长时间站立，否则不但易引起腰背痛，还会加重下肢水肿和静脉曲张。准妈妈正确的站姿是站立时放松肩部，将两腿平行，两脚稍微分开，距离略小于肩宽，双脚平直。这样站立，身体重心落在两脚之中，不易疲劳。但若站立时间较长，应将两脚一前一后站立，并每隔几分钟变换前后位置，使重心落在伸出的前腿上，这也可以减少疲劳。

如果工作需要长时间站立，准妈妈应该定期让自己休息一会儿，坐在椅子上，把双脚放在小板凳上，这样有利于血液循环和放松背部。

**坐姿**

准妈妈正确的坐姿是要把后背紧靠在椅子背上，必要时还可以在靠肾脏部位的地方放一个小枕头。准妈妈所坐椅子不应过高或过矮，应以椅面离地40厘米为宜。当由立位改为坐位时，准妈妈要先用手在大腿或扶手上支撑一下，再慢慢地坐下。

如果准妈妈是坐着工作的，有必要时常起来走动一下，因为这样会有助于血液循环，并可以预防痔疮。若是准妈妈写字或者使用电脑的工作量很大，最好至少每隔1小时让自己放松一下。

**行走时**

准妈妈走路时应平视前方，把脊柱挺直，身体的重心要放在脚后跟上，踏地时应由脚跟至脚尖逐步落地。

最好选择带靠背的椅子，尽量往后坐，把后背笔直地靠在椅背上。

| 准妈妈这些事情要注意 | |
|---|---|
| 1 | 不要登高打扫卫生，也不要搬抬沉重的东西 |
| 2 | 弯着腰用抹布擦东西的活也要少做或不做，不要长时间和冷水打交道 |
| 3 | 不要长时间蹲着，易压迫腹部，也容易导致流产 |

# 本周
## 大事记

　　怀孕15周的准妈妈已经处于孕中期了，此时流产的危险性开始降低，精力开始有所恢复，总是感到十分疲惫的身体开始渐渐有些活力了，因此应该更注重仪容。由于体内妊娠激素的增加，准妈妈头发变得愈来愈乌黑发亮，很少有头屑，在保护秀发的时候不宜多洗、吹风，可以常用木梳来梳理头发，以改善脑部的血液循环。

　　怀孕15~18周是做产前诊断的最佳时期，因此准妈妈需要做一次产前诊断了，目的是确定胎儿是否存在先天性缺陷。

医院检查的情况

下次产检的时间

写给宝宝的话

## 胎儿和准妈妈的变化

### 胎儿的变化

胎儿的神经系统开始工作，肌肉对于来自脑的刺激有了反应，因此能够协调运动。现在能够通过超声波扫描分辨出胎儿的性别了。通过羊膜穿刺术，可以获得有关胎儿健康的重要信息。

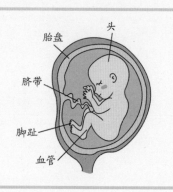

胎盘　头　脐带　脚趾　血管

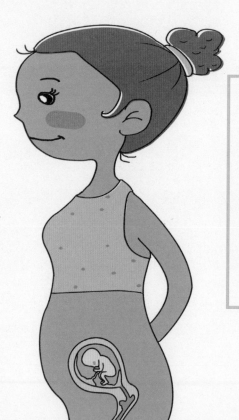

### 准妈妈的变化

随着食欲的增强，准妈妈的体重会迅速增加。此时，准妈妈的下腹部会明显变大，所以周围的人对其怀孕的事实一目了然。除了腹部外，臀部和全身都会长肉，所以要注意调整体重。一般情况下，怀孕16～20周能感受到第1次胎动。每个人感受第1次胎动的时期不尽相同，而且胎儿的活动程度也不一样，所以这一时期没有感受到胎动也很正常。

## 最初的胎动感觉

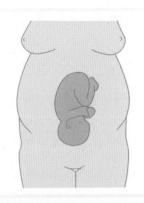

怀孕满4个月后，即从第5个月开始，准妈妈可明显感到胎儿的活动，胎儿在子宫内伸手、踢腿、冲击子宫壁，这就是胎动。胎动的次数并非恒定不变，孕28～38周是胎动活跃的时期，以后稍减弱，直至分娩。胎动正常，表示子宫和胎盘功能性良好，输送给胎儿的氧气充足，胎儿在子宫内健康成长。

| 胎动规律和变化 | | |
|---|---|---|
| 孕16～20周 | 胎动幅度 | 小/动作不激烈 |
| | 准妈妈的感觉 | 比较微弱/不明显 |
| | 位置 | 下腹中央 |
| | 孕16～20周是刚刚能够感觉胎动的时期。这个时期的胎儿运动量不是很大，动作也不激烈，准妈妈通常觉得这个时候的胎动像鱼在游泳，或是"咕嘟咕嘟"吐泡泡，与胀气、肠胃蠕动或饿肚子的感觉有点像，没有经验的准妈妈常常分不清。此时胎动的位置比较靠近肚脐 | |
| 孕20～35周 | 胎动幅度 | 大/动作最激烈 |
| | 准妈妈的感觉 | 非常明显 |
| | 位置 | 靠近胃部，向两侧扩大 |
| | 胎儿正处于活泼的时期，而且因为长得还不是很大，子宫内可供活动的空间比较多，所以这是胎儿胎动最激烈的一段时期。准妈妈可以感觉到胎儿拳打脚踢、翻滚等各种大动作，甚至还可以看到肚皮上突出的小手小脚，此时胎儿位置升高，在靠近胃的地方 | |
| 临近分娩 | 胎动运动量 | 大/动作不太激烈 |
| | 准妈妈的感觉 | 明显 |
| | 位置 | 遍布整个腹部 |
| | 因为临近分娩，胎儿慢慢长大，几乎撑满整个子宫，所以宫内可供活动的空间越来越少，施展不开，而且胎动频率下降，没有以前那么频繁，胎动的位置也会随着胎儿的升降而改变 | |

## 皮肤问题应对方法

### 皮肤瘙痒

皮肤瘙痒是妊娠期较常见的症状，不需要特殊治疗，胎儿出生后就会消失。经常洗澡、勤换内衣、避免吃刺激性食物、保证睡眠充足、保持大便通畅，都有助于减轻皮肤瘙痒。每次沐浴的时间不要过长，最好是10~20分钟，因为洗澡时间过长，不仅皮肤表面的角质层易被水软化，导致病毒和细菌的侵入，而且准妈妈容易产生头昏的症状。另外，洗澡频率应根据个人的习惯和季节而定，一般来说3~4天1次，有条件的话，最好是每天1次。

### 保证足够的睡眠

准妈妈保证充足的睡眠是很重要的，睡觉的时候选择舒适的睡姿，或是在睡觉前喝一杯牛奶，都能提高睡眠质量，从而确保准妈妈拥有好气色。此外，清洁功课要做足，睡前、晨起要做好清洁工作，不要因为怀孕了变懒。

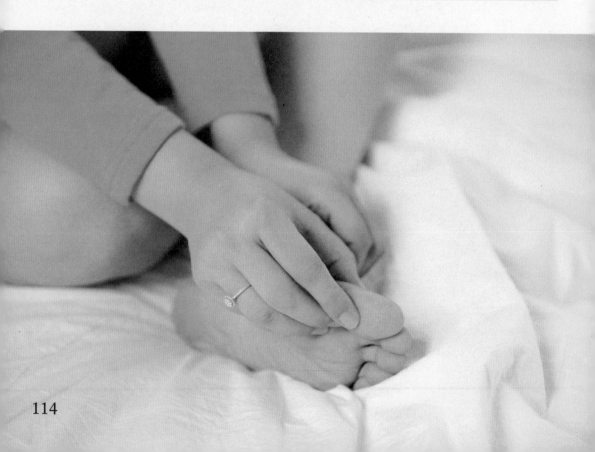

## 湿疹

疙瘩和湿疹是因为激素分泌的平衡被打乱而产生的。准妈妈要彻底护理肌肤，如有恶化一定要及时就诊。当疙瘩和湿疹等皮肤问题出现时，应该彻底清洁肌肤。晚上要彻底卸妆，早上要仔细洗脸。洗面奶要选择清爽的、不含油脂的，最好是无刺激泡沫洗面奶或除痘用的护肤用品。症状严重时，一定要尽早就诊。

## 色素沉着

怀孕中产生的色素沉着因人而异，分娩后都会逐渐变浅。但是并不会完全消失，也有过了很长时间才会变浅的情况。阻挡紫外线，摄取维生素C很重要。外出时，应该戴上帽子或者打伞防止阳光直接照射，涂防晒霜来隔离紫外线。

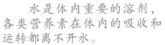

水是体内重要的溶剂，各类营养素在体内的吸收和运转都离不开水。

准妈妈更应注意多喝水来补充身体的水分。

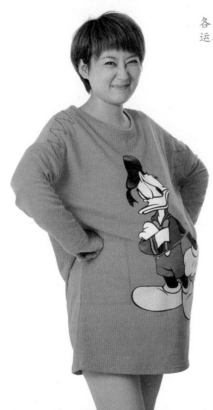

## 使用防护服

防护服包括外衣、马甲、围裙、孕妇装等，由特殊纤维制成，具有较好的防电磁辐射、抗静电作用。尤其是有微波炉的家庭，最好配备防护围裙。如果接触电器设备，准妈妈可以穿上防护肚兜或防护服。

# 本周
## 大事记

怀孕时期，准妈妈体重逐渐增加，激素改变，整个身体多少都会有些微水肿、韧带松弛等现象产生。在孕早期，这些现象不会对身体造成太大影响，准妈妈也不会感到腰酸背痛或行动不便。但是，到了怀孕中后期，随着肚子逐渐变大、体重不断增加，准妈妈就会开始行动不便，甚至经常出现小腿抽筋、双腿水肿等。

除此之外，黄体酮使骨盆、关节、韧带软化松弛、易于伸展，同时也造成腰背关节的负担。其实，这些症状都属孕期的正常现象，准妈妈不要每天对此忧心忡忡。

医院检查的情况

下次产检的时间

写给宝宝的话

# 第五章

## 孕5月

# 能感受到
# 胎动了

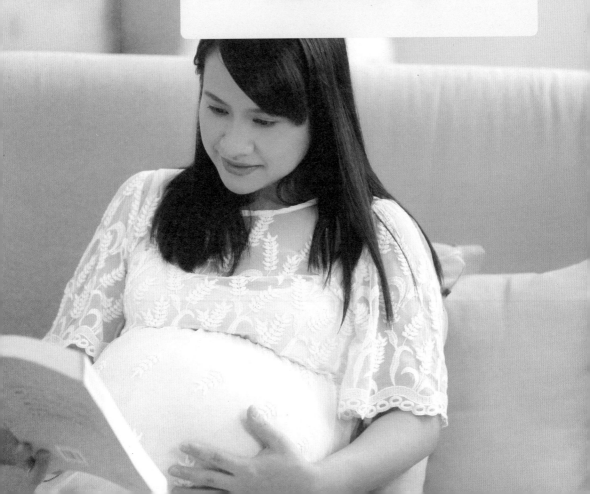

# 孕17周　宝贝，安心住下吧

## 孕5月专家提示（17～20周）

### 保证充足的睡眠

　　准妈妈最好的休息方式是睡眠，适当的睡眠能缓解疲劳，使体力和脑力得到恢复。如果睡眠不足，可引起疲劳过度、食欲下降、身体免疫力下降等。

　　睡眠时间长短因人而异，有的仅睡5～6小时即可恢复体力与精力，有的则需更长的时间。一般正常人需要8小时的睡眠，准妈妈因身体发生一系列特殊变化，易感疲劳，可延长1小时。

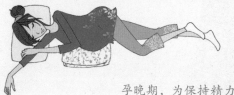

无条件者，至少也应卧位休息半小时。

　　孕晚期，为保持精力充沛，还应在中午坚持1小时左右的午睡。

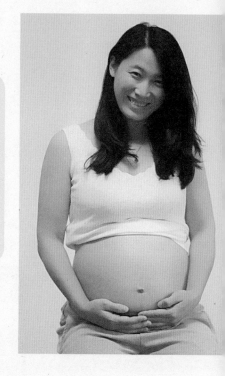

### 保持私密处卫生

　　怀孕后阴道分泌物增多，有时会感觉痛痒，所以一定要每天清洗。最好用清水洗，尽量少用洗剂，避免坐浴，也不要冲洗阴道，否则会影响阴道正常的酸碱环境。洗完澡后，别急着穿上内裤，可穿上宽松的长衫或裙子，这样可以有效地预防阴部瘙痒。

### 注意控制体重

　　进入孕中期，准妈妈的体重应该每个月增加2千克左右，但是也有体重增加超过3千克的情况。体重的过快增加，会导致难产、妊娠期糖尿病、孕期高血压等，所以要特别注意控制体重。如果1周内的体重增加超过0.5千克，就应该注意均衡地摄取所需的营养，同时减少碳水化合物的摄取量。

孕中期，胎儿大约每20分钟动一次，从这一时期开始进行与胎儿的对话交流，就能够取得很好的效果。准妈妈可以一边温柔地抚摸肚子，一边给胎儿讲故事，或者由准爸爸来给胎儿读童话故事，胎儿在准妈妈肚子里就会不知不觉地熟悉了爸爸和妈妈的声音。

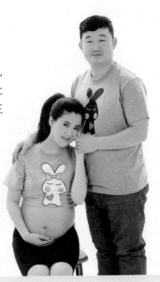

## 孕5月的饮食指导

从这个月起，为适应孕育胎儿的需要，准妈妈体内的基础代谢加快，每天所需的营养也会更多。应保证膳食的均衡摄入，重视加餐和零食的作用。这段时间准妈妈需要补充维生素D和钙来帮助胎儿的骨骼发育。

### 多摄取钙质

此时期是胎儿骨质变硬的关键时期，因此准妈妈要抓紧这一黄金时间充分补钙。准妈妈每天对钙质的需求量为1200毫克，可以通过食物补充摄取，乳制品中就含有丰富的钙。

摄取钙时，最好同时食用蛋白质食品。如果准妈妈在补充含钙食物时，与牛肉、猪肉等富含动物性蛋白质的食物一起食用，就能大大提高钙质的吸收率。

### 继续补铁

这一时期的准妈妈，血液量增加最多，要特别加强铁质的摄取。补充铁质最好通过食物来摄取，但如果准妈妈患有贫血，那么需要额外服用铁剂。最好同时饮用柳橙汁，这样可以提高铁质在人体内的吸收率。相反，在服用铁剂时如果同时饮用牛奶、咖啡、红茶等，会影响铁的吸收。

| 名　称 | 服用方法 |
| --- | --- |
| 三价铁剂 | 三价铁剂不受食物或其他药物的影响，随时都能服用 |
| 铁蛋白 | 铁蛋白属于亚铁血红素成分，具有吸收率高、不影响胃肠消化等优点，只是味道欠佳。同时，由于它容易受到其他药剂的影响，因此最好在空腹状态下服用 |
| 铁粉口服液 | 可以采取直接饮用的方式摄取，具有吸收率高、不刺激胃肠的特点 |

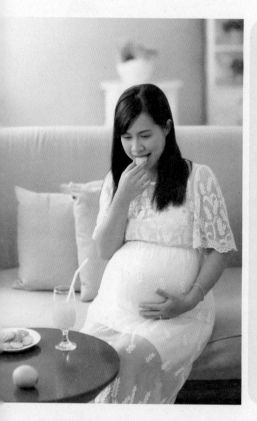

### 要控制脂肪、甜食的摄取量

孕中期，准妈妈若想控制体重，应该减少动物性脂肪的摄取量，最好用植物性脂肪代替动物性脂肪。与动物性脂肪一样危险的是甜食，甜食也是导致肥胖的根源，所以准妈妈不要一次吃下过多的甜食。

### 粗细搭配

大米和面食可以为胎儿提供生长发育需要的热量。而且面食中含铁多，肠道吸收率高。同时搭配一些小米、玉米面、燕麦等杂粮，不但有利于营养的吸收，还可以刺激胃肠蠕动，缓解便秘症状。

### 多吃鱼

鱼肉含有丰富的优质蛋白质，还富含DHA。这种不饱和脂肪酸对大脑的发育非常有好处。这种物质在鱼油中含量要高于鱼肉中的含量，而鱼油又相对集中在鱼头内。所以，孕期准妈妈适量吃鱼头，有益于胎儿大脑分区发育。

## 孕5月明星营养素

### 维生素C：有效提高免疫力

维生素C对胎儿的骨骼和牙齿发育、造血系统的健全和机体免疫力的增强有促进作用。维生素C是人体需要量最大的一种维生素。

成人每日摄取80～90毫克维生素C能够满足需要，准妈妈在此基础上需要增加20～40毫克，即维生素C的摄入量每日为100～130毫克。

维生素C虽好，但是如果大剂量摄入，可导致准妈妈和胎儿吸收率的下降。如果习惯性地服用大剂量维生素C，会使准妈妈和胎儿都产生人为的依赖。

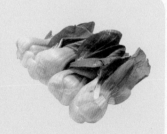

含维生素C丰富的食物有菜花、白菜、番茄、黄瓜、荠菜、油菜、菠菜、草莓、苹果等。

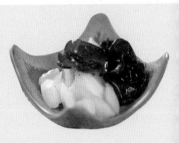

### 铁：为胎儿运输营养的主力军

妊娠4个月以后，铁的需要量逐渐增加，因此，在妊娠后半期有25%的准妈妈可能因铁的摄入不足或吸收不良而患有缺铁性贫血。铁质是供给胎儿血液和组织细胞的重要元素，除了供给胎儿日益增长的需求外，还需要将一部分铁质储存于肝脏中作为母体的储备，以补充分娩过程中血的流失。

建议女性在孕期应多食用一些含铁丰富的食物，如黑木耳、芝麻、小米、黄豆、动物肝脏、肉、禽蛋等。

# 胎儿和准妈妈的变化

### 准妈妈的变化

腹部逐渐变大，呈现出怀孕体征，乳腺的再次发育使得乳房变大。这一时期能够真切感受到胎儿的成长。作为安定期阶段之一，这时准妈妈食欲旺盛、身心状态良好、情绪稳定。

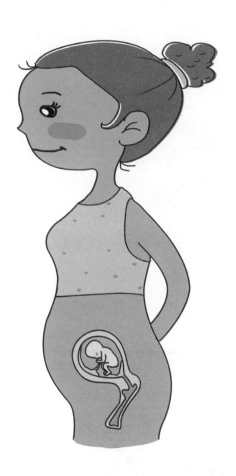

### ■ 呼吸变得比较困难

由于子宫的增大，胃肠会向上移动，所以饭后总会感到胸闷、呼吸困难。与怀孕前相比，子宫及其他器官需要2倍以上的血液供应，所以心脏的活动会更加活跃。

### ■ 有时会出现鼻子或牙龈出血

与怀孕前相比，准妈妈心脏提供的血液量会增加40%左右，而且增加的血液会加大部分毛细血管的压力，因此有时鼻子或牙龈会出血。

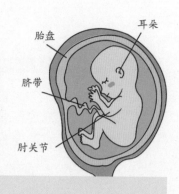

胎盘 耳朵

脐带

肘关节

### ■ 生成褐色皮下脂肪

这个时期，最大的变化是胎儿身上开始生成脂肪。脂肪能调节胎儿的体温，维持正常的新陈代谢。

### ■ 通过胎盘吸收氧气

怀孕17周时，胎儿的循环系统和泌尿系统会完成自己的功能。胎儿通过胎盘吸收需要的氧气，而且以吸入羊水和吐出羊水的方式进行呼吸。胎儿将脐带抓起来又放下，就像玩玩具一样怡然自得。

### ■ 听觉器官在此时开始变得发达

怀孕17~20周时，胎儿的听觉器官会很发达，耳骨会变硬，因此可以听到外面的声音。胎儿不仅能听到准妈妈的声音、心跳声和消化器官发出的声音，而且还能听到来自准妈妈肚子外面的声音。

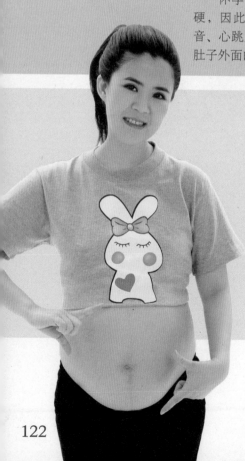

## 胎动的规律

从怀孕16周起，胎儿开始有足够的空间在子宫内自由的活动，准妈妈可以感觉到肚子下部轻微的胎动。胎动正常，表示子宫和胎盘功能良好，输送给胎儿的氧气充足，胎儿在子宫内健康地成长发育。胎动是衡量胎儿健康状态或情绪的指标，因此胎动突然减少或加快时，应该要引起注意。

## 胎教方法盘点

抚摸胎教是促进胎儿智力发育、加深父母与胎儿之间情感联系的有效方法。

### 抚摸胎教

此阶段，由于胎儿触觉功能逐渐发育起来，因此，以触摸胎儿的方式进行胎教是十分必要的。

操作方法：准妈妈仰卧在床上，头部不要垫高，全身放松，双手捧住胎儿，从上到下、从左到右反复抚摸10次，然后用示指和中指轻轻抚摸胎儿，如有胎动，则在胎动处轻轻拍打。要注意胎儿的反应类型和反应速度。如果胎儿对抚摸、推动的刺激不喜欢，就会用力挣脱或者蹬腿，这时应马上停止抚摸。如果胎儿受到抚摸后，过一会儿才以轻轻蠕动的方式做出反应，这种情况可以继续抚摸，一直持续数分钟后再停止抚摸。进行胎儿抚摸的理想时间是每天傍晚，因为这个时候的胎动最为频繁与活跃。抚摸后如无不良反应可增至早晚各1次。对有早期宫缩的准妈妈，不可用抚摸动作。

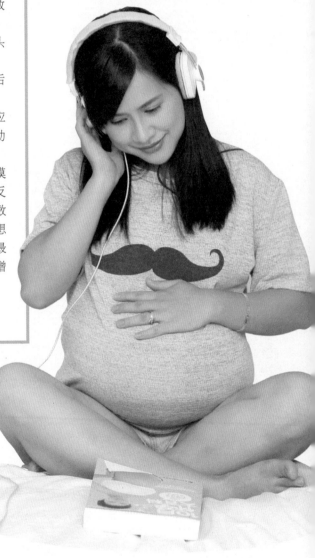

妊娠第5个月的胎儿，已经产生最初的意识，不但准妈妈胸腔的振动可以传递给胎儿，而且准妈妈的说话声也可以被胎儿听到。不过，胎儿此时还没有记忆声音的能力，只能判断声音的频率及语调高低，因此，准妈妈要特别注意自己说话的音调、语气和用词，以便给胎儿一个良好的刺激印记。对话胎教要求父母双方共同参与，父母可以给胎儿起一个中性的乳名，经常呼唤，使胎儿牢牢记住。

## 准妈妈万一感冒了怎么办

如果准妈妈不小心感冒了，且症状较重，会对胎儿造成严重的影响。准妈妈一定要注意预防感冒，即使感冒了也不要惊慌，可以按以下方法进行治疗。

### 积极采取降温措施

如出现高热，体温达39℃以上，可用温湿毛巾擦浴或用浓度为30%的酒精擦拭颈部、两侧腋窝，反复擦拭20～30分钟后测量体温，直至体温降至38℃以下。严重时到医院就诊，在医生指导下用药，切记不可盲目用退热剂之类的药物。

### 依靠免疫力

轻度感冒，如仅有鼻塞、轻微头痛者，一般不需用药，应多饮开水、充分休息，依靠自身免疫力抵抗病毒。

感冒较重有高烧者，除一般处理外，应尽快地控制体温，可用物理降温法，如在额、颈部放置湿毛巾等。

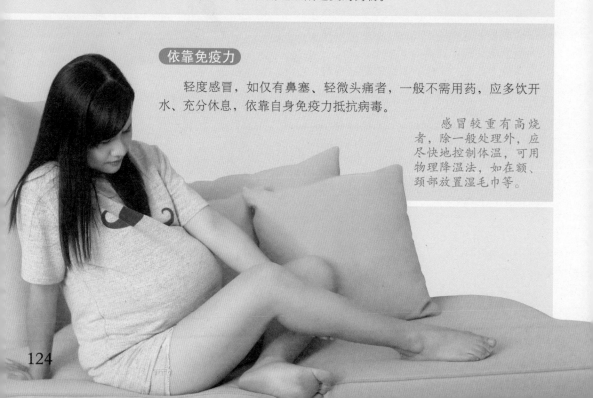

## 不要忽视生理上的改变

　　怀孕进入第5个月时，腹中的胎儿开始快速成长。
准妈妈也会感受到自己身体上的变化，特别是下腹部及
乳房处。

### 肚脐周围不舒服

　　在怀孕17周之后，膨胀的子宫会开始向外压迫准妈妈的下腹部。当准妈妈走路时，
肚脐周围会偶尔感到稍许不适。

### 皮肤瘙痒敏感

　　皮肤因拉伸会持续感到瘙痒，可以抹一些润肤乳在痒的部位。从怀孕的后半期开
始，准妈妈不会再想穿上任何束缚下腹部的衣服。

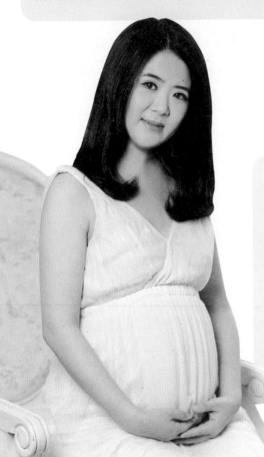

　　这个时期，下腹部明显隆起。增大
的子宫会阻碍血液循环，压迫静脉，因
此容易出现水肿或静脉曲张。

### 乳房改变

　　准妈妈的乳头会变得比以往更敏感，
特别是晚上睡觉压到乳房，或乳头与衣服
摩擦时。

### 韧带疼痛

　　子宫两侧各有一条与骨盆相连的韧
带，当子宫增大时，韧带也会跟着拉长。
正常运动时会为准妈妈带来意外疼痛，而
迫使准妈妈停止动作。

# 本周
## 大事记

　　在此阶段，准妈妈身体的改变已经很明显了：腹部增大，行动不便，妊娠纹出现，还可能会有水肿和下肢静脉曲张等情况。准妈妈千万不能因此而产生太大的心理压力，因为严重的心理压力会对准妈妈和胎儿造成很大影响，一定要以积极的心态来面对这种压力。

　　这个月准妈妈不能因为身体的变化而不去运动，适度的运动能够让准妈妈和胎儿更加健康。每天跟胎儿说话，给胎儿听胎教音乐。保持安静的居家环境，让准妈妈远离强烈的噪声，以免造成胎儿的不安。

医院检查的情况

下次产检的时间

写给宝宝的话

## 胎儿和准妈妈的变化

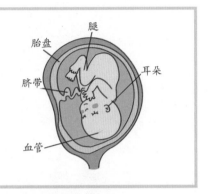

### 胎儿的变化

随着心脏跳动的活跃，利用听诊器可以听到胎儿心跳的声音，而且利用超声波可以查出心脏是否有异常。这个时期，胎儿的大部分骨骼开始由软骨逐渐变硬。

### 准妈妈的变化

从怀孕18周开始，大部分准妈妈会受到痔疮的折磨。随着胎儿的成长，直肠受到很大的压迫，因此直肠内的静脉会膨胀，严重时甚至会挤到肛门外，这就是痔疮。准妈妈可以用冰袋来缓解痒痛，或者在取得医生的同意后接受适当的治疗。

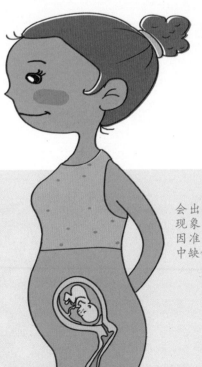

有的准妈妈会出现腿抽筋的现象，这主要是因准妈妈的血液中缺钙引起的。

## 数胎动的几种方法

### 记录每天的胎动次数

每天早上8点开始记录，每感觉到1次胎动，就记录1次，累计10次后，就不再需要做记录。但如果到晚上8点，胎动次数都没有达到10次的话，建议准妈妈尽快去医院检查。

127

## 检查计算3小时间内的胎动次数

准妈妈每天测试3小时的胎动。分别在早上、中午、晚上各进行1次。将所测得的胎动总数乘以4，作为每天12小时的胎动记录。如果每小时少于3次，则要把测量的时间延长至6小时以上。

## 晚饭后的测量

准妈妈在晚饭后7~11点，测量胎儿的胎动次数，记录出现10次胎动需要的时间。

胎动的次数并非恒定不变，孕28~38周是胎动活跃的时期，以后稍减弱，直至分娩。

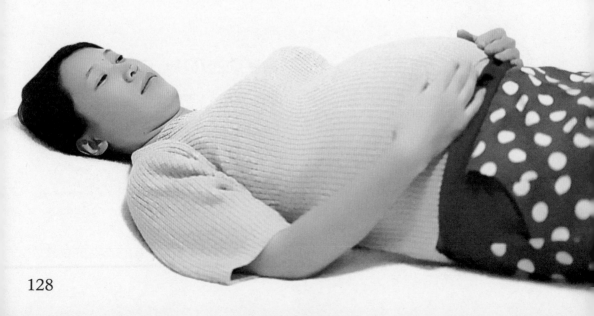

## 选择对准妈妈有益的运动

孕中期，胎盘已经形成，所以不太容易造成流产。这个时期，胎儿还不是很大，准妈妈也不是很笨拙，所以在孕中期增加运动量是非常适合的时期。

### 游泳

游泳可以锻炼准妈妈的全身肌肉，促进血液流通，能让胎儿更好地发育。同时，孕期经常游泳还可以改善情绪，减轻妊娠反应，对胎儿的神经系统有很好的影响。游泳时要防止别人踢到胎儿。

### 散步

对于不会游泳的准妈妈，每天早晚散步也是一种很好的运动，既能促进肠胃蠕动，还能增加耐力，耐力对分娩是很有帮助的。准妈妈在走动的同时，还可以刺激胎儿的活动。在阳光下散步是最好的，可以借助紫外线杀菌，还能促进肠道对钙、磷的吸收，对胎儿的骨骼发育特别有利。

### 瑜伽

可以到专门的孕妇学校做一些孕妇瑜伽，即使在家中持续做一些简单的动作也能取得很好的效果。瑜伽可以消除压力、防止肥胖、锻炼肌肉和关节，所以有助于顺产。每天可穿着舒适的衣服，在厚厚的垫子上进行10～15分钟的瑜伽。

大约在怀孕5个月以后开始进行孕妇瑜伽，而且在沐浴后身体暖和或身体肌肉松弛的状态下进行，效果最佳。

129

# 本周
## 大事记

　　怀孕18周的准妈妈要注意补钙了。胎儿的骨骼开始慢慢地硬化，如果忽视了钙的补充，准妈妈就会出现腰酸背痛、腿痛、手脚麻木的状况，同时还会影响到胎儿的生长发育。准妈妈要保证每天1200毫克的钙的供给，除了食物的吸收之外，还要服用590~790毫克的钙剂。

　　准妈妈应该尽量避免噪声。因为此时胎儿的心脏基本已经形成，对外界的刺激更为敏感。此外，胎儿的听小骨已经变硬，所以胎儿已经有了听觉。此时噪声对胎儿的影响是十分大的，因此，专家呼吁准妈妈不要在噪声较大的环境中生活或工作。

医院检查的情况

下次产检的时间

写给宝宝的话

# 孕19周　换上了孕妇装

## 胎儿和准妈妈的变化

### 准妈妈的变化

怀孕19周以后，胎儿的表情变得非常丰富。有时皱眉头，有时转动眼球，有时面带哭相。头发越长越粗，越来越多。随着连接肌肉和大脑的运动神经元的发达，胎儿可以按照自己的意志活动。通过超声波检查，可以看到胎儿的各种动作：有时踢腿、有时弯曲身体、有时伸展腰部、有时吸吮大拇指。

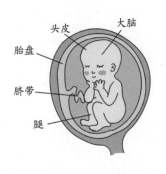

### 胎儿的变化

随着乳腺的发育和乳房的膨胀，怀孕前用的胸罩已经不太适合。如果过于压迫乳头，会妨碍乳腺的发育，因此要换用尺码较大的胸罩。随着哺乳期的接近，乳头上会分泌出乳汁。这个时期，皮肤的色素变化会加剧，所以乳头的颜色会加深，偶尔会疼痛。

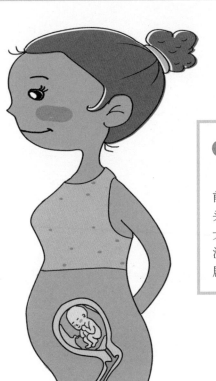

131

## 留意胎动异常信号

| 异常情况 | 常见原因 | 处理方法 |
|---|---|---|
| 胎动突然加快 | 准妈妈受到剧烈冲撞，就会引起胎儿剧烈的胎动，甚至造成流产、早产情况 | 1.少去人多的地方，以免被撞到<br>2.减少大运动量的活动 |
| 胎动突然加剧，随后很快停止运动 | 多发生在怀孕的中期以后，由于冲撞或刺激，导致出血，子宫收缩，休克等 | 1.有妊娠高血压疾病的准妈妈，要定时去医院做检查，并依据医生的建议安排日常的生活起居<br>2.避免不必要的外力冲撞和刺激 |
| 剧烈的胎动后突然停止 | 脐带绕颈或打结 | 1.一旦出现异常胎动的情况，要立即就诊，以免耽误时间造成遗憾<br>2.准妈妈要细心观察每天的胎动，有不良感觉时要马上去医院检查 |

## 要呵护好脚

　　怀孕后负担最重的是心脏，但是脚的负担也不轻。要支撑增加10~14.5千克的体重，脊椎前弯、重心改变，怀孕末期由于松弛素的分泌，颈、肩、腰、背常常酸痛，脚更不堪重负，足底痛时有发生。此外，由于怀孕后准妈妈会额外大量地补充水分以供给身体所需，因此多少会有液体累积现象，多余的水分会累积在比较薄的组织下方，这就会造成脸的肿胀，而由于地心引力的作用，手、腿、足等部分液体滞留相对严重也会产生肿胀现象。生活中注意以下方面，可以有效减轻肿胀带来的不适感。

| 序号 | 注意事项 |
|---|---|
| 1 | 避免长时间坐着或站立，坐的时候避免交叉双腿，因为这样会阻碍下肢的血液循环 |
| 2 | 尽量避免仰躺睡姿，因为侧睡可以解除沉重的子宫对主要血管所造成的压力 |
| 3 | 要穿宽松、舒适的鞋，前后留有1厘米余地。鞋底要注意防滑，最好选择柔软天然材质的软皮或布鞋，可有效地减轻脚部的疲劳 |
| 4 | 准妈妈最好每天用温热水足浴，能缓解准妈妈双脚的肿胀 |

## 贫血怎么办

　　随着胎儿的生长，需要的营养也越来越多，容易导致准妈妈贫血。即使准妈妈在怀孕前已经检测没有贫血，到孕期也会有贫血症状的出现。

　　为什么会产生这种情况呢？孕期缺乏铁、蛋白质、维生素$B_{12}$、叶酸等都可造成贫血，而以缺铁性贫血最为常见。孕产期女性的总需铁量约为900毫克，而食物中的铁仅能吸收10%，一般人每日从膳食中摄取的铁基本可以维持平衡，但对准妈妈来说，因胎儿生长发育和自身贮备的需要，需铁量必然增多。

　　准妈妈每日食物中的需铁量应为30～40毫克，一般饮食不可能达到此需求量。因此，准妈妈体内贮备的铁被动用，若未能及时补充，或者入不敷出，就会出现贫血。

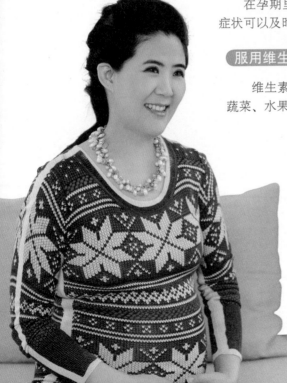

### 定期检查

　　在孕期里应定期检查血红蛋白、红细胞计数，有贫血症状可以及时发现。

### 服用维生素C

　　维生素C能够促进铁元素的吸收，多吃含维生素C的蔬菜、水果，同时补充维生素剂也是不可或缺的。

### 饮食调理

　　多吃含铁丰富的食物，并保证维生素$B_{12}$、叶酸的摄入。在准妈妈日常菜单中，多加入一些动物的肝、肉类、蛋类、豆类及豆制品、牛奶、绿叶蔬菜、水果等，补充铁元素。对于中度或重度贫血患者，只靠饮食调节是不够的，可在医生的指导下服用一些铁剂。

# 本周
## 大事记

　　怀孕19周的准妈妈要注意多补充维生素、蛋白质、脂肪，每天保证摄入足量的蔬菜、水果、肉类、蛋类等，并且最好保证1周吃3次鱼，要多喝水、汤、牛奶等；还有每天补充钙片，保证钙的足够摄取。在生活方面要尽量保持心情愉快，不要长时间站立，不要干重活。可以保持适量的运动，因为运动可以锻炼准妈妈的心肺功能，适应血液循环和呼吸系统不断增加的负荷。

医院检查的情况

下次产检的时间

写给宝宝的话

# 孕20周　感觉器官快速发育

## 胎儿和准妈妈的变化

### 胎儿的变化

这个时期，胎儿的感觉器官获得快速发育。视觉、听觉、味觉、嗅觉等感觉器官的神经细胞得到全面发展。胎儿的皮肤区分为真皮和表皮，怀孕20周时，表皮变成4层。皮肤上有很多皱纹，而且从皮肤表面的皮脂腺上分泌出白色的胎脂。

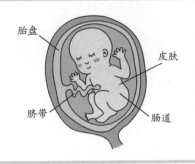

胎盘　皮肤　脐带　肠道

### 准妈妈的变化

子宫逐渐向外膨胀，所以腹部会越来越大，而且腰部线条会完全消失。由于腹部的压力，肚脐会突出。从肚脐开始，妊娠纹会更加明显。从这时期开始，子宫会每周增大1厘米左右，而且会出现下腹部的疼痛。

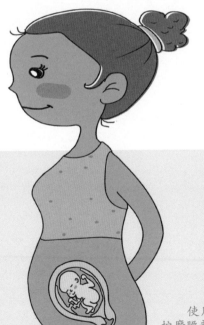

## 保证充足的睡眠

准妈妈最好的休息方式即是睡眠，通过适当的睡眠解除疲劳，使体力与脑力得到恢复。如果睡眠不足，可引起疲劳过度、食欲下降、营养不足、身体免疫力下降、增加准妈妈和胎儿感染的概率，造成多种疾病发生。

使用一些辅助睡眠的用品，如侧卧睡垫或靠垫，而且可以按摩腰部，减轻腰部压力，缓解腰部不适。

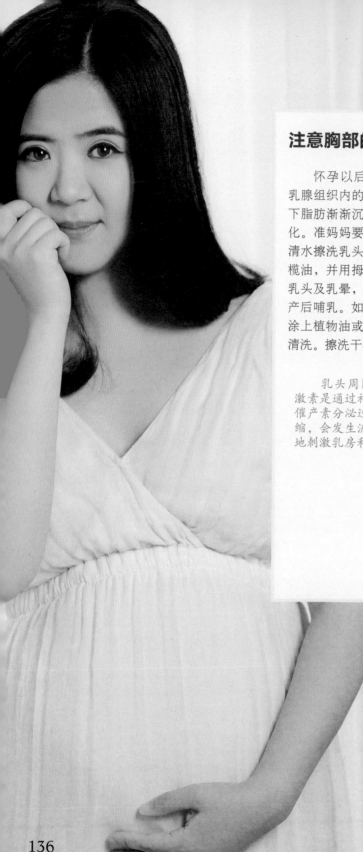

## 注意胸部的保养

　　怀孕以后，由于体内孕激素水平增高，乳腺组织内的腺泡和腺管不断增生，乳房的皮下脂肪渐渐沉积，使乳房的外形有了很大的变化。准妈妈要注意对乳头的保养，可以经常用清水擦洗乳头；清洗完后在乳头部位涂一些橄榄油，并用拇指和示指按顺时针方向轻轻按摩乳头及乳晕，直到乳头突出来，这样会有助于产后哺乳。如果乳头结痂难以清洗时，还可先涂上植物油或橄榄油，待结痂软化后再用清水清洗。擦洗干净后涂上润肤油，以防皲裂。

　　乳头周围分布着大量的神经，内分泌激素是通过神经传导的，如果过多刺激会使催产素分泌过多，作用于子宫，促进子宫收缩，会发生流产、早产，因此孕期不宜过多地刺激乳房和乳头。

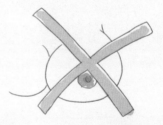

## 要开始进行乳房按摩了

准妈妈应根据自身乳房的变化随时更换不同罩杯的胸罩，不能为了省事一个尺码用到底。尺码太小，过紧的胸罩会影响乳腺的发育，还会与皮肤摩擦而使纤维织物进入乳管，造成产后无奶或少奶。

从妊娠中期开始，乳腺真正发育起来，乳房明显变得丰满。持续按摩乳房有利于乳房的血液循环，使分娩后排乳通畅。因此，准妈妈最好从大约20周开始进行乳房按摩。每天有规律地按摩1次，也可以在洗澡或睡觉前进行2～3分钟的按摩。动作要有规律，乳房的上下左右都要照顾到。按摩的力度以不感觉疼痛为宜，一旦在按摩时感到腹部抽搐，应立即停止。方法如下：

| | |
|---|---|
| 1 | 保持乳头清洁，用拇指、示指、中指向内按压 |
| 2 | 用手指按住，扭动乳头 |
| 3 | 将乳头向外拉 |
| 4 | 用3个手指抓住，扭转乳头 |

# 一定要准时去医院进行唐氏筛查

## 唐氏筛查

从第2次产检开始，准妈妈每次必须做基本的例行检查，包括称体重、量血压、问诊及听胎儿的胎心音等。此外准妈妈可以在孕16周以上时，抽血做唐氏综合征筛检（以孕16～18周最佳），通常医生会建议准妈妈都选择这项检查。

唐氏综合征又称"先天愚型"或"21三体综合征"，特指21号染色体由正常2条变成3条，是我国发生概率最高的出生缺陷之一。患唐氏综合征的胎儿大多为严重智能障碍，并伴有其他问题，如先天性心脏病、白血病、消化道畸形等。

## 唐氏筛查注意事项

如果唐氏综合征筛检后显示属于高危人群，比如患有遗传病的、怀孕年龄大于35岁的、经常接触有毒物质的、接触大剂量放射线的、在怀孕期间得过风疹的，以及既往自然流产3次以上的准妈妈，医生会建议进行羊膜穿刺检查（又名羊水穿刺），查看染色体有无异常。

至于施行羊膜穿刺的时期，原则上是以孕16～20周进行为最佳，主要是看胎儿的染色体异常与否。关于体重的增加，以每周增加不超过500克为理想标准。

# 腿部抽筋怎么办

腿部抽筋是因胎儿骨骼发育需要大量的钙、磷，并且准妈妈的钙补充不足或血中钙、磷浓度不平衡，从而发生腿部肌肉痉挛。当体内缺钙时，肌肉的兴奋性增强，容易发生肌肉痉挛。此时的准妈妈腿部肌肉的负担要大于其他部位，因此更容易产生肌肉痉挛。如果日常饮食中钙及维生素D含量不足，或缺乏日照，会加重准妈妈身体中钙含量的缺乏。

为了避免腿部抽筋，准妈妈应多吃含钙元素的食物，如牛奶、瘦肉、鱼肉等。谷类、果蔬、奶类、肉类食物都要吃，并合理搭配。如动物肝脏，除不含维生素C和维生素E外，几乎包含了所有的维生素，而且含铁丰富，搭配富含维生素C和维生素E的黄绿蔬菜一起食用，极为理想；维生素A含量高的食物，如胡萝卜，与含动物油脂的荤食一起煮熟后吸收率更高。

## 小腿抽筋的应对措施

准妈妈发生小腿抽筋时，要按摩小腿肌肉，或慢慢将腿伸直，可使痉挛逐渐缓解。为了防止夜晚小腿抽筋，可在睡前用热水洗脚，也可以立即站在地面上蹬直患肢；或是坐着，将患肢蹬在墙上，蹬直；或请身边亲友将患肢拉直。总之，使小腿蹬直、肌肉绷紧，再加上局部按摩小腿肌肉，即可以缓解疼痛。

## 孕期失眠怎么办

整个怀孕期间，准妈妈都有失眠的可能。胎儿踢准妈妈的肚子、不断上厕所、日益膨隆的腹部等因素，都会令准妈妈在床上感到不舒服，会发现入睡很困难，或者醒来后就无法再入睡。有些准妈妈还会围绕着分娩或胎儿做噩梦。

准妈妈应该保持一定的运动量，可以选择运动量小的活动，比如怡然自得的散步，是一种很好的运动形式。可以坚持晚饭后就近到公园、广场、体育场、田野、宽阔的马路或乡间小路散步。最好夫妻同行，同时说说心里话，既能缓解疲劳，也是调节和保持良好精神状态的妙方。坚持散步对准妈妈和胎儿的身心健康均有益处，但行程要适度，应避免着凉，否则会得不偿失。

| 选择舒适的床上用品 | |
| --- | --- |
| 床铺 | 准妈妈适宜睡木板床，铺上较厚的棉絮，避免因床板过硬，缺乏对身体的缓冲力，从而转侧过频，多梦易醒 |
| 枕头 | 以9厘米（平肩）高为宜。枕头过高迫使颈部前屈而压迫颈动脉。颈动脉是大脑供血的通路，受阻时会使大脑血流量降低而引起脑缺血 |
| 棉被 | 理想的被褥是全棉布包裹的棉絮。不宜使用化纤混纺织物作被套及床单，因为化纤布容易刺激皮肤，引起瘙痒 |

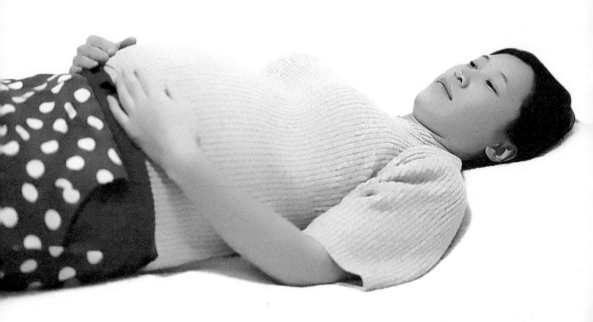

# 本周
## 大事记

怀孕20周的准妈妈在此期间由于食欲大增，又要保证自身和体内胎儿的营养供给充分，因此会尽量地多吃。由于活动量的相对减少，所以很容易造成肥胖，并且食物营养的摄取过量还会导致妊娠高血压疾病的发生。过度肥胖的准妈妈发生流产、难产的概率也会增加，加大了怀孕的危险性。因此，此期间内，准妈妈应该注意控制饮食，防止肥胖的发生。

医院检查的情况

下次产检的时间

写给宝宝的话

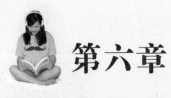

# 第六章

## 孕6月

# 保持愉悦的心情

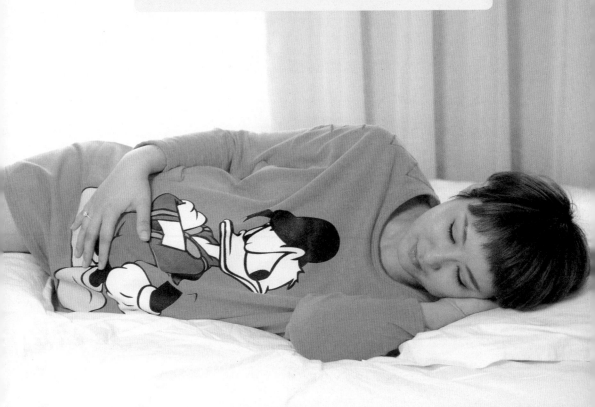

## 孕6月专家提示（21~24周）

### 预防静脉曲张

　　怀孕期间准妈妈的下肢和外阴部静脉曲张是常见现象。静脉曲张往往随着怀孕月份的增加逐渐加重，这是因为怀孕时子宫和卵巢的血容量增加，以致下肢静脉回流受到影响，增大的子宫压迫盆腔内静脉，阻碍下肢静脉的血液回流。

　　此外，如果准妈妈久坐久站，势必加重阻碍下肢静脉的血液回流，使静脉曲张更为严重。预防静脉曲张最好的方法就是要休息好，只要准妈妈注意平时不要久坐久站，也不要负重，就可避免下肢静脉曲张。此外，尽量不要穿紧身衣或者高跟鞋，而且不要盘腿而坐。平常休息时，要保持侧卧或者把腿放在椅子上或靠垫上。

　　如果已经出现静脉曲张，最好穿上孕妇专用减压弹力袜来促进血液循环，而且要经常由下向上按摩静脉曲张的部位。

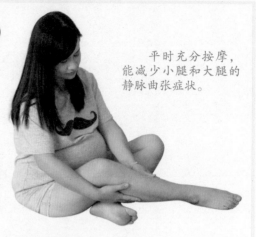

平时充分按摩，能减少小腿和大腿的静脉曲张症状。

### 定期产检

　　准妈妈每次到医院进行定期检查时，医生都会为其测量子宫底高度。子宫底高度是指从耻骨到子宫最高部位的长度。随着怀孕时间的增长，子宫底高度会越来越高，在标准值的基础上增加或减少2厘米左右时，都可以认定为标准。但是子宫底越高，并不代表胎儿的发育就越好。某些情况下，胎儿虽小，但是由于羊水很多，也会出现子宫底很高的情况。

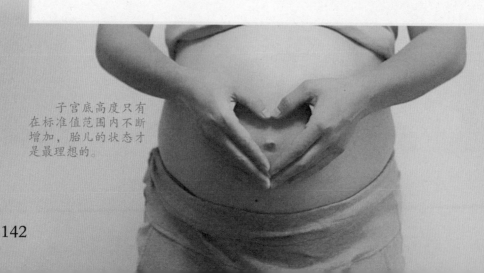

子宫底高度只有在标准值范围内不断增加，胎儿的状态才是最理想的。

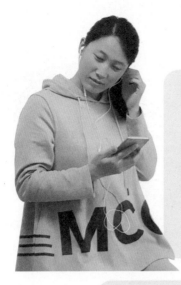

## 注意出行安全

孕6月准妈妈可以适当开车出行，但要注意时间，避免长时间驾驶。驾车时一定要戴上安全带，注意不要将安全带紧紧勒住腹部，避免在凹凸不平或弯曲的路面上行驶，更不要快速行驶，以防紧急刹车碰撞腹部。

## 进行糖尿病检查

怀孕6个月的准妈妈要进行糖耐量检查，这是因为有些准妈妈容易出现高血糖状态下的妊娠合并糖尿病。即使怀孕前没有糖尿病，怀孕中也可能会出现，所以必须接受妊娠合并糖尿病的筛查。

被确认为妊娠合并糖尿病时，要通过饮食和运动对血糖进行调节，病情严重时，还需要辅以药物治疗。

## 进行音乐胎教

从这个月的月末开始，可以给胎儿放一些优美、柔和的乐曲。每天播放1~2次，每次播放5~10分钟。这不仅可以使准妈妈保持愉快的情绪，也可以给胎儿的听觉以适应性的刺激。

## 孕6月的饮食指导

**要继续补铁**

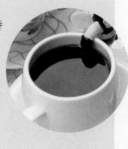

进入这个月，准妈妈和胎儿的营养需求猛增。为预防贫血，准妈妈不但要注意对铁元素的摄入，还要保证营养的全面均衡。由于准妈妈会比之前更容易感到饿，少食多餐是这一时期饮食的理想之举。随着胎儿增大，需的营养也需要增加。本月的营养重点是补铁，就算准妈妈自觉不需要补铁，也要保证多吃含铁的食物。

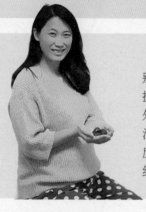

这时期的准妈妈，血液量增加最多，要特别加强铁质的摄取。补充铁质最好通过食物来摄取，但如果准妈妈患有贫血，那么需要另外服用铁剂。服用铁剂时，最好同时饮用橙汁，这样可以提高铁质在人体内的吸收率。相反，在服用铁剂时如果同时饮用牛奶、咖啡、红茶等，会抑制铁的吸收。

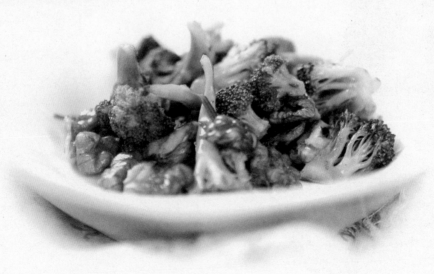

## 要多摄取钙质

此时期是胎儿骨质变硬的关键时期，因此准妈妈要抓住这一黄金时间充分补钙。准妈妈每天对钙质的需求量为1200毫克，可以通过食物补充摄取，乳制品中就含有丰富的钙。摄取钙时，最好同时食用蛋白质食品，如果准妈妈在补充含钙食物时，与牛肉、猪肉等富有动物性蛋白质的食物一起食用，就能大大提高钙质的吸收率。

## 用干果替代零食

花生之类的坚果，含有有益于心脏健康的不饱和脂肪酸。因为坚果的热量和脂肪含量比较高，因此每天应控制摄入量在30克左右。

杏脯、干樱桃、酸角等干果，味美又可以随身携带，可随时满足准妈妈想吃甜食的欲望。

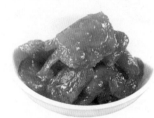

# 孕6月明星营养素

## 维生素D：促进骨骼生长

维生素D能够促进膳食中钙、磷的吸收和骨骼的钙化，妊娠期如果缺乏维生素D，可导致准妈妈骨质软化，严重时可引起骨折等现象，还可使胎儿发生先天性佝偻病。对于准妈妈来说，单纯靠晒太阳获取维生素D是不够的。

维生素D的每日摄入量不应超过15微克。因为照射阳光可促进维生素D的吸收，准妈妈最好每日有1~2小时的户外活动。

天然食物中维生素D含量较低，海鱼、动物肝脏、豆类、蛋黄等含量相对较多，瘦肉和奶中含量较少。

如果维生素D缺乏严重，应在医生的指导下加服钙剂或鱼肝油。

## 钙：让胎儿更强壮

由于胎儿在母体内生长发育迅速，因此需要大量钙元素的补充。维生素D可以有效促进钙元素的吸收，准妈妈要在医生的指导下补钙。

补钙首先应该从丰富食物种类、均衡饮食结构入手，其次才是选择补钙产品。牛奶、奶酪、鸡蛋、豆制品、海带、紫菜、虾皮、芝麻、山楂、海鱼、蔬菜等食物含钙较高。胎儿骨骼形成所需要的钙完全来源于母体，准妈妈消耗的钙量要远远大于普通人，单靠饮食中的钙对于一些准妈妈来说是不够的，这就要求在孕期适当补充钙剂。

不论准妈妈是否缺钙，胎儿都会从准妈妈血液中吸收大量的钙以满足其骨骼和牙齿的发育需要。如果准妈妈缺钙，不仅会影响胎儿骨骼和牙齿的正常发育，也有可能使准妈妈出现钙代谢平衡失调。若没能得到及时补充，准妈妈的骨骼和牙齿就会疏松，引起腰痛、腿痛、小腿抽筋及牙齿脱落、关节痛、水肿、妊娠高血压疾病等病症，严重时可导致骨质软化症、骨盆变形，造成难产。

我国居民的膳食是以谷类食物为主，所以钙的来源甚少，钙摄入量普遍不足。准妈妈的钙摄入量早期每天摄取800毫克，孕中、晚期每日为1000～1500毫克。

146

# 胎儿和准妈妈的变化

## 胎儿的变化

从怀孕21周开始，胎儿的消化器官越来越发达，可以从羊水中吸收养分和糖分。通过对羊水的吸收，胎儿的消化器官逐渐发育。随着胎脂的增多，胎儿的身体处于滑润的状态。胎脂可以保护胎儿的皮肤免受羊水浸润的影响。

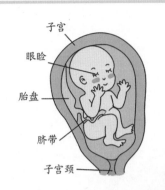

子宫
眼睑
胎盘
脐带
子宫颈

## 准妈妈的变化

从孕中期开始，准妈妈呼吸有些困难，稍微活动就会气喘。这是由于子宫向肺部移动的过程中压迫到肺部而引起的。

因为准妈妈体重会增加5～6千克，所以容易出现疲劳或者腰痛的现象。另外，在夜间容易发生脚部水肿或者小腿痉挛。睡觉前按摩小腿或使劲拉动疼痛的大脚趾，就能有效减轻疼痛。

这个时期，子宫已经上移20厘米左右，所以下腹部明显隆起。这么大的子宫会阻碍血液循环，压迫静脉，因此容易出现水肿或静脉曲张。

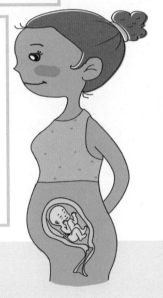

# 这样吃，长胎不长肉

## 肉类

肉类富含蛋白质。一般情况下，鸡肉的热量比牛肉和猪肉低一些。同一种肉类比较，瘦肉部分比肥肉部分热量低一些。必须吃蛋白质含量高的肉时，在烹饪过程中可以切除多余的肥肉。

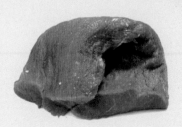

### 鱼类

　　不是所有的鱼类都是低热量、高蛋白的，也有跟肉类一样高热量的种类。鱼类中热量比较低的种类有比目鱼、鳕鱼、偏口鱼等白色鱼种。通常鱼的背部蛋白质含量高，腹部的脂肪含量高。

　　在烹调鱼类的时候，应尽量避免油炸，可以选择烤的方式。

### 豆制品

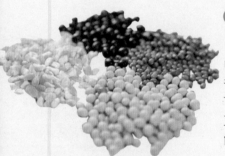

　　在食用豆制品时，注意要吃加热煮熟的，否则豆类中固有的抗营养物质可能对人体造成不良影响。在食用普通豆制品的同时，某些发酵的豆制品，如豆腐乳，也可以食用。发酵的豆制品不但易于消化，有利于提高大豆中钙、铁、镁、锌等的生物利用率，促进吸收，而且能使不利物质降解。

### 水果类

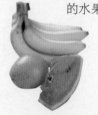

　　准妈妈在孕期可以多吃水果，但是水果中含有大量的糖分，所以要注意防止热量的过度摄取。香蕉、葡萄、凤梨等比较甜的水果热量较高，而柑橘类和水分多的水果热量相对较低。

　　西瓜、柚子、草莓、梨等水果所含的热量比较低。

## 避免做危险动作

　　如站在小凳子上够取高处的东西、长时间蹲着做家务、双手抬重东西、做使腰部受压迫的家务等，准妈妈都应避免做。住在高层建筑里的准妈妈，在没有电梯时应尽量减少上下楼的次数，爬楼梯易增加脊髓压力及损伤膝关节。

## 控制好体重

进入孕中期，准妈妈的体重应每个月增加2千克，但是也有体重增加超过3千克的情况。体重的过分增加，会导致难产、妊娠期糖尿病、妊娠高血压疾病等，所以要特别注意控制体重。

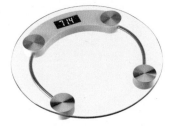

定期测量体重对于准妈妈和胎儿都很重要。

### 计算体重的标准

每个准妈妈体重增加的程度各不相同，所以不必因为比其他准妈妈胖很多或瘦很多而担心。孕早期准妈妈一般只会增重0.9~2.3千克，在怀孕中期大约增重6千克，怀孕晚期约增重5千克。

BMI=体重千克数/身高米数的平方
例：体重54千克，身高1.6米，
BMI=$54/1.6^2 \approx 21.09$

| 孕前体质指数（BMI） | 孕期适宜的增加量（千克） |
| --- | --- |
| ≥28 | 8~11 |
| 24~28 | 10~12 |
| 18.5~24 | 11.5~12.5 |
| <18.5 | 13~15 |

对于不同体型的人，需要区别对待。偏瘦的准妈妈体重可以多增加一些，而偏胖的准妈妈体重增加要控制得严格一些。

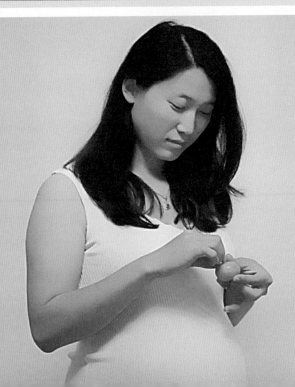

有些准妈妈会出现水肿，这会导致体重的增加。水肿主要是由于血管扩张和血流加速，但也有很少数与肾脏、心脏、肝脏功能紊乱或者循环不良有关。经常锻炼、穿宽松的衣物可以改善循环。

控制体重，加强运动

这个时期，胎儿还不是很大，准妈妈也不是很笨拙，所以在孕中期适量增加运动量是非常适合的。

■ 游泳

游泳可以锻炼准妈妈的全身肌肉，促进血液流通，能让胎儿更好地发育。同时，孕期经常游泳还可以改善情绪，减轻早孕反应，对胎儿的神经系统有很好的影响。

■ 散步

散步也是一项很好的运动，既能促进肠胃蠕动，还能增加耐力，耐力对分娩是很有帮助的。散步的速度最好控制在每小时4千米，每天1次，每次30～40分钟，步行的速度和时间要循序渐进。

■ 体操

在家中持续做一些简单的体操运动也能取得很好的效果。体操可以消除压力、防止肥胖、锻炼肌肉和关节，并且有助于顺产。

## 胃灼热怎么办

产生胃部灼烧感的原因与食管反流有关，而且，随着怀孕月份的增大，发病率也逐渐提高。由于子宫体积逐渐增大，腹腔内压力和胃内压力升高，胃内容物就容易倒流入食道下段，出现食物反流现象。在反流时，带有胃酸的胃内容物刺激和损伤了食道黏膜，从而产生胃部灼烧的感觉。

此外，在孕中后期时，由于孕激素分泌增加，可影响食道蠕动，减缓食管对反流物的清除，不利于减轻反流性食管炎的病情。当卧位、咳嗽和用力排便时，腹腔压力升高，也可加重食管反流。如再食酸性或辛辣刺激性食物，会进一步刺激黏膜炎症，使症状加重。

# 准妈妈远离便秘的苦恼

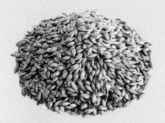

### 保持正常的饮食习惯

准妈妈一定要加强对早餐的重视，避免空腹喝牛奶。在食物方面应选择纤维素比较多的糙米、麦芽、全麦面包等，或者食用新鲜的水果蔬菜。忌食辛辣或者碳酸饮料等。

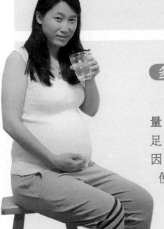

### 多喝水

准妈妈应保持补充适量的水，当人体中水分不足时，就会使便秘加重。因为人体中水分不足，粪便就无法形成，所以补充适量的水是减轻便秘的有效方法。

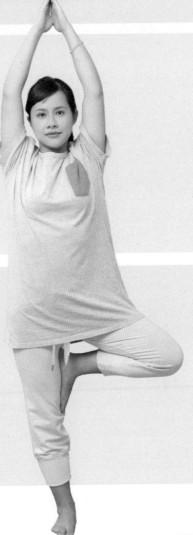

### 保证充足的睡眠和适量的运动

孕中期的准妈妈在睡眠方面应注意睡眠的质量和睡眠的姿势，因为睡眠是减轻疲劳最有效的方法。更为关键的是，疲劳减轻之后，准妈妈的精力会比较充沛，同时便秘的情况也会得到一定程度的缓解。

适当进行户外活动，坚持每日做适量的运动，如散步、做广播体操都有助于预防便秘。

# 本周
## 大事记

在孕21周时，准妈妈的身体明显不如前几周灵活，而且极易感到疲劳，身体疲劳对准妈妈和胎儿的影响很大。此时，准妈妈应注意休息。每工作一段时间后，准妈妈应休息5～10分钟来缓解工作中的疲劳。若条件允许，还可以到能够呼吸到新鲜空气的地方，做一做身体伸展运动。

充足的睡眠对准妈妈十分重要，只有在睡眠中，准妈妈的身体才能得到充分地放松。正常人平均每天的睡眠时间是8个小时，而已经怀孕6个月的准妈妈，在此基础上应保证午睡的时间。只有保证睡眠的时间和质量，胎儿才能得以正常的发育。

医院检查的情况

下次产检的时间

写给宝宝的话

# 孕22周　胎动更频繁了

## 胎儿和准妈妈的变化

### 胎儿的变化

　　这个时期，胎儿的骨骼已经完全形成。这时期的关节也很发达，胎儿能抚摸自己的脸部、双臂和腿部，还能吸吮手指头，甚至能低头。此时期胎儿的眼皮和眉毛基本上已完全形成，而且手指甲也能够覆盖到手指末端。

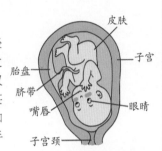

皮肤
子宫
胎盘
脐带
嘴唇
眼睛
子宫颈

### 准妈妈的变化

　　这个时期，准妈妈平衡身体显得比较困难，所以平时要穿比较舒适的衣服和平底鞋。孕中期很多准妈妈容易出现贫血症状。最好充分摄取铁质，这样能有效预防贫血。富含铁质的食物有海带、紫菜、木耳、香菇、猪肝、鸡肝、牛肉、猪肾、黄豆等。

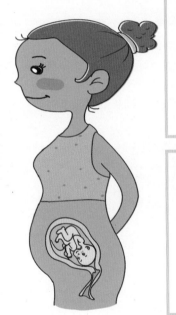

## 保持一定量的运动

　　前面已经多次提到散步是适合孕期全过程的一项运动项目，而且适合所有的准妈妈，在散步的同时还可以和胎儿说话，对胎儿进行胎教。

　　适合此期准妈妈的运动还有孕妇操。准妈妈通过做孕妇操可以防止由于体重增加和重心变化引起的腰腿疼痛，能够松弛腰部和骨盆的肌肉，为将来分娩时胎儿能顺利通过产道做好准备。

# 预防妊娠高血压综合征

在孕20周以后，如果有血压升高、水肿，准妈妈就应该注意了。血压高的准妈妈，血液流通不畅，会出现头晕、眼花、胸闷及恶心呕吐的症状，而且由于母体不能顺利向胎盘供给营养，从而导致胎盘功能低下，造成胎儿所需的营养和氧气的不足、发育不全，甚至出现死胎。

## 减少盐分

盐分摄入过多会导致血压升高，影响心脏功能，引发蛋白尿和水肿，因此要严格限制盐的摄取，每天摄入量不要超过7克。

## 保证营养

大量摄取优质蛋白质、钙和植物性脂肪，蛋白质不足时会弱化血管，加重病情，同时注意摄取有利于蛋白质吸收的维生素和矿物质。

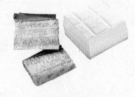

准妈妈不仅需要各种营养，还要有意识地减少摄热量，以免能导致肥胖。

## 定期检查

每一次检查，医生都会称体重、测量血压并验尿，还会检查腿部水肿现象。这些是判别妊娠高血压综合征的重要指标，如有异常，医生会及时诊治。

定时做产前检查是及早发现妊娠高血压综合征的最好方法。

## 自我检测

准妈妈要经常为自己量血压、称体重，尤其是在孕22周以后，每周都应观察血压和体重的变化。

## 避免过劳

避免过度劳累，保障休息时间，每天的睡眠时间至少保证8小时，能降低妊娠高血压综合征的发生率。

## 妊娠水肿怎么办

　　水肿是孕期的常见现象，而体重增加也是产前检查时医生和准妈妈关心的问题。总之，只要不是突然肿得很厉害，或体重增加得特别多、特别快，准妈妈大都可以安心地度过孕期。

**生理性水肿**

　　约有75%的准妈妈，在怀孕六个月左右或多或少会有水肿情形发生，且在怀孕七八个月后，症状会更加明显。水肿是由于子宫越来越大，压迫到下腔静脉，因而造成血液循环回流不畅，这属于正常的现象。

　　生理性水肿大多是不会对胎儿造成不良影响的，这种水肿产后会自愈，所以准妈妈不用担心。

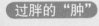
**过胖的"肿"**

　　孕中期准妈妈胃口大开，营养全面，没有切实地控制体重，到了孕后期，体重一下增加了不少，这样的准妈妈要注意饮食，不能让体重增加过多。

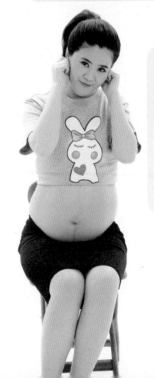

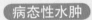
**病态性水肿**

　　病态性水肿由疾病造成，例如妊娠高血压综合征、肾脏病、心脏病或肝脏方面的疾病，这些疾病不仅会对准妈妈的身体造成不同程度的影响，对胎儿的健康也会有危害。且病态性水肿的症状，不仅呈现在腿部，双手、脸部、腹部等都有可能发生。如果用手轻按肌肤，肌肤多会呈现下陷、没有弹性、肤色暗蓝等现象。

## 远离水肿的困扰

这一时期，很多准妈妈都会出现手脚肿胀，尤其是下肢水肿的现象。这是孕期正常反应，不是病理现象，以下这些方法可以帮准妈妈远离水肿。

### ■ 调整生活习惯

调整好工作和生活节奏，不要过于紧张和劳累。不要长久站、坐，一定要避免剧烈运动或长时间的体力劳动，适时躺下来休息。如果条件不允许，也可以在午饭后将腿举高，放在椅子上，采取半坐卧位。每晚睡前，准妈妈可以准备好温水，浸泡足部和小腿20～30分钟，以加速下肢的血液循环。

### ■ 水肿异常要留心

孕期小腿轻度水肿属正常现象。如果水肿延伸到大腿、腹壁，经休息后不消退，则很可能发展为重度妊娠高血压综合征，一定要去医院确诊，避免危险的发生。

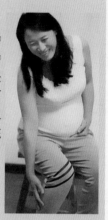

### ■ 饮食调节

要注意饮食调节，多吃高蛋白、低糖类的食物，比如富含维生素$B_1$的全麦粉、糙米和瘦肉。饮食要清淡，注意限制盐分的摄取，多喝水。准妈妈不要因为水肿而不敢喝水，水分会促进体内的废物排出，缓解水肿现象。

### ■ 纠正穿衣习惯

为了预防水肿，准妈妈不要佩戴戒指，不要穿紧身衣或者套头衫、紧身裤、长筒袜或者到小腿的长袜。应穿宽松的衣服及矮跟舒适的鞋子，保持血液畅通。

### ■ 进行按摩

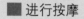
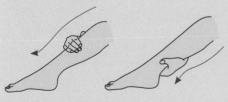
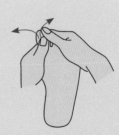

① 用手掌对膝盖下方的小腿进行推搓。

② 用手掌对小腿肚的中心线进行推搓。

③ 用手掌从脚腕开始，直至脚背进行推搓。

④ 用两只拇指对大脚趾中心进行挤压后，从脚趾的下方向上方进行推搓。

## 胎儿和准妈妈的变化

### 胎儿的变化

　　宝宝身长大约19厘米，体重350克，这时胎儿体重开始大幅度增加，看上去已经很像小宝宝的样子了。皮肤依然是皱的、红红的。当然，褶皱也是为皮下脂肪的生长留有余地。五官已发育成熟，此外，宝宝的牙齿在这时也开始发育了，这时候主要是恒牙的牙胚在发育。23周的胎儿肌肉发育较快，体力增强，越来越频繁的胎动表明了他的活动能力。由于子宫内的胎儿经常活动，因此，胎位常有变化。这个时候，如检查出来呈臀位，也不必惊慌。

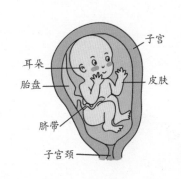

### 准妈妈的变化

　　到了这一周，准妈妈的子宫不断增大，压迫到肠道，导致准妈妈的肠道蠕动减慢，直肠周围血管受到压迫，从而引起便秘。如果准妈妈体内缺少水分，就会从肠道中吸取，这会使便秘更加严重。准妈妈每天至少要喝2 000毫升水，同时，还要在饮食及生活细节方面多注意调节。

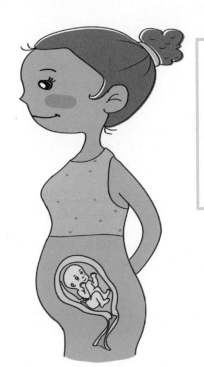

157

# 孕期痔疮可以没有

## 调整饮食是关键

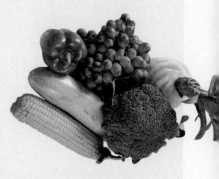

准妈妈日常饮食中应多吃新鲜蔬菜、水果，尤其应注意多吃富含粗纤维的食物，如芹菜、韭菜、苦瓜、萝卜等，也要多吃些粗粮，如玉米、地瓜、小米等，这些食物除了含有丰富的营养物质外，还能刺激肠蠕动，防止粪便在肠道内堆积。准妈妈应该注意少吃或不吃辛辣刺激性的食物和调味品，少喝碳酸饮料。

早饭前喝一大杯水，可以促进胃肠道的蠕动，方便排便，防止痔疮形成。

## 养成定时排便的好习惯

准妈妈要养成定时排便的好习惯。排便时间要相对固定，一般可定在某一次进餐后。排便习惯一旦形成，不要轻易改变，一旦有要大便的感觉就不要忍着，排便时也不要太用力。不要在厕所蹲太长的时间，因为这会对直肠下端造成压力而出现痔疮。千万不要蹲在厕所里看书、看手机，否则会增加腹压和肛门周围血流的压力，导致痔疮或加重痔疮。如果大便干燥，排便困难时可遵医嘱用些润肠通便的药物。

可以每天早晚进行一次提肛运动，每次30下。

## 适当活动和保健

准妈妈应防止久坐不动，提倡适当的户外活动，如散步、做孕妇操及打太极拳等。睡觉时尽量采取左侧卧位，这样能减轻直肠静脉的压力，有助于身体下半部的血液回流。适量的体力活动可增强体质，促进肠蠕动而增加食欲，防止便秘。每日早晚可做两次提肛运动，每次30～40遍，这样有利于增强盆底肌肉的力量和肛门周围的血液循环，有利于排便和预防痔疮，还可经常做肛门按摩来改善局部的血液循环。

# 血容量迅速增加，补铁要跟上

## 缺铁会导致贫血

进入孕中期，准妈妈的血容量会迅速增加，到了孕晚期，血容量比孕前增加30%～45%，约1 300毫升，但是，由于红细胞的造血量跟不上增加的血液总量，血液被稀释，就会出现贫血现象。孕期贫血虽然是正常现象，但如果置之不理，准妈妈就会出现疲劳、头晕、体力下降等情况，严重时会导致胎盘供氧不足，胎儿发育迟缓。

## 多吃富含铁的食物

多吃瘦肉、家禽、动物肝脏及血（鸭血、猪血）、蛋类等富铁食物。豆制品含铁量也较多，肠道的吸收率也较高，要注意摄取。主食方面则多吃面食，面食较大米含铁多，肠道吸收也比大米好。

## 多用铁炊具烹调饭菜

做菜时尽量使用铁锅、铁铲，这些传统的炊具在烹制食物时会产生一些小碎铁屑溶解于食物中，形成可溶性铁盐，吸收于体内。在用铁锅炒菜时，可以适当加一点醋，使铁转化为二价铁，提高身体对铁的吸收利用率。

## 口服补铁剂

如果准妈妈缺铁比较严重，日常饮食无法满足准妈妈对铁的需求，那就有必要根据医生的处方，通过服用补铁剂来补充铁了。如果经过医生检查，没有贫血，且铁储备充足，则没有必要服用补铁剂。

维生素C能够与铁形成螯合物，促进人体对铁的吸收。因此，准妈妈在补铁的同时要多吃一些富含维生素C的食物，新鲜的蔬菜和水果维生素C的含量都很高，如番茄、橙子、草莓、西蓝花等。

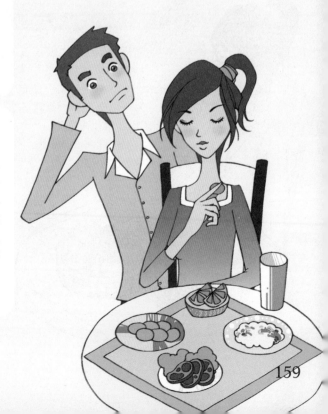

# 你的血糖稳定吗

水果和蔬菜可确保肠道系统正常运转，有助于防止痔疮。专家建议准妈妈每天吃500克水果蔬菜。为确保能获得最佳营养物质，一个实用的方法是吃不同颜色的水果和蔬菜。

摄取营养又不变胖的饮食

孕期的饮食管理最关键的要点是"重质不重量"。要有意识地注意营养的均衡摄取，像蛋糕等含糖和脂肪过多的食物最好避开，水果等可以适量选用。

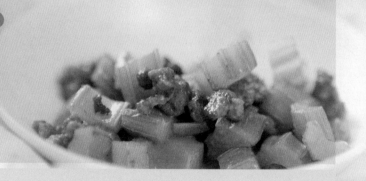

预防孕期血糖升高怎么吃

如果担心孕期血糖升高，最好采取以下方法进行日常饮食。

1.增加膳食纤维的摄入。膳食纤维可延缓糖的吸收，建议每日膳食纤维摄入量以30克左右为宜。

2.适量补充微量营养素。适当补充维生素C、维生素E、维生素$B_1$、维生素$B_2$等。

3.减少盐的摄入量。建议每天盐的摄入量应控制在7克以内。

4.合理分配饮食、安排餐次。每天早、中、晚餐摄入的能量按25%、40%、35%的比例分配。

可酌情采用少食多餐、分散进食的方法，以减轻单次餐后胰腺的负担。

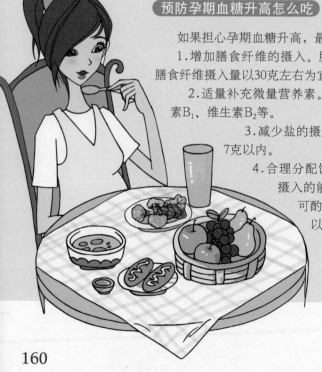

# 本周
## 大事记

　　怀孕23周的准妈妈在这个阶段偶尔会感到头昏眼花，这是正常的现象。因为改变体位时会引起血流量的分布改变，而由于血液很大部分都给了子宫以支持胎盘和胎儿，导致盆腔和腿阻力很低，大量血液汇集在这里。当准妈妈快速地站起来的时候，盆腔和腿静脉中的血液需要几分钟时间来重新分布，而且脑中的血液缺失也会让准妈妈觉得头昏眼花。即使准妈妈常感到头晕也不必过于紧张，腹中的胎儿并不会有危险，对子宫和胎盘的血液供给还是充足的。

医院检查的情况

下次产检的时间

写给宝宝的话

# 孕24周　胎儿超过500克了

## 胎儿和准妈妈的变化

### 胎儿的变化

　　胎儿的体重已经超过500克，而且为了呼吸做准备，肺部内的血管会进一步发育。胎儿经常张开嘴，重复喝羊水和吐羊水的动作，而且当脐带或手指在嘴巴附近时，胎儿的脸会反射性地朝着脐带或手指方向转过去。

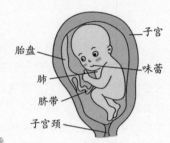

子宫
胎盘
味蕾
肺
脐带
子宫颈

　　此时期胎儿对外部声音更加敏感，而且很快熟悉经常听到的声音。由于胎儿在准妈妈的肚子里已经开始接触外部声音，所以出生后不会被日常噪声吓坏。

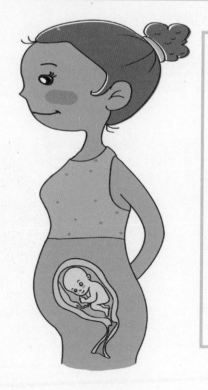

### 准妈妈的变化

　　准妈妈的子宫会上移到肚脐上方4~5厘米，体重增加过快时，腿部为支撑身体将承受很大的压力，所以腿部肌肉很容易疲劳。鼓起的肚子还会压迫大腿部位的静脉，因此腿部容易发酸或出现抽筋症状。这些症状经常在晚上睡觉时出现，准妈妈会被突如其来的腿痛惊醒。

　　随着腹部逐渐增大，身体会越来越笨重，且很容易莫名其妙地发脾气。怀孕中，激素的变化是出现频繁情绪波动的主要原因，体形改变、身体变重也会给准妈妈压力，所以会有较大的情绪波动产生。

　　此时，应该以积极的心态去面对大部分女性都会经历的怀孕变化，并且以愉悦的心情去迎接即将到来的新生命。

# 预防妊娠期糖尿病

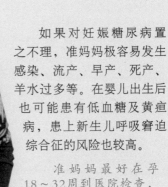

妊娠糖尿病会使准妈妈平时正常的血糖值突然变高，但准妈妈却没有任何不适感觉。通常情况下，我们的身体会把所吃的食物分解成葡萄糖，并制造胰岛素，用来提取血液里的葡萄糖，然后转运到体内的细胞，满足胎儿的需求。如果胰岛素分泌不足，加上准妈妈在孕期进食增多、运动减少、体重增加，大部分准妈妈极容易患上妊娠糖尿病。

如果对妊娠糖尿病置之不理，准妈妈极容易发生感染、流产、早产、死产、羊水过多等。在婴儿出生后也可能患有低血糖及黄疸病，患上新生儿呼吸窘迫综合征的风险也较高。

准妈妈最好在孕18～32周到医院检查，且要特别咨询妇产科和糖尿病专科医生。

## 正确选择糖类

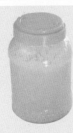

应尽量避免加有蔗糖、白糖、果糖、葡萄糖、冰糖、蜂蜜、麦芽糖的含糖饮料及甜食，可避免餐后快速的血糖增加。尽量选择纤维含量较高的未精制主食，更有利于血糖的控制。

## 严格控制热量

孕早期不需要特别增加热量，中、后期必须依照孕前所需的热量，再增加300千焦/日，注意不要过量饮食。

## 多摄取纤维质

多摄取高纤维食物，多吃蔬菜、水果，不要喝果汁等，可延缓血糖的升高，帮助血糖的控制，也比较有饱足感。

## 少食多餐

一次进食大量食物会造成血糖快速上升，且母体空腹太久时，容易产生酮体，导致血糖失衡，所以要少食多餐，将每天应摄取的食物分成5～6餐，特别要避免晚餐与隔天早餐的时间相距过长，睡前要补充点心。

虽然水果的好处多多，但千万不可无限量地吃水果。

163

## 保持好心情

随着怀孕的进展和体形的变化，准妈妈可能会更脆弱，需要更多的关心。比如存在着一些担心和疑虑，如胎儿的性别、长相及胎儿发育是否正常，这些都是挂在准妈妈心中的大事，有时心情不好，会出现情绪波动。准妈妈一定要做好心理调试，保持好心情。

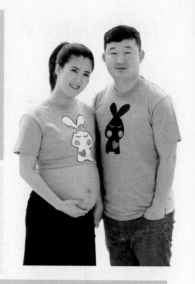

### 和准爸爸一起散步

在傍晚的时候，吃完晚饭和准爸爸一起出去散步，一边慢慢绕着小区走几圈，一边和准爸爸谈谈心，也让准爸爸和胎儿说几句话，让他感觉一下做爸爸的幸福。

### 让每天都有色彩

在心情有一些灰暗的日子里，要让周围环境充满色彩。比如花瓶中黄色的花朵，黄色的枕头、靠垫或黄色的桌布，它们有着神奇的魔力，当准妈妈的眼睛饱餐了欢快的颜色，心情自然也就好转起来。

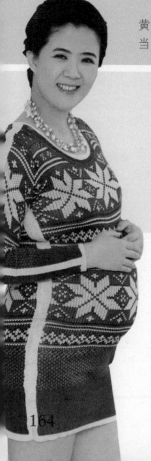

### 多和胎儿交流

准妈妈可以给胎儿哼唱一首歌，或者与胎儿一同听音乐，与胎儿讲准妈妈对音乐的感受。准妈妈会在交流中感受到与胎儿息息相通。

孕期和胎儿交流有多种形式，不一定是说话，也可以是做一做孕期运动，温柔的抚摸一下肚皮感知胎儿的存在，同时也让胎儿感受准妈妈的爱抚。

| 准妈妈可能出现的心理变化 | |
| --- | --- |
| 1 | 难熬的孕早期已经过去了，自己的身体状况基本已经稳定，一般不会出现什么问题，可以松一口气了 |
| 2 | 肚子越来越大了，为了确保自己和胎儿的健康平安，家务活都不敢插手了 |
| 3 | 虽然距分娩还有一段时间，但自己已开始感到有压力了 |

# 你可能关心的问题

## 口酸，味觉不好是否正常

　　正常的，这是因为怀孕后胃肠道蠕动减慢造成的逆蠕动，不要吃太甜的食物以保证胃肠正常蠕动，排便通畅。食物以简单清淡为主，可以吃一些八宝粥、莲子粥、莲子白木耳粥、莲子心茶、玫瑰花茶等。另外，要保持心情畅快，可以增加食欲。

## 准妈妈缺钙如何补

　　一般来说，准妈妈每天需要有1 200毫克的钙的供给。除了从食物中吸收，还要额外再服用600～800毫克的钙剂，准妈妈可以把600～800毫克的钙剂分成2～3次服用。1次服用尽量不要超过500毫克。

## 孕期缺铁怎么补

　　孕期容易缺铁，也容易产生缺铁性贫血，一般在孕中期的时候就要常规补充铁剂。现在在市场上有很多孕期的铁剂，也可以就诊产科，让医生开药，孕期的用药最好是在医生的指导下服用。

## 丈夫经常和胎儿说话有什么积极效应

　　丈夫通过动作和声音，与胎儿说话，是一项十分必要的胎教措施。丈夫每天晚上睡觉前，把手放在妻子的腹部，跟胎儿说上几句话。丈夫抚摸妻子的腹部，对准妈妈产生的是良性刺激，这既是准妈妈的一种精神与肌体享受，胎儿也从中受益不少，尤其是对于情绪和精神紧张的准妈妈来说，这是一剂良好的安慰剂。

## 胎儿喜欢听到什么声音

　　胎儿非常喜欢听与准妈妈的声音同样的音调。但是，胎儿对准妈妈的声音记忆，与在子宫中所听到的准妈妈声音的高低，似乎没有太大的关系。宝宝出生后，准妈妈的声音听起来即使和在子宫中时听到的不同，胎儿还是感受得到并且记得准妈妈的声音。除了胎儿的听觉如此，刚分娩的妈妈也只会对自己的宝宝的声音有反应。

# 本周
## 大事记

　　本周提醒准妈妈注意的是，如果在怀孕24周以后，出现口干、多食、多尿、体重减轻等症状，则不排除妊娠期糖尿病的可能。如果以前没有糖尿病史，则孕期发生糖尿病的概率为3%；而如果有糖尿病家族病史、肥胖、死胎、新生儿死亡，前胎有巨婴症、羊水过多、超过30岁等，具有以上危险因素之一的准妈妈，就更应该重视孕期糖尿病的筛查。

　　准妈妈在怀孕24周左右时，应该学习一些有关早产的知识。如果发现阴道分泌物像黏液一样，并有呈红色或有血迹，并且每小时收缩多于4次，出现这种状况时应该立即去看医生。

医院检查的情况
_____
_____
_____

下次产检的时间
_____
_____
_____

写给宝宝的话
_____
_____

# 第七章

## 孕 7 月

# 胎动越来越强烈

## 孕7月专家提示（25~28周）

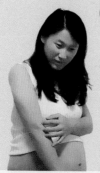

### 减少对皮肤的刺激

由于激素的平衡被破坏，所以在怀孕期间皮肤会变得非常敏感。准妈妈全身会泛红，同时长出很多米粒大小的疙瘩。有时准妈妈会感觉身体严重痒痛，甚至令人无法入睡。为了预防皮肤疾病，最好穿100%的纯棉内衣。另外，洗衣服时要比平时多漂洗几次，这样可以将洗衣液引起的皮肤刺激降到最低。

### 家务事要请别人帮忙

进入怀孕后期，由于肚子迅速隆起，向前弯腰变得非常困难。所以沉重的家务最好请准爸爸或别人帮忙，亦不要做清扫浴室、叠被子、提重物、擦地板等需要弯腰或给肚子增加负担的劳动。上下楼梯时，应在家人搀扶下或者扶着栏杆慢慢走动。

### 控制体重

维持正常的体重增加。营养的摄入只要能满足胎儿的营养需求就可以，营养过多会导致胎儿发育太快，使腹部弹性纤维断裂，产生妊娠纹。怀孕期间的体重控制在正常范围，就能够有效预防和减轻妊娠纹的出现。

为了使胎儿顺利成长、发育，母子之间的接触是十分重要的，这是一种精神的、心理的情绪反应，这种相互作用也能决定孩子未来的性格发展。运用与胎儿对话的方式，可以达到语言沟通的目的。准妈妈一边听音乐，一边做放松练习，也能使胎儿完全沉浸于安定的状态。此外，通过按摩与胎儿沟通、定期进行放松练习、写日记以及与准爸爸交谈等，都是重要的功课。

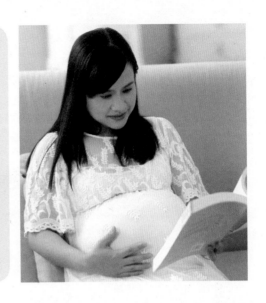

## 孕7月饮食指导

从第7个月开始，胎儿的身体长得特别快，胎儿的体重通常主要是在这个时期增加的。主要特点为大脑、骨骼、血管、肌肉都在此时完全形成，各个脏器发育成熟，皮肤逐渐坚韧，皮下脂肪增多。若准妈妈营养摄入不合理，或者是摄入过多，就会使胎儿长得太大，出生时造成难产，所以一定要合理地安排此时期准妈妈的饮食。

### 饮食要以量少、丰富、多样为主

饮食要以量少、丰富、多样为主，一般采取少食多餐的方式进餐，要适当控制进食的量，特别是高蛋白、高脂肪食物，如果此时不加限制，过多地吃这类食品，会使胎儿生长过大，给分娩带来一定困难。

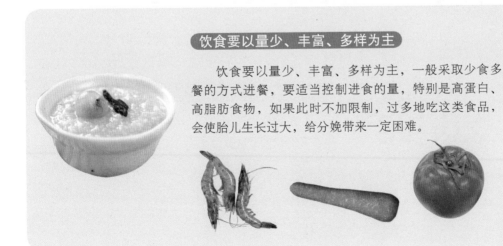

脂肪性食物里含胆固醇量较高，过多的胆固醇在血液里沉积，会使血液的黏稠度急剧升高，血压升高，严重的还会出现高血压脑病，甚至脑出血等。饮食的调味宜清淡些，少吃过咸的食物，每天饮食中的盐量应控制在7克以下，不宜大量饮水。

## 孕7月明星营养素

### DHA：促进脑部发育

DHA是一种天然存在的多不饱和脂肪酸，能优化胎儿大脑锥体细胞膜磷脂的构成成分，与胎儿脑和视网膜的神经细胞的增长和成熟有直接关系。

不吃鱼虾的准妈妈可以使用正规品牌的含DHA的营养品来帮助胎儿大脑的发育，并且应在吃牛奶、豆浆、蛋、鱼、豆腐等富含蛋白质的食物时服用，以帮助其吸收。

直接摄食来源于动物性食物的DHA应当是准妈妈补充的最佳途径。鱼类脂肪中DHA的含量较高，包括金枪鱼、三文鱼、小黄花鱼、面包鱼、鲅鱼、石斑鱼、海鲈鱼、鲱鱼、鳗鱼、鲷鱼、黑鱼等，此外，基围虾的含量也较高。

建议准妈妈每周吃3~4次鱼虾类，其中包括一次海鱼，以保证胎儿DHA的供给。

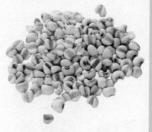

含卵磷脂多的食物有大豆、蛋黄、坚果、谷类、动物肝脏等。

### 卵磷脂：胎儿脑组织的健康发育快车

卵磷脂能保证脑组织的健康发育，是非常重要的益智营养素。若孕期缺乏卵磷脂，就会影响胎儿大脑的正常发育，准妈妈也会出现心理紧张、头昏、头痛等不适症状。

# 胎儿和准妈妈的变化

## 胎儿的变化

胎儿的身长约为22厘米，体重有700克左右。跟上一周相比，胎儿的体重增加100克左右。胎儿的大脑细胞以惊人的速度发育，身长变化很明显，并且子宫内的多余空间逐渐被填满。先前可以看到血管的透明皮肤逐渐泛红变得不再透明。

胎儿的全身被脂肪覆盖，而且覆盖皮肤的绒毛状胎毛沿着毛根方向形成倾斜的纹理。

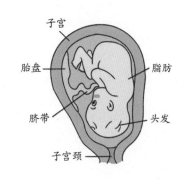

子宫
胎盘
脂肪
脐带
头发
子宫颈

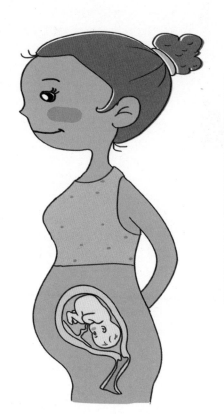

## 准妈妈的变化

准妈妈对光线非常敏感，而且眼睛非常容易干涩，感觉就像进了沙子一样刺痛。这是怀孕中经常出现的症状，不用过于担心，但如果这种症状比较严重的话，最好用眼药水临时补充眼睛的水分。有的准妈妈腹部、臀部和胸部上开始出现紫色的条状妊娠纹。这是由于皮下脂肪没能随着皮肤的膨胀而增加，而是导致微血管的破裂，因此出现妊娠纹。

## 你可能关心的问题

### 孕25周视力突然模糊是否正常

不排除这是一些准妈妈在孕期的正常生理现象，但也有可能是妊娠期高血压引起的，如果准妈妈发现自己视觉异常，应及时到医院检查，以排除妊娠中毒症，若是妊娠中毒症，一定要卧床休息，忌盐和盐类调味品，按照医嘱服用镇静、降压及利尿药物。如果患者经过一段时间的治疗，自觉症状减轻，眼底病变好转，可以继续妊娠直到分娩。但如果视力越来越差，说明病情严重，准妈妈应在2周内中断妊娠。

### 买托腹带有没有必要

建议买一个既能减轻准妈妈负担，又不会伤害到胎儿的。但要注意的是，托腹带不可包得过紧，以免影响胎儿健康发育，晚上睡觉时应脱掉。应该选择伸缩弹性和透气性比较强的托腹带，方便拆下以及穿戴，还可防止子宫下垂，保护胎位，减轻腰部的压力。

### 孕期长痔疮会不会影响顺产

痔疮一般跟分娩的方式没有太大的关系，平时要注意多走动，不要长时间地坐着，多吃点粗纤维的食物，多补充点水果和蔬菜。

### 准妈妈高血压怎么办

高血压是指收缩压在140毫米汞柱以上，舒张压在90毫米汞柱以上。女性有高血压，肾脏多半不好，一旦怀孕，由于胎儿的肾脏功能也是由准妈妈负责，如此一来，准妈妈会因为负担太大，使肾脏障碍更加恶化，而且，血压也会比以前有所上升。肾脏功能不好，有时想继续怀孕是相当困难的。通常，患有肾脏病或高血压的人，在未得到医生的许可前，必须采取避孕措施。万一怀孕，为了保护肾脏，一定要限制盐分的摄入，而且，要摄取豆腐等优质蛋白质。同时，为了抑制肾脏的工作量，应该尽量保持安静。平常血压很高、血亲中又有高血压的人，要注意避免罹患妊娠高血压综合征，以免危害胎儿。

### 孕期使用电脑要注意什么

目前电脑辐射对胎儿发育的影响没有科学的研究依据，但从优生优育的角度考虑，怀孕期间应减少上网的次数，上网时最好穿上防辐射服。

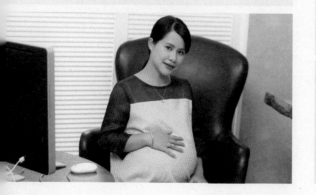

## 几种最适合孕期的零食

除了正餐外，准妈妈可适当地吃点零食，以满足每天所需的热量和蛋白质。以下推荐几种最适合孕期的零食：

### 栗子

栗子具有益气补脾、健胃厚肠、强筋健骨的功效，常吃有利于胎儿骨骼的发育。但栗子"生极难化，熟易滞气"，因此不可食用太多。

### 苹果

苹果具有生津止渴、养心益气、健脾益胃的功效。准妈妈每天吃个苹果不仅对身体有好处，还可改善孕期抑郁。

### 奶酪

奶酪被誉为"乳品中的黄金"，是含钙最多的奶制品，而且这些钙很容易被吸收。对于准妈妈来说，它是最好的补钙食品之一。由于其所含的能量较高，每次食用不宜超过20克。

### 核桃

核桃能补脑健脑，提高机体的抵抗力。准妈妈常吃核桃，可促进胎儿的大脑发育。

### 葡萄

葡萄补肝肾、益气血，并可预防孕期贫血与水肿。但患有妊娠糖尿病的准妈妈禁食。

### 花生

花生享有"长生果"之美称，有和胃健脾、滑肠润肺的作用。由于其热量较高，每次食量不宜超过20克。

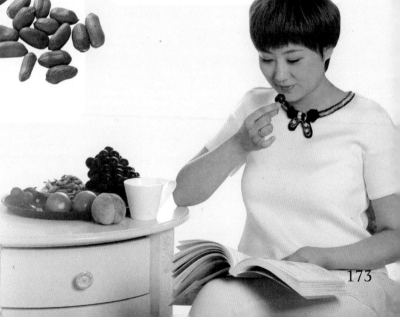

## 准妈妈可能出现的异常情况要警惕

准妈妈目前已处于孕中期末，因而极有可能会出现一些有别于妊娠早、中期的异常情况。知己知彼，百战不殆。只有准妈妈心里有所准备，遇到紧急情况才可能作出恰当处理。

### 妊娠高血压综合征

常常伴有头痛、眼花等表象，严重者可能出现昏迷或抽搐。妊娠高血压综合征是导致孕产妇死亡的一个危险因素，并可能会严重危及胎儿的生命安全。准妈妈应及时自查，出现类似状况尽早就医。

### 胎膜早破

具体症状是阴道突然涌出大量液体，而且持续不断，时多时少。一旦准妈妈胎膜破裂，诱发其他器官感染的概率就会增加，严重者可造成脐带脱垂。

如果准妈妈突然遭遇此种情况，自己和家人都要切记：使准妈妈平卧，抬高臀部，用担架或救护车送医就诊。

### 阴道出血

通常只是少许血性黏液流出，民间俗称为"见红"。随着产期临近，准妈妈子宫下段不断被拉长，以至于子宫下段及宫颈内口附近的胎膜与子宫壁分离，造成毛细血管破裂出血的情况。如果阴道出血，并无伴随性腹痛，则可能是胎盘位置异常，如胎盘前置、胎盘早期剥离等。准妈妈一旦遇到此种情况，应到医院检查处理，确认是否为早产先兆，以保母婴平安。

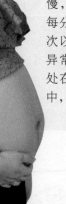

### 胎心率不稳

有的过快有的过慢，或搏动力量减弱。每分钟160次以上或120次以下，都视为胎心率异常不规则，说明胎儿处在不明危险的状况之中，应立即入院。

### 胎动次数减少

通常胎动每12小时不可少于10次。如果此间胎动次数减少，或12小时内未感觉到胎动。则很有可能是胎儿宫内缺氧的表现，准妈妈应立即入院。

# 本周
## 大事记

　　从本周开始，准妈妈做梦的次数可能会增多，并且比以往更加真实。这是由于压力的原因造成的，要了解梦只是潜意识的表现，并不代表着未来，准妈妈应该多和家人沟通交流，放松心情。

　　在体重的控制方面，准妈妈要注意了，尤其是那些在怀孕前就已经有超重现象的准妈妈更要提高警惕，过度的营养会导致妊娠期肥胖，而怀孕期间也更容易引起妊娠期糖尿病、水肿等并发症。如果在怀孕期间增重过多，这些并发症的发病概率就会随之增大。

医院检查的情况

下次产检的时间

写给宝宝的话

# 孕26周　胎儿700克了

## 胎儿和准妈妈的变化

### ■ 胎儿开始有呼吸

胎儿肺内的肺泡开始发育。肺泡的数量会持续增加，到出生后会达到8个。肺泡周围为胎儿提供所需氧气、排出二氧化碳的血管数量呈几何级数增加。这时期鼻孔已经张开，可以利用自身的肌肉练习呼吸。但是肺内还没有空气，所以还不能进行真正的呼吸。

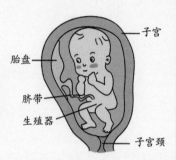

子宫

胎盘

脐带

生殖器

子宫颈

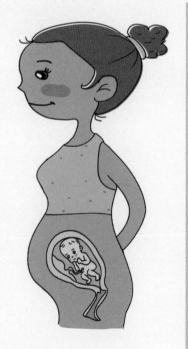

准妈妈的变化

### ■ 出现肋骨疼痛及下腹部疼痛

随着胎儿的成长，子宫会越来越大。怀孕7个月时，子宫增大至35厘米，所以它会推动肋骨向上移动5厘米。最底部的肋骨无法承受上移子宫带来的压力，便会向外弯曲，从而引起肋骨疼痛。

此时子宫还会压迫肠胃，所以经常出现消化不良和胃痛的现象。随着子宫肌肉的扩张，下腹部经常出现像针刺一样的疼痛。

### ■ 身体重心发生前移，加重腰痛

随着肚子变大，挺腰站直时身体的重心会向前移。为了保持平衡，必须把上身后倾。此时准妈妈的体重和背、腰肌肉的重量全部聚集到腰部，会加重腰痛，所以最好经常保持正确的姿势，平时注意多通过散步或能预防腰痛的体操来缓解腰部肌肉的疲劳。

# 孕中期出现这些症状不用担心

## 感到眩晕

怀孕初期，由于血液量的增加，准妈妈很容易出现晕眩症状。随着子宫的增大，阻碍大静脉内的血液流动，可能降低心脏的跳动频率。怀孕中期，准妈妈会经常出现晕眩症状。准妈妈缺铁时还会导致贫血，这也会造成眩晕。

## 腹部瘙痒

增大的子宫牵拉腹部的皮肤导致的皮肤肌纤维断裂，从而形成的腹部瘙痒，这种是正常生理现象，不用担心。另外，准妈妈新陈代谢旺盛，出汗多，也容易导致皮肤瘙痒。但是，若准妈妈的瘙痒源于胆汁淤积则需要警惕，要及时查肝功、胆酸，看是否有异常。

## 出现静脉曲张

怀孕期间，准妈妈膝盖后侧、大腿内侧、脚踝、外阴部、阴道壁、肛门等地方容易出现静脉曲张。随着子宫进一步增大，它会压迫大静脉导致血液循环不顺，而停滞的血液会扩大静脉并形成静脉曲张。分娩后，静脉曲张会消失，所以不用担心。

暂时性地出现晕眩症状时，可以打开室内门窗让自己呼吸新鲜空气，然后躺在床上安静休息。当因为缺铁出现贫血时，则应根据医生的处方服用补铁口服液，同时多食用富含铁质的食品。

## 手指、手腕发麻酸痛

进入怀孕中期，手指或手腕会肿胀并且伴随发麻、酸痛。尤其是早晨起床后症状更为严重。有时手会突然抽筋，连手指都伸不直。这是由于怀孕引起的全身水肿顺着手腕到达运动神经，使手腕和手指发生轻度麻痹。这些只是暂时性的现象，分娩后都会随着水肿的消失而自然消除。为了缓解疼痛，尽量减少盐分和水分的摄入量，经常活动手腕、手指或按摩这些部位。

# 本周
## 大事记

　　准妈妈在怀孕26周的时候可能会觉得心绪不安，睡眠不好，常做噩梦，忧虑和紧张会对胎儿的发育十分不利，因此准妈妈要学会放松心情，可以做一些简单有趣的事情来调节一下自己的心情。比如自己做一些给宝宝的小衣服、绣简单十字绣等。

　　由于准妈妈体重的增加，身体臃肿不堪，很容易感动疲倦，此时准妈妈可以适当地听一听柔和、欢快的音乐，安抚、放松紧张的心情；不仅如此，听音乐也是一种艺术的享受，并且腹中的胎儿也能够听到音乐声，对胎儿的艺术细胞的发育十分有利，对宝宝的智力发育和成长也十分有好处。

医院检查的情况

下次产检的时间

写给宝宝的话

# 孕27周　胎动像波浪一样

## 胎儿和准妈妈的变化

### 胎儿的变化

　　胎儿的体重大约900～1000克，从头顶到脚底有30厘米。胎儿的眼皮已经完全形成，而且生成了眼球，所以可以睁开眼睛。瞳孔要在出生几个月后才能变为正常的颜色。眼睛可以看前面，也能调整焦距。另外，连接耳朵的神经网也比较完善，所以对一些声音能作出相应的反应。

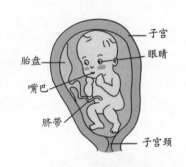

子宫
眼睛
胎盘
嘴巴
脐带
子宫颈

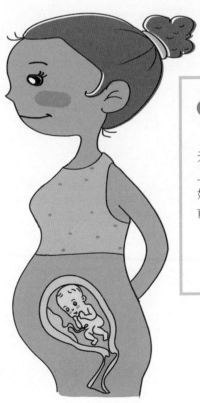

### 准妈妈的变化

　　这时期准妈妈血压会稍有上升，属正常现象无须担心。但若准妈妈收缩压在140毫米汞柱以上，舒张压在90毫米汞柱以上就会对胎儿及准妈妈产生严重影响。若准妈妈血压异常，应该立即前往医院接受专门医生的检查。

　　随着胎儿的不断生长，子宫在骨盆内也相应增大，容易压迫静脉，使血液回流受阻，造成下肢静脉曲张。

## 脐带绕颈怎么办

脐带绕颈并不可怕

胎儿在母体内并不老实,他在空间不是很大的子宫内翻滚打转,经常活动。每个胎儿的特点不同,有的胎儿动作比较轻柔,有的胎儿动作幅度较大,特别喜爱运动。胎儿在准妈妈的子宫内活动、游戏时有可能会发生脐带缠绕。

大多数的脐带绕颈往往都是由于脐带本身比较长,而恰巧胎儿又比较活跃,经常有大的翻身动作,这样就有可能使得脐带绕上脖子。当胎儿向脐带绕颈的反方向转回来时,脐带缠绕就会解除。当然,如果脐带绕颈圈数较多,胎儿自己运动出来的概率就比较小一些。

一旦脐带缠绕较紧,影响脐带血流的通过,从而影响到胎儿氧气和二氧化碳的代谢,使胎儿出现胎心率减慢,严重时可能出现胎儿缺氧,甚至使胎儿胎死腹中。

如何避免脐带绕颈

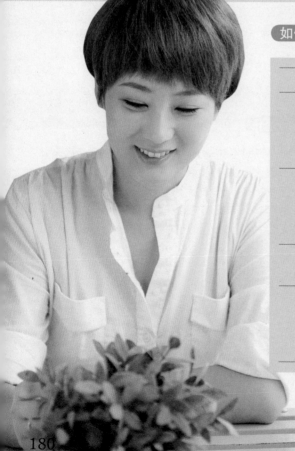

| 分类 | 具体方法 |
|------|----------|
| 饮食 | 多进食富含营养的食物,避免烟酒及过于辛辣刺激性强的食物,忌生食海鲜、没有熟透及易过敏的食物 |
| 运动 | 运动时要选择动作柔和的项目,如散步、游泳、准妈妈体操等,不宜选择剧烈的运动,也应避免过于喧闹的运动环境 |
| 休息 | 生活要有规律,不要熬夜,不能太贪玩,避免过于劳累 |
| 胎教 | 在进行胎教时要选择曲调优美的乐曲,节奏不宜过强,声音不要过大,时间不能过长,次数必须适当 |

## 怎样才知道胎儿是否会脐带绕颈

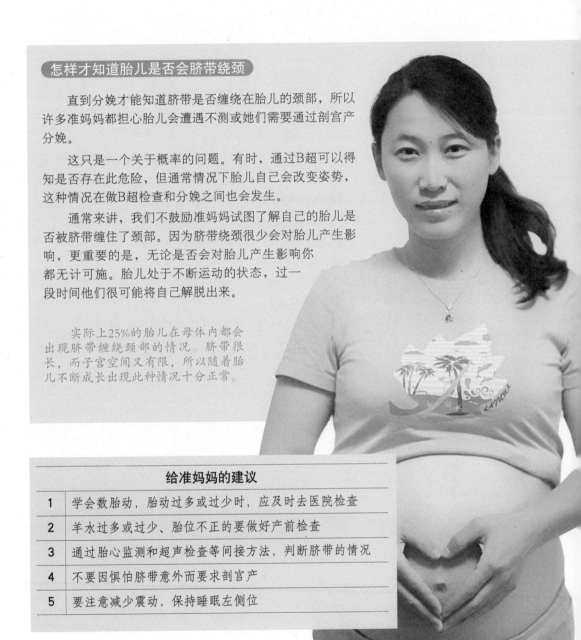

　　直到分娩才能知道脐带是否缠绕在胎儿的颈部，所以许多准妈妈都担心胎儿会遭遇不测或她们需要通过剖宫产分娩。

　　这只是一个关于概率的问题。有时，通过B超可以得知是否存在此危险，但通常情况下胎儿自己会改变姿势，这种情况在做B超检查和分娩之间也会发生。

　　通常来讲，我们不鼓励准妈妈试图了解自己的胎儿是否被脐带缠住了颈部。因为脐带绕颈很少会对胎儿产生影响，更重要的是，无论是否会对胎儿产生影响你都无计可施。胎儿处于不断运动的状态，过一段时间他们很可能将自己解脱出来。

　　实际上25%的胎儿在母体内都会出现脐带缠绕颈部的情况。脐带很长，而子宫空间又有限，所以随着胎儿不断成长出现此种情况十分正常。

| | 给准妈妈的建议 |
|---|---|
| 1 | 学会数胎动，胎动过多或过少时，应及时去医院检查 |
| 2 | 羊水过多或过少、胎位不正的要做好产前检查 |
| 3 | 通过胎心监测和超声检查等间接方法，判断脐带的情况 |
| 4 | 不要因惧怕脐带意外而要求剖宫产 |
| 5 | 要注意减少震动，保持睡眠左侧位 |

# 本周
## 大事记

　　准妈妈从怀孕27周开始，就可以考虑准备宝宝的用品了。建议准妈妈，先把需要购买的宝宝用品详细列在购物清单上，然后再到婴儿用品专卖店进行购买。这样可以避免买到一些不必要的用品，浪费金钱。准妈妈在怀孕中后期会出现情绪比较低落的状态，实际上这是一种心理的自我保护，此时准妈妈容易出现情绪冷漠、较少关心他人活动、对周遭人事反应迟缓的现象。

　　此时准妈妈会表现出性欲减少，对此，准爸爸要给予充分的体谅和理解。

医院检查的情况

下次产检的时间

写给宝宝的话

# 孕28周 胎儿大脑迅速发育

## 胎儿和准妈妈的变化

### 胎儿的变化

胎儿身体长35厘米，体重1200克。胎儿吞咽羊水时，其中少量的糖类可以被肠道所吸收，然后再通过消化系统运送到大肠。

下眼睑开始分开，眼睛能够睁开了，开始练习看物和聚焦。此外胎儿鼻孔已发育完成，神经系统进一步完善。

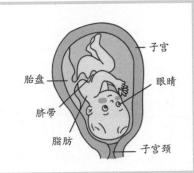

子宫

胎盘

眼睛

脐带

脂肪

子宫颈

### 准妈妈的变化

准妈妈的负担明显增加，有些人可发生水肿、血压增高和蛋白尿，这些是妊娠高血压综合征的主要表现，尤其值得引起警惕，同时孕妈妈务必做贫血检查，若发现贫血一定要在分娩前治愈。

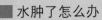

### ■ 水肿了怎么办

很多怀孕中的准妈妈，手腕、脚踝、手臂、腿等部位经常会出现肿胀现象，这种现象叫做水肿，夜晚或天气热时会出现严重的水肿。为了预防水肿发生，准妈妈最好穿宽松的衣服和鞋子，且暂时不要戴阻碍血液循环的戒指等首饰。准妈妈可以尝试以下的方法来改善水肿情况。

| | 这些小动作可以预防水肿 |
|---|---|
| 1 | 休息时垫高腿部 |
| 2 | 不要穿紧身的衣服 |
| 3 | 尽量避免长时间站立或坐着不动 |
| 4 | 穿平底鞋或舒适的鞋子 |
| 5 | 外出时，要穿准妈妈专用的高弹力长袜 |
| 6 | 不要穿紧身的衣服 |
| 7 | 多喝水，充分排出体内的沉积物 |
| 8 | 不要穿紧身裤、长筒袜或者超过小腿的袜子 |
| 9 | 维持规律的运动 |

# 胎位不正怎么办

胎儿在子宫内的正常姿势是垂直的，有时也会横在子宫里，或是介于上述二者之间。另一种姿势是臀位，如果以这种姿势分娩，准妈妈多需要接受剖宫产手术。这一时间段的胎位对足月分娩无关紧要，可以不加干预。随着胎儿的胎头增大，多数胎儿能自行转成正常头位。

妊娠28周以后，特别是32周后，羊水逐渐减少，胎儿的活动空间受到限制，这一时间段的胎位一般越来越不易发生变化。

如此时进行产前检查发现胎位不正，应在医生指导下加以纠正，一般通过纠正可转成正常的头位，但矫正不必勉强。

| 胎位不正的怎么办 | |
| --- | --- |
| 1 | 横位应做选择性剖宫产。臀位分娩，初产妇多作剖宫产；经产妇，胎位异常、胎儿较小、骨盆够大者，可考虑自然分娩 |
| 2 | 横位如未及时处理，会导致脐带脱垂，胎死宫内，甚至有子宫破裂危险 |
| 3 | 臀位有破水后脐带脱垂的可能，分娩过程中有后出头的危险，会造成胎儿宫内窒息，甚至导致死亡 |
| 4 | 做好产前检查，预先诊断出胎位不正，及时治疗，如未转为头位，则先做好分娩方式选择，提前住院待产。可以预防分娩时胎位不正及避免因胎位不正造成的严重后果 |

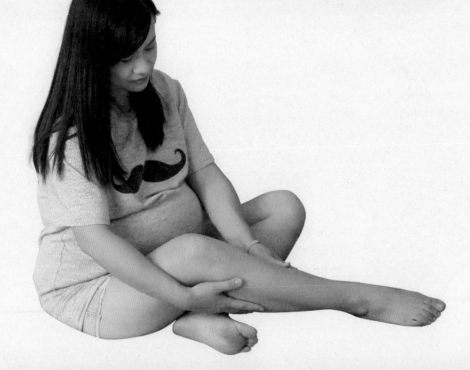

184

## 适合孕晚期的运动有哪些

孕晚期由于腹部和胸部变大，准妈妈的后背和肩部有可能疼痛。这时可以进行上半身和颈椎训练，这样可以防治颈部疼痛。但需要注意，在最后的12周内，不要做压迫静脉或者阻碍血液循环的运动。

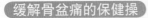

**缓解骨盆痛的保健操**

准妈妈坐在有靠背的椅子上，身体挺直地靠在椅背上。这样一方面可以避免身体弯曲而增加腹部的压力，另一方面可把身体的重力转移于椅背，从而得到充分的休息。然后用靠垫来垫脚，两腿适当地分开，以免压迫腹部。站立时要保持身体直立，这样可尽力收缩前方的腹壁肌肉，使骨盆前缘上举，并有效缓解骨盆痛。

**上下举手臂的运动**

准妈妈舒适地坐在地板上，然后向上举起双臂，并反复地做弯曲或伸直肘部的运动。向上举起手臂时吸气，向下放手臂时呼气。用同样的方法重复做该动作。

**抖手运动**

用力握拳，然后慢慢地松手。从上到下放下手臂，同时用力抖动双手。该运动能促进血液循环，而且能缓解手部肌肉的紧张。

185

# 本周
## 大事记

在孕28周以后，准妈妈的产检要每两周检查1次。在妊娠中后期，这种定期产检是非常有必要的。到了孕28周，准妈妈可以适当地做一些乳房按摩。因为怀孕后乳房腺泡和乳腺导管的大量增生，导致结缔组织充血，在怀孕四个月后乳头开始分泌少量的黄色黏液，此时做一些适当地按摩，可以为日后顺利进行胎儿的哺乳做好准备。

医院检查的情况

下次产检的时间

写给宝宝的话

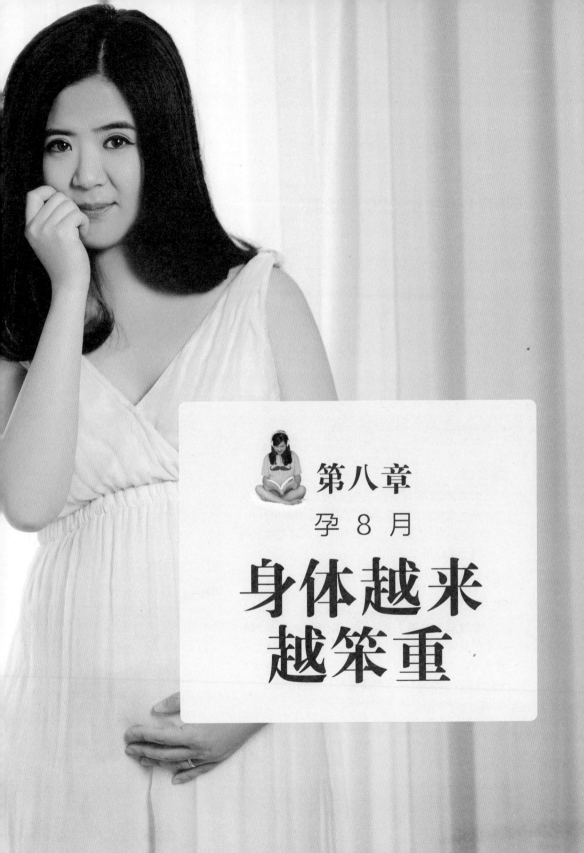

第八章

孕 8 月

# 身体越来越笨重

# 孕29周　进入孕后期

## 孕8月专家提示（29～32周）

### 定期接受检查

　　如果准妈妈的健康状态没什么问题，而且胎儿的成长也很正常，那么从怀孕29周开始，每2周接受1次定期检查。最后1个月，则需要每周进行1次定期检查。进行定期检查时，对于平时出现的异常症状要详细告知医生，自己也要不断地收集关于分娩的各种资讯。

### 检查结果出现这些症状时怎么处理

#### ■ 贫血

　　如果被确诊为贫血，就要更加认真服用铁剂。患严重贫血时，服用量应该比普通多出2倍。服用铁剂前后1小时之内，要避免饮用阻碍铁质吸收的绿茶或红茶。

#### ■ 高血糖

　　米饭或面包等主食不必过分限制，但是饼干或水果等零食要少吃。蛋白质或脂肪的摄取也非常重要，但要少吃肉类，最好多吃新鲜鱼类或豆类。另外，要注意补充维生素和矿物质。

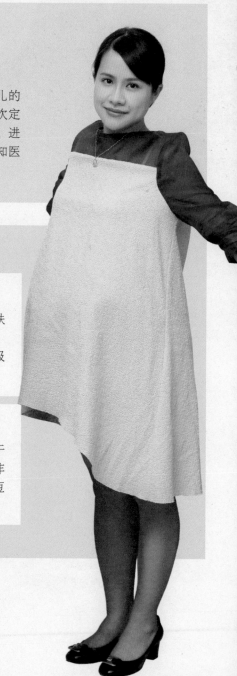

### ■ 水肿

出现水肿时，每天的盐分摄取量要减至7～8克。吃面时尽量少喝面汤；制作沙拉时，用柠檬或食醋代替酱油；尽量用绿茶代替冰凉饮料。坚持适当的运动，可以促进血液循环。

### 要留意体重的突然增加

怀孕晚期容易产生饱足感，也容易出现水肿，因此往往不能有效地控制体重。怀孕中，过分的体重增加会导致妊娠高血压综合征。即使产后水肿消失，体重过重仍有可能给准妈妈带来体型控制等多方面问题。为了防止体重的突然增加，平时要细嚼慢咽，而且最好在晚上8点之前吃晚餐。

### 该用药时还需用药

孕期不能乱用药不等于孕期不能用药，一些原本可以及早正确用药而治愈的，如腹泻、外伤、咳嗽、便秘等疾病若丧失治疗时机，拖成大病、重病，则会有损腹中胎儿的健康。

对于那些普通的细菌感染不及早使用抗生素抗感染，将引起准妈妈高烧不退，甚至可能发生高血压综合征、缺氧、休克，不但会造成胎儿先天异常，更可能因此而流产、早产或胎死腹中。

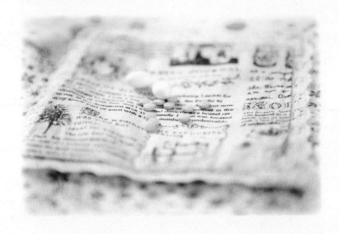

怀孕期间，有些药品是确实不能吃，这些药品大都在包装上注明了"孕妇忌用""孕妇慎用"等字样，医生也不会给准妈妈们开这类药。

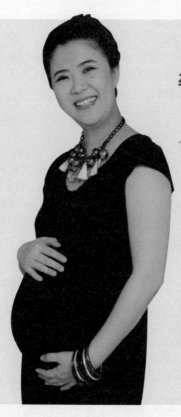

## 孕8月饮食指导

　　这个时期，准妈妈的基础代谢增加至最高峰，胎儿的生长速度也达到最高峰，身体对营养的需求量很大。但多数准妈妈此时食欲不佳，可少食多餐，并根据自己的口味吃一些容易消化的食物。

### 多晒太阳，摄入充足的钙

　　在孕晚期，由于胎儿的牙齿、骨骼钙化需要大量的钙，因此准妈妈对钙的需求量明显增加。准妈妈应多吃芝麻、海带、蛋、骨头汤、虾皮汤等富含钙质的食物。一般来说，孕晚期钙的供给量为每日1200毫克，是怀孕前的1.5倍。此外，还应多进行户外活动，多晒太阳。

　　补钙最佳时间是在睡觉前、两餐之间，晚饭后休息半小时即可。

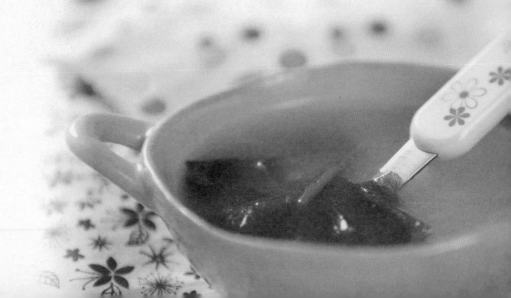

## 多吃一些能够减轻水肿的食物

有些准妈妈在这一时期已经开始出现水肿了。许多食物具有一定的利尿作用，食用后可以去除体内多余的水分。水肿的准妈妈不妨尝试下面的食物，这些食物既可以提供各种营养素，同时又不会出现服用利尿药物后对准妈妈和胎儿产生的不利因素。

### ■ 鲤鱼

鲤鱼有补益、利水的功效，准妈妈常食可以补益强壮、利水祛湿。鲤鱼肉中含有丰富的优质蛋白质，钠的含量也很低，准妈妈常吃可消肿。

### ■ 鲫鱼

鲫鱼是高蛋白、高钙、低脂肪、低钠的食物，经常食用，可以增加准妈妈血液中蛋白质的含量，改善血液的渗透压，有利于合理调整体内水分的分布，使组织中的水分回流进入血液循环中，从而达到消除水肿的目的。

### 不要暴饮暴食

准妈妈都希望自己拥有健康聪明的宝宝，因而在饮食上总是很注意加强营养。但是这并不意味着吃得越多就越好。过多食物的摄入，只会导致体重的大增，营养过剩，其结果是准妈妈出现血压偏高，胎儿过大。一方面，肥胖的准妈妈患上妊娠高血压综合征、妊娠合并糖尿病等疾病的可能性会更大；另一方面，胎儿的体重越重，难产概率就越高。因此，准妈妈应该科学地安排饮食，切不可暴饮暴食。

### ■ 冬瓜

冬瓜具有清热泻火、利水渗湿、清热解暑的功效，可提供丰富的营养素和无机盐，既可泽胎化毒，又可利水消肿，准妈妈可以常吃。

为了预防水肿发生，最好穿宽松的衣服和鞋子，且暂时不要戴阻碍血液循环的戒指等首饰。

191

## 多吃一些预防贫血的食物

### ■ 红糖

　　红糖含多种微量元素和矿物质，具有暖宫、补血的功效。食用时要注意：量不宜过多。

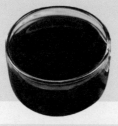

### ■ 动物肝脏

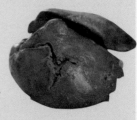

　　动物肝脏富含铁、蛋白质和脂肪，易于吸收，可快速补充铁剂。

　　食用时要注意：不要进食过量，以免摄入过多脂肪。

### ■ 鸡蛋

　　鸡蛋含蛋白质丰富而且利用率高，还含有卵磷脂、卵黄素及多种维生素和矿物质，其中含有的脂肪易被吸收。食用时要注意：每天吃1~2个已足够，过多不易吸收，还会产生其他不利影响。

### ■ 芝麻

　　芝麻富含蛋白质、脂肪、钙、铁、维生素E。可提高和改善整体的膳食营养质量。

　　食用时要注意：选用黑芝麻要比白芝麻好。

### ■ 大枣

　　大枣富含多种微量元素，有助消化、补血，尤其和阿胶合用功效更佳。

　　食用时要注意：最好用金丝枣或大枣熬粥，或和阿胶同服，有助于吸收。

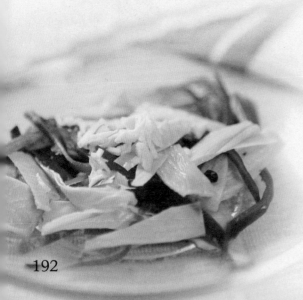

# 孕8月明星营养素

## α-亚麻酸: 促进胎儿大脑发育

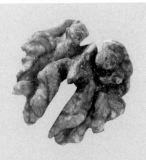

α-亚麻酸是组成大脑细胞和视网膜细胞的重要物质。如果摄取不足,会导致胎儿大脑发育不良,准妈妈也会疲劳感明显,睡眠质量下降。由于α-亚麻酸在人体内不能自动合成,因此必须从外界摄取。怀孕的最后3个月,是准妈妈重点补充α-亚麻酸的时期。在日常生活中,用亚麻油炒菜或每天吃几个核桃,都可补充α-亚麻酸。

## 维生素E: 血管清道夫

研究认为维生素E缺乏与早产婴儿溶血性贫血有关。为了使胎儿储存一定量的维生素E,准妈妈应每日多增加2毫克摄入量。

我国居民目前烹调用油主要以植物油为主,因此不容易缺乏维生素E,但准妈妈仍应适量增加维生素E的摄入,建议每天在10毫克左右。维生素E与适量的维生素C和硒一同摄入时,其吸收率会有所提高。

# 胎儿和准妈妈的变化

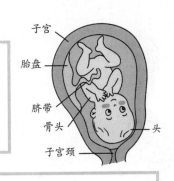

子宫
胎盘
脐带
骨头
子宫颈
头

## 胎儿的变化

胎儿的身长达到37厘米,体重有1.25千克左右,怀孕29周时,胎儿能完全睁开眼睛,而且能看到子宫外的亮光,所以用手电筒照射时,胎儿的头会随着光线移动。

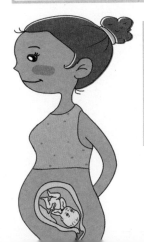

## 准妈妈的变化

这个时期,母体逐渐进入分娩准备状态。首先,为了顺利的分娩,子宫颈部排出的分泌物增多。所以外阴部容易感染接触性皮肤炎和湿疹,进而导致瘙痒。为了预防瘙痒,准妈妈要经常换洗内衣,保持身体的清洁。

## 预防早产

　　早产的典型症状是阴道出血，而出血量因人而异。不过，怀孕5个月后的早产往往伴随着下腹疼痛，这是早产的主要特征。这种下腹痛跟分娩时的阵痛一样，一阵阵地收紧抽筋。

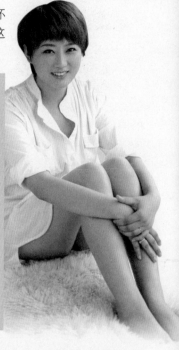

| 预防早产的方法 | |
|---|---|
| 1 | 充分的休息和睡眠 |
| 2 | 及时缓解各种压力 |
| 3 | 怀孕中参加剧烈运动容易引起子宫收缩并导致早产。散步或准妈妈体操之类的简单运动，既可以改善心情又能增强体力，所以要经常做。肚子疼痛时，随时躺下来休息以预防妊娠高血压综合征，准妈妈要尽量少吃特别咸的食物 |
| 4 | 考虑到准妈妈和胎儿的健康，要均衡地吸收营养 |
| 5 | 尽量避免压迫腹部，也不要提重物 |
| 6 | 准妈妈要经常清洁外阴部，以免感染 |

## 出现心慌气短怎么办

　　怀孕中后期，准妈妈出现心慌气促，呼吸困难等情况属于正常现象，这是因为当女性怀孕后，身体的新陈代谢加快，到了孕中期以后，机体耗氧量增加10%～20%，因此必须通过加快和加深呼吸，让肺的通气量增加约40%而使自身的需氧量得到保障。

　　妊娠后期增大的子宫迫使心脏向左上方移动，膈肌活动幅度也减小，由此使心脏负荷加重。由于上述原因，女性在怀孕后期偶尔活动量增大的时候，很容易出现心悸、心急等现象，但多数并不严重。

　　但是如果出现这些症状后，特别是症状持续时间长而且程度重时，则要引起准妈妈的重视，应该及时到医院检查。

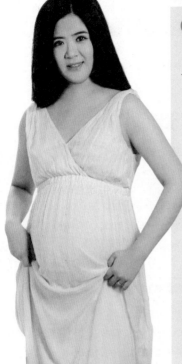

## 出现腹泻怎么办

由于准妈妈体内激素水平的变化，胃排空时间延长，小肠蠕动减弱，极易受外界因素影响而腹泻。

| 产生腹泻的原因 | |
| --- | --- |
| 感染原因 | 细菌、病毒经消化道感染 |
| 饮食原因 | 食用粗糙、变质食物和不良饮食习惯，或由海鲜等食物过敏所引发 |
| 合并其他慢性疾病的原因 | 如甲状腺疾病、结核、结肠炎等 |

护理

急性期应禁食，以减轻食物对肠道的刺激，必要时要静脉输液，以防失水过多而脱水。

病初时宜进食清淡易消化的流质食物，如蛋白水、稀藕粉、蛋黄米粥、浓米汤等。随着病情好转，改为半流食，最后逐步过渡到正常饮食。

预防保健

| 1 | 肉类或海产品在食用前必须煮熟、煮透 |
| --- | --- |
| 2 | 不吃腐败、变质的食品 |
| 3 | 加工生食和熟食的餐具应分开，以避免交叉污染 |

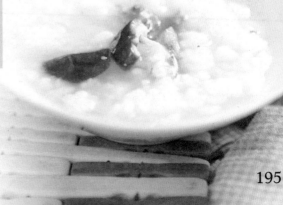

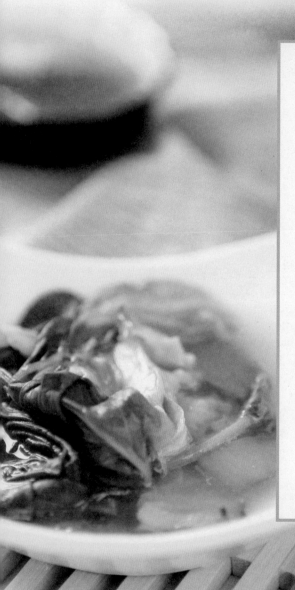

# 准妈妈要少食多餐

怀孕晚期准妈妈容易感到不适应，食欲也有所下降。可将一日三餐分成4～5次吃。

## 注意餐次安排

餐次安排上，随着胎儿的成长，各种营养物质需求增加，胃部受到挤压，容量减少，应选择体积小、营养价值高的食品，要少食多餐，可将全天所需食品分4～5餐进食，可在正餐之间安排加餐，补充孕期需要的食品和营养。

## 饭后最好躺下休息半小时

众所周知，饭后马上躺下就会妨碍消化，容易发胖，但是准妈妈例外。饭后30分钟之内，脸朝右侧卧，这样能把血液集中到腹部，可以给胎儿提供充分的营养。

热能的分配上：早餐的热能占据全天总热能的30%，要吃得好；午餐的热能占据全天总热能的40%，要吃得饱；晚餐的热能占据全天总热能的30%，要吃得少。

# 本周
## 大事记

    多种研究结果表明，准妈妈在孕晚期必须少看电视或不看电视，因为电视机所发出的声音对胎儿来讲既嘈杂又陌生，很可能导致胎儿长期得不到很好的休息。

    孕29周可以适当地进行胎教。一般来说，胎教针对准妈妈而言居多。实际上，聪明健康胎儿的出生在很大程度上取决于准爸爸，因此准爸爸要多和胎儿说话，告诉胎儿你是多么渴望他的降临，你是多么爱他，让胎儿感受到准爸爸的爱。

医院检查的情况

下次产检的时间

写给宝宝的话

# 孕30周　胎儿生殖器更明显

## 胎儿和准妈妈的变化

### 胎儿的变化

　　胎儿整个身长可达38厘米左右，体重大约1.35千克。如果是男婴，睾丸在肾脏附近会沿着胯部移动到阴囊内。女婴阴蒂比较明显。虽然阴蒂还在小阴唇外面，但在分娩前几周，阴蒂就会移动到小阴唇内部。这个时期，胎儿的大脑发育很快，容纳大脑的头部也同时变大。这时候已经具备身体所需的全部器官，所以此时即使早产，胎儿的存活概率也很高。

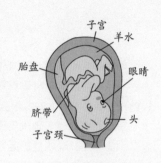

子宫
羊水
胎盘
眼睛
脐带
头
子宫颈

### 准妈妈的变化

　　随着子宫的增大，子宫底上升到肚脐和胸口之间，压迫胃和心脏，会出现胸闷和胃痛的现象。因为子宫开始压迫横膈膜，所以准妈妈会出现呼吸急促的症状。为了得到缓解，坐立姿势要端正，这样有利于减轻子宫对横膈膜的压迫。睡觉时，最好在头部和肩部垫上抱枕。

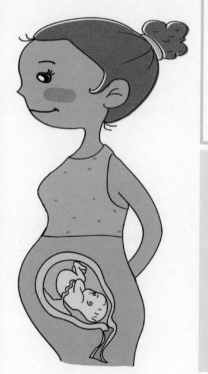

## 出现痔疮怎么办

### 病因

　　痔疮是一种慢性病，准妈妈痔疮的发病概率可高达76%左右。这是因为怀孕后随着胎儿一天天长大，日益膨大的子宫压迫下腔静脉，腹内压增加，影响了血液的回流，致使痔静脉充血、扩张、弯曲成团，从而形成痔疮。

### 预防保健

　　准妈妈早晚可散步、做体操。避免久坐、久站，适当增加休息。手纸宜柔软洁净，内痔脱出应及时托回。也可进行肛门收缩运动，定时排便，养成良好的排便习惯。

痔疮初期时，主要依靠饮食调理，不吃辛辣食物，如胡椒、花椒、生姜、葱、蒜等；不吃油炸食物；少吃不易消化的食物，以免引起便秘。

可多吃富含膳食纤维的蔬菜和水果，如马齿苋、芹菜、白菜、菠菜、木耳、黄花菜以及苹果、香蕉、桃、梨、瓜类等。要多饮水，最好早晨起来后喝1杯淡盐水或蜂蜜水。这样可避免便秘，减少硬结粪便对痔静脉的刺激。

遇有便秘时还可多食一些含植物油脂的食物，如芝麻、核桃等。为了不使便秘形成，可少量口服或外用缓泻药，如蜂蜜、开塞露等。不宜服用大黄、番泻叶等泻药，以免引起早产。

# 可能会尿频以及尿失禁

准妈妈在咳嗽、大笑、打喷嚏、提重物或慢跑等某些运动时会排出一些尿液，也就是通常所说的压力性尿失禁，这在孕晚期或产后经常出现。尿失禁让人受窘，难以启齿。

## 尿失禁的原因

女性在孕29～32周，因子宫增大，压迫膀胱，易引起尿失禁。盆底肌本来就弱的人更易发病，但大多数女性在产后，随着膀胱所受压迫的消失，便会自然地得到改善。尿失禁从恶化到治疗痊愈可能颇费时间。所以，准妈妈最好从孕早期就认真做盆底肌运动。同时，准妈妈要注意，不要让自己的膀胱涨得太满，不要忽略想去厕所的感觉。

## 尿失禁的缓解方法

做骨盆底肌肉收缩运动可以增强骨盆底的肌肉力量，从而减轻压力性尿失禁。盆底肌体操非常简单，在许多场合都可以进行。准妈妈臀部肌肉用力，收缩肛门，坚持数到10后，由口缓缓吐气，放松。呼吸一下后，反复进行。10次为1组，1天最少做5组才会有效果。当然这5组不必连续做，可分为数次进行。

多饮水、多排尿，尽量不憋尿，减少膀胱压力。睡眠和休息应取左侧卧位，减少增大的子宫对输尿管的压迫。

# 腰痛怎么办

准妈妈走路时应双眼平视前方，把脊柱挺直，而身体的重心要放在脚后跟上，踏地时应由脚跟至脚尖逐步落地。

上楼梯时，为了保持脊柱挺直，这时准妈妈的上半身应向前略微倾斜，眼睛看上面的第3～4级台阶。

坐着的时候将臀部放在座位的中心，不要只把一半的臀部放在座位的边缘处。坐下后，轻轻扭动腰部，将身体的重心逐渐从脊柱调整到臀部。

怀孕期间准妈妈要将喜爱的高跟鞋脱下，暂且放起来，换上柔软舒适的平底鞋。晚上睡觉时，可以在膝下垫个厚点的垫子，这也有助于缓解准妈妈腰部受压。

在仰卧时，可以先把双腿弯曲起来，支撑起骨盆，然后轻轻扭动骨盆，直至把腰部调整到能舒适地贴紧床面为止。腰部酸痛的准妈妈，可采取平躺、双腿弯曲的睡姿，小腿下垫3～4个枕头，能有效地让腰部得到最大限度的放松。如果准妈妈采取侧卧位，需把腿一前一后弯曲起来。

## 饮食调节

腰痛者的饮食，一般与正常人无多大区别。但要注意避免过多的食用生冷寒凉的食物，即使在夏天，也不宜多饮过凉的饮料。对于性寒的水果，如西瓜，也不宜一次食用太多。对于慢性腰痛者，可服一些固肾壮腰的中成药，如六味地黄丸、肾气丸、十全大补丸等。根据体质和病情在医生的指导下适当选用。

## 轻微的运动

虽然怀孕期间不宜做剧烈运动，但是一些非常轻微的运动却是有益于准妈妈保健的。准妈妈可以做一些幅度较小的肢体运动，比如慢速游泳等（请务必注意卫生，而且持续时间不可过长）。

## 适时休息

如果准妈妈的工作比较繁忙或者要做家务活，就要学会忙里偷闲，适当的休息能有效缓解身体疲劳。尽管日程会安排的非常紧，但准妈妈会惊喜地发现，短暂的休息会给身体带来极大的舒适感。

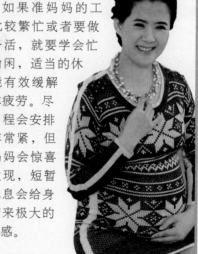

# 本周
## 大事记

准妈妈进入孕30周后，胎动的次数开始变得频繁，胎儿在准妈妈的肚子里变得更加不安分起来，此时准妈妈一定要认真地记录胎动次数，做好自我监护。在正常的情况下胎动增多的现象，是胎儿活动频繁造成的，但也有另外的可能，就是胎儿缺氧。有时候准妈妈由于身体虚弱、劳累造成宫内缺氧；有时因为胎儿在子宫里的转动过程中会出现脐带绕颈的现象，这就会造成胎儿呼吸窘迫，这些情况如果发现不及时，就极有可能造成胎儿生命的危险。

医院检查的情况

下次产检的时间

写给宝宝的话

## 胎儿和准妈妈的变化

### 胎儿的变化

胎儿整个身长可达38厘米左右，体重大约有1.35千克。如果是男婴，睾丸在肾脏附近，它们会沿着胯部移动到阴囊内。而女婴阴蒂比较明显。虽然阴蒂还在小阴唇外面，但在分娩前几周，阴蒂就会移动到小阴唇内部。这个时期，胎儿的大脑发育很快，容纳大脑的头部也同时变大。这时候已经具备身体所需的全部器官，所以此时即使早产，胎儿的存活率也很高。

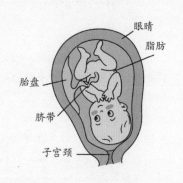

眼睛
脂肪
胎盘
脐带
子宫颈

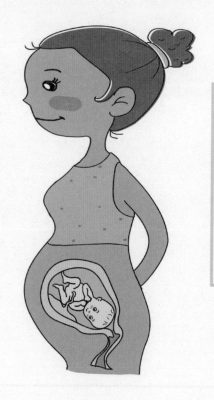

### 准妈妈的变化

随着子宫的增大，子宫底上升到肚脐和胸口之间，压迫胃和心脏，会出现胸闷和胃痛的现象。随着子宫的增大，它开始压迫横膈膜，所以准妈妈会出现呼吸急促的症状。为了缓解呼吸急促症状，坐立姿势要端正，这样有利于减轻子宫对横膈膜的压迫。睡觉时，最好在头部和肩部垫上抱枕。

# 准备好入院待产包

入院重要物品

| 物品 | |
| --- | --- |
| 入院证件 | 带好医院就医卡、母子健康手册，便于医生了解准妈妈情况 |
| 照相机、摄像机 | 摄像留念，注意要确保电量够用 |
| 手机 | 住院无聊时、产后痛苦时，可以用手机来听听音乐 |
| 银行卡和现金 | 两者都需要准备，一定要带好现金 |
| 笔记本、笔 | 不但可以用来记录阵痛、宫缩时间，还可以写日记 |

准妈妈用品

| 物品 | |
| --- | --- |
| 水杯1个 | 准妈妈用的水杯最好是带有吸管的，顺产的准妈妈进入产房后不方便起来喝水，所以用吸管会方便很多 |
| 一次性防溢乳垫1盒 | 准妈妈的乳汁分泌很多时，可避免弄湿衣服着凉，另外也能起到美观的作用 |
| 一次性防污垫1大包 | 防止准妈妈身体分泌物弄脏床单，医院有提供，但是量不够、价格高，自备一些可以省去很多麻烦 |
| 产妇卫生巾1包 | 分娩后会有恶露，需要垫产妇卫生巾 |
| 保温桶2个 | 给准妈妈吃饭喝汤或带饭用 |
| 微波碗1个 | 有的医院提供微波炉，可用来加热食物 |
| 塑料盆2个 | 准妈妈清洗时用 |
| 毛巾2条 | 准妈妈清洗时用 |
| 香皂1块 | 洗手用 |
| 梳子1把 | 梳理头发用 |
| 帽子1个 | 防止准妈妈产后受风 |
| 抽纸或者纸巾2份 | 清洁用 |
| 哺乳内衣2～3件 | 方便哺乳 |
| 束腹带1条 | 恢复身材，备用。上床后可以取下，以利于伤口恢复 |

# 本周
## 大事记

　　进入孕31周后，有些准妈妈会出现腿、脚部水肿，特别是到了晚上会肿得特别明显，用手轻轻摸一下都会感觉疼痛。此时可以检测一下，如果准妈妈的血压都正常，没有尿蛋白，那么这种水肿的现象就属于正常的，妊娠后会自动消失，准妈妈大可不必担心。

　　这个时期胎儿愈来愈大，准妈妈此时不适合做长途旅行。准爸爸可以陪着准妈妈去周围环境优雅、安静、空气清新的郊区或公园多走走，并注意不要太过劳累。

医院检查的情况

下次产检的时间

写给宝宝的话

# 孕32周　活动空间越来越小

## 胎儿和准妈妈的变化

### 胎儿的变化

　　胎儿的身高为42厘米，体重约为1.8千克。孕32周后，原本特别活跃的胎儿，明显地变得迟钝。这并不是胎儿出现问题，相反地，胎儿的成长非常正常。发生这样的状况是由于准妈妈的子宫内空间对胎儿来说日渐狭小，使得胎儿活动减少。

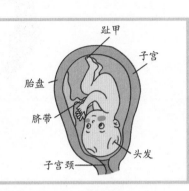

### 准妈妈的变化

　　随着胎儿成长，腹部的剩余空间会变小，胸部疼痛会更严重，呼吸也愈来愈急促。不过，当胎儿下降到骨盆位置后，症状就会得到缓解。在此期间，准妈妈只能忍受疼痛。平时养成端正的坐姿，有助于缓解胸部疼痛。

## 你可能会关心的问题

### 怀孕8个月准妈妈爱做梦怎么缓解

　　身子重、疲劳，要注意多休息、放宽心，建议左侧卧睡，平时多散散步。睡前可喝一些有助于睡眠的饮品，如牛奶等。

### 孕晚期尿蛋白偏高怎么办

　　这是怀孕后期的正常反应，但自己要注意，不要吃太咸的东西，而且要注意排尿，不要憋尿。注意产检，要认真对待，如果情况到后期更严重可以实行剖宫产。

### 怀孕8个月为什么会出现偏头疼

胎儿一天天大了，准妈妈的压力也会越来越大。经常睡不好觉，引起身体各个方面的不适，准妈妈可以试试缓解一下神经系统，经常听一些轻音乐对准妈妈和胎儿都好，再过一段时间可能准妈妈睡觉都睡不好，到时会更心烦，所以自己要学会缓解心情，可以多散散步，适当的运动也会让准妈妈心情放松。

平时就要关注这些症状，进行定期检查更不能粗心大意。

### 孕期牙疼怎么办

孕期的牙科治疗受限制。最好能在怀孕前做牙齿检查，因为孕期不适合做牙齿治疗，若牙齿出现紧急状况，也只是做暂时性的治疗，拔牙或任何侵入性治疗需延至产后再进行。

### 怀孕8个月羊水过多是怎么回事

羊水过多多见于胎儿畸形、染色体异常、双胎、妊娠期糖尿病或妊娠合并糖尿病、母儿血型不合、胎儿水肿、特发性羊水过多（30%的羊水过多原因不明）等患者。

轻度或中度的羊水过多患者一般无需治疗，宜在密切监护下继续妊娠，必要时住院观察。

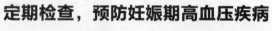

## 定期检查，预防妊娠期高血压疾病

孕后期最需要注意的就是妊娠高血压综合征。妊娠高血压综合征容易导致早产或难产，所以平时就要养成良好的饮食习惯并适当的运动，才能有效地预防妊娠高血压综合征。

如果能认真控制高血压、蛋白尿、水肿、体重的突然增加等，就能预防妊娠高血压综合征。

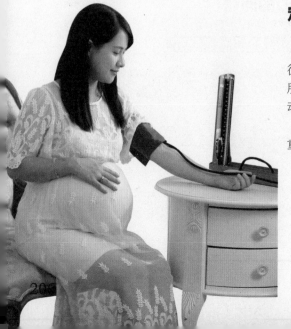

### 及时就医

如果出现妊娠高血压综合征症状，须用药物治疗，若胎盘功能不全日益严重并接近临产期，医生可能会决定用引产或剖宫产提前结束妊娠。

### 左侧卧位休息法

治疗妊娠高血压综合征最有效的方法是坚持卧床休息，取左侧卧位，使子宫血液更加流通，增加肾脏血流量，使水分更容易排出。

### 定期检查

定时产前检查是及早发现妊娠高血压综合征的最好方法。每次检查时，医生都会为准妈妈称体重、测量血压并验尿，还会检查腿部水肿现象。如有异常，医生会及早诊治，使病情得到控制。

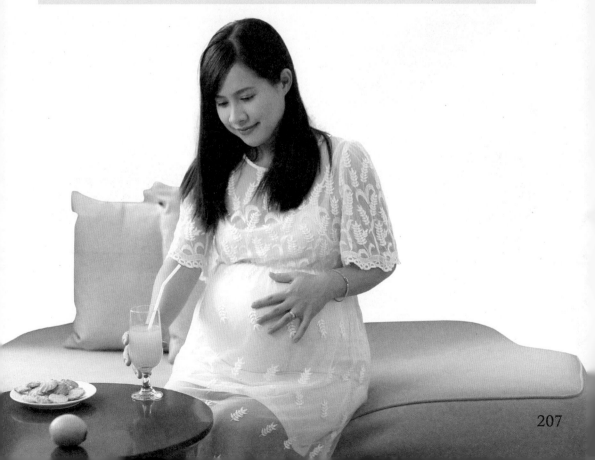

# 粗粮虽好，不宜过多食用

## ■ 玉米

富含镁、不饱和脂肪酸、粗蛋白、淀粉、矿物质、胡萝卜素等营养成分。黄玉米籽富含镁，有助于血管舒张，加强肠壁蠕动，增加胆汁，促使体内废物排泄，利于新陈代谢。红玉米籽富含维生素$B_2$，准妈妈常吃可以预防及治疗口角炎、舌炎、口腔溃疡等核黄素缺乏症。

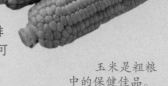

玉米是粗粮中的保健佳品。

## ■ 红薯

富含淀粉、钙、铁等矿物质，所含氨基酸、维生素A、B族维生素、维生素C远高于精制细粮。红薯还含有一种类似雌性激的物质，准妈妈常食能令皮肤白皙、娇腻。红薯所含的黏蛋白（一种多糖和蛋白质的混合物），能促进胆固醇排泄，防止心血管脂肪沉淀，维护动脉血管的弹性，有效地保护心脏，预防心血管疾病，是准妈妈的营养保健食品。

## ■ 荞麦

含丰富的赖氨酸，能促进胎儿发育，增强准妈妈免疫功能。铁、锰、锌等微量元素和膳食纤维含量比一般谷物丰富。富含维生素E、烟酸和芦丁。芦丁能降血脂和胆固醇、软化血管、保护视力和预防脑出血。烟酸能促进新陈代谢，增强解毒能力，降低胆固醇。这些营养成分对准妈妈来说很有意义。

## 孕晚期需要做哪些检查

| 孕晚期要做的检查 | |
| --- | --- |
| 检查有无贫血 | 在孕早期、孕中期、孕晚期、分娩后1个月时，接受检查 |
| 尿蛋白、尿糖的检查 | 在接受诊断时检查 |
| 检查血压 | 为了早期发现妊娠高血压综合征，必须在诊断时加以测定 |
| 测定身高、体重 | 在初诊时量身高。每次诊断时均要测量体重 |
| 检查有无水肿现象 | 水肿现象为妊娠高血压综合征的预兆，正常准妈妈也会出现水肿 |
| 骨盆大小的测定 | 初诊时测定骨盆大小 |
| 其他 | 牙齿的检查等 |

## 什么情况下要入院待产

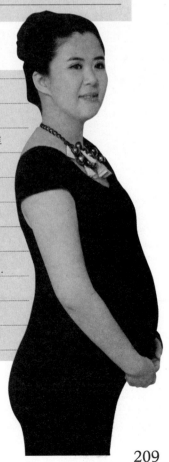

| 需要入院的情况 | |
| --- | --- |
| 1 | 胎位不正，如臀位、横位等 |
| 2 | 骨盆过小或畸形，或估计胎儿过大，预计经阴道分娩有困难 |
| 3 | 准妈妈有合并内科疾病 |
| 4 | 有异常妊娠、分娩史，如早产、死胎、难产等 |
| 5 | 有过腹部手术特别是子宫手术史，如子宫肌瘤剜除术等 |
| 6 | 临产前有过阴道流血，或有过头痛、胸闷、晕厥等 |
| 7 | 多胎妊娠 |
| 8 | 年龄小于20岁，或大于35岁的初产妇 |
| 9 | 妊娠高血压综合征，羊水过多或过少 |
| 10 | 胎动异常，或胎儿电子监护有异常反应 |

　　当准妈妈出现有规律的子宫收缩，子宫收缩持续时间达30秒以上，间歇10分钟左右，并逐渐增强，即入院待产较为适宜。

# 本周
## 大事记

　　进入孕32周后，准妈妈可能会面临身体上的许多突发状况。比如，体重突然增加，手、脚、脸部水肿，头痛，视力下降等。这些都有可能是子痫前期的信号，能够引起蛋白尿和高血压，对准妈妈和胎儿都有影响，要时刻留心，如果有异常现象，要立即就医。

　　本周开始，准妈妈要时刻注意控制体重，不要让体重增加过快。过量的营养会导致准妈妈生出体重过大的胎儿，这并非好事。因此，为了胎儿和准妈妈的健康，一定要注意适量饮食。建议准妈妈在家里准备体重秤，每天固定一个时间去称一下体重，这不失为一个控制体重的好办法。

医院检查的情况

下次产检的时间

写给宝宝的话

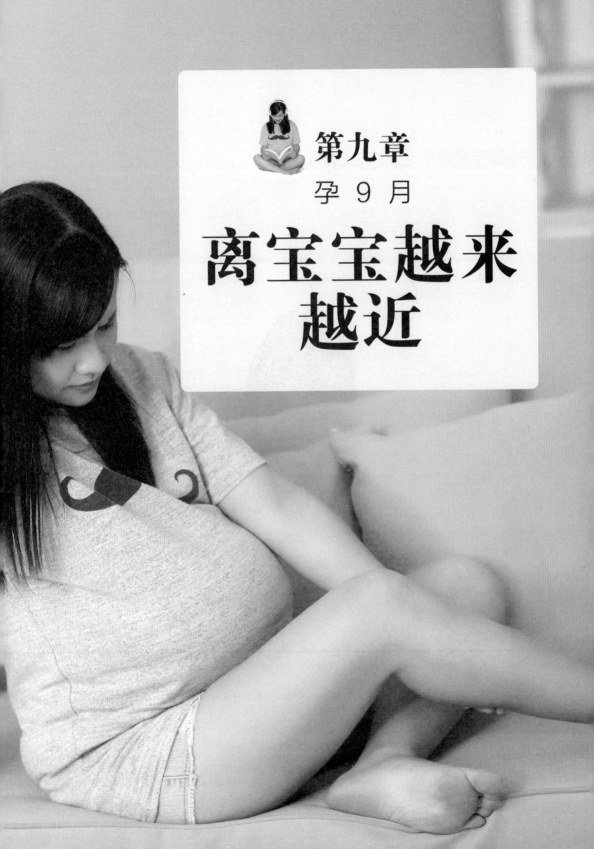

第九章

孕9月

# 离宝宝越来越近

# 孕33周　胎儿能排出尿液了

## 孕9月专家提示（33～36周）

### 不要过度劳累

怀孕后期不要过度劳累，要保持充分的休息，但长时间不活动也绝非良策。繁重的家务会导致早产，所以要特别小心。保持规律的生活节奏，这在怀孕后期非常重要。做家务时，如果觉得疲劳，就应该马上休息。

### 做有助于哺乳的乳房护理

这个时期，乳腺很发达，所以轻轻按压乳头就能分泌出初乳。初乳可以保护胎儿免受各种疾病或细菌的侵害，因此，为了充分地喂养初乳，准妈妈应该在分娩前认真进行乳头保养和按摩，这种乳房护理对分泌乳汁很有利。

### 和丈夫一起练习分娩呼吸法

心情莫名烦躁时，可以和丈夫一起预演分娩的过程，练习分娩呼吸法。丈夫应该帮助妻子按摩肩膀和四肢，以缓解妻子身体的不适，抚慰妻子焦虑的情绪；妻子应该为顺利生产练习拉梅兹呼吸法和放松法，努力以愉快的心情迎接分娩时刻的来临。

### 尝试安神定心的冥想胎教

到怀孕后期，腹中胎儿的情感已经变得很丰富。胎儿的心情会随着准妈妈心理状态的变化而发生相应的改变。因此，准妈妈平时应该努力保持平和的心态。休息的时候，可以进行冥想胎教，与腹中的胎儿就即将到来的分娩一事进行心灵对话。

## 准备住院用品

　　虽然已经知道预产期，但大部分准妈妈还是会提前或推迟分娩。一般情况下，分娩日期跟预产期有2周的差距，所以应该在怀孕第9个月的时候就做好分娩准备，以便临时住入医院。主要分娩必备品有：住院时所需的用品：婴儿用品、住院中产妇日常用品、出院用品等等。将这些用品统统装入一个大旅行袋里，然后放在准妈妈或家人都知道的地方。为准妈妈和婴儿准备的分娩必备品。

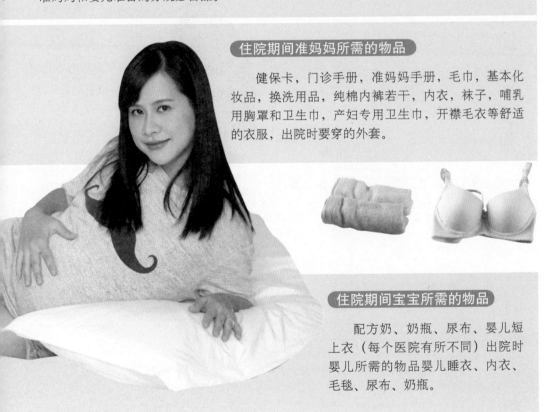

## 住院期间准妈妈所需的物品

　　健保卡，门诊手册，准妈妈手册，毛巾，基本化妆品，换洗用品，纯棉内裤若干，内衣，袜子，哺乳用胸罩和卫生巾，产妇专用卫生巾，开襟毛衣等舒适的衣服，出院时要穿的外套。

## 住院期间宝宝所需的物品

　　配方奶、奶瓶、尿布、婴儿短上衣（每个医院有所不同）出院时婴儿所需的物品婴儿睡衣、内衣、毛毯、尿布、奶瓶。

　　如果不是第一次分娩还要注意事先安排好照看大宝宝的人选。

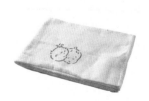
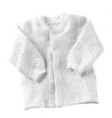

## 禁止性生活

在孕晚期，由于精神上的疲劳和不安，以及胎动、睡眠姿势受限制等因素，准妈妈可能经常会失眠。不必为此烦恼，失眠时看一会儿书，心平气和自然就能够入睡了。这个时期的准妈妈，为预防胎盘早破、感染和早产，性生活是被严格禁止的。需继续保护好乳房，每天用温水洗乳头，如乳头短小，应每天用手轻轻向外牵拉。

## 消除产前紧张情绪

如果你对分娩感到紧张，可以在家人的陪同下到准备分娩的医院去熟悉环境。在出现分娩信号时，准妈妈可以在家人协助下把入院所需的东西准备好，以免临产时手忙脚乱。平时休息时，做些清闲的事，慢慢地做松弛训练，听听柔和的音乐，看看书或杂志，或者为胎儿准备些东西。在心态如此平和的情况下，静静等待孩子的降临。

就要到冲刺的时候了，不要以肚子为借口放纵自己酣吃酣睡，适量运动有助于你顺利分娩。

## 适量产前运动

这个时候子宫已过度膨胀，宫腔内压力较高，子宫口开始渐渐地变短，准妈妈负担也在加重。此时，应减少运动量，以休息和散步为主，或者进行一些适合于自然分娩的辅助体操，准妈妈时刻准备着分娩的时刻的到来。

## 孕9月饮食指导

此时，准妈妈应补充足够的铁和钙，饮食上采取少食多餐的方式，多摄取容易消化且营养成分高的食物。总之，这个月的饮食目的之一，是为了使胎儿能够保持一个适当的出生体重水平，从而有益于胎儿的健康成长。

### 孕9月需要补充的营养素

由于胎儿最后发育的需要，这一时期，准妈妈的营养应该以丰富的钙、磷、铁、碘、蛋白质、多种维生素为主，少食多餐，清淡营养。孕晚期，便秘和痔疮容易发作，所以准妈妈在饮食方面可以进食富含膳食纤维的食物。

### ■ 蛋白质

每天需摄入75~100克，主要来源于肉类、鱼虾、豆类及豆制品、奶及奶制品、蛋类。以鸡肉、鱼肉、虾、猪肉等动物蛋白为主，可以多吃一些海产品。

### ■ 维生素k

建议70~140微克/天，主要来源于鱼类、肉类、奶及奶制品、蔬菜、水果、坚果等。通过天然的食材，即使供给大量的维生素$K_1$和维生素$K_2$也不易中毒。

### ■ 维生素$B_1$

需摄入1.5毫克/天，主要来源于谷类、豆类、干果、酵母、硬壳果类。准妈妈要注意维生素$B_1$的营养价值容易被高温或者紫外线破坏。

### ■ 钙

需摄入至少1000毫克/天，主要来源于奶及奶制品、豆及豆制品、深绿色蔬菜、骨汤。需注意膳食中的草酸、植酸、纤维素、维生素D会影响钙的吸收，尽量分开摄入。

### ■ 铁

需摄入25毫克/天，主要来源于动物肝脏和血、瘦肉、红糖、坚果、蛋、豆类、桃、梨。植物中的植酸、草酸、膳食纤维、茶与咖啡，牛奶中的蛋白质会抑制铁质的吸收，尽量分开食用。

　　逐渐增大的胎儿给准妈妈带来负担，准妈妈易发生便秘。此时应该注意摄取足够量的膳食纤维，以促进肠道蠕动。必须补充维生素和足够的铁、钙及充足的水溶性维生素。

　　1．钙类：牛奶及制品、鸡蛋、豆制品、海带、紫菜、虾皮、芝麻、海鱼。

　　2．膳食纤维：大米、小麦、玉米、麦麸、大豆、赤豆、马铃薯。

　　3．维生素：蛋黄、蘑菇、西红柿、草莓、卷心菜。

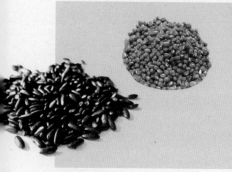

孕9月忌吃食物

　　怀孕9个月即将分娩，应当避免以下几类食品：一是甜食，以防引发妊娠糖尿病；二是寒凉食品，以防对胎儿不利；三是大补食品，有可能影响分娩。

　　1．甜食：蜜饯、蛋糕、糖果、巧克力、麦芽糖。

　　2．寒凉食品：柿饼、田螺、螺蛳、蟹、蚌、蚬。

　　3．大补食品：人参、桂圆、鹿茸、燕窝。

# 孕9月明星营养素

## DHA：不可缺少的"脑黄金"

　　DHA是人体必需的多不饱和脂肪酸，是大脑、神经和视觉细胞中重要的脂肪酸成分，对人体生理功能的正常发挥及多种疾病的防治有着重要作用，特别是在胎儿大脑和视觉神经系统发育过程中，占有十分重要的地位。

　　如果在胎儿大脑发育的关键阶段缺乏DHA，可能导致胎儿脑细胞、视神经细胞生长和发育不正常，产生弱智、视力发育障碍；胎儿脑发育过程延缓或受阻，造成智力低下，还可能引起儿童期注意力不集中。

　　准妈妈除了要摄取多种食物，还要保证营养均衡，日常饮食中包含海产品、禽蛋类、坚果类等食物，也可以进行DHA的补充，建议每天DHA的摄入量以300毫克为宜。

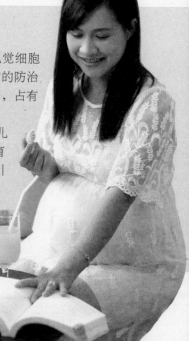

维生素A能够促进人体的生长发育，维持上皮组织结构完整和功能健全，并能参与视觉细胞内感光物质的构成，如果缺乏会造成准妈妈抗病能力低下，易患皮肤病，胎儿生长发育迟缓，视觉系统发育差。但是摄入过多，也有不良影响。

准妈妈缺乏维生素A，会出现皮肤变厚、上皮干燥、增生及角化，也可能引发流产、胚胎发育不全或胎儿生长迟缓等症状。严重缺乏时，可引起胎儿器官畸形。胎儿骨骼发育也离不开维生素A，准妈妈缺乏还会导致胎儿骨骼中的

骨质向外增生而损伤邻近神经组织。但是也不可大剂量摄取维生素A，因为长期摄入过量的维生素A，可引起维生素A中毒或造成胎儿的畸形。

维生素A最好的食物来源是各种动物肝脏、鱼肝油、鱼卵、奶类、奶油和蛋等。植物性食物中存在的胡萝卜素在体内也能转化成维生素A，因此胡萝卜素又称为维生素A原，含胡萝卜素高的蔬菜有胡萝卜、红辣椒、青花菜等，橘色、黄色、红色果蔬和绿叶蔬菜中也含量丰富。

# 胎儿和准妈妈的变化

## 胎儿的变化

胎儿的身高达到43厘米，体重会增加到2千克左右。除了肺部以外，其他器官的发育基本上接近尾声。为了活动肺部，胎儿通过吞吐羊水的方法进行呼吸练习。胎儿每天从膀胱中排出0.5毫升左右的尿液，所以羊水逐渐被胎儿的尿液取代。

若是男婴，此时胎儿的睾丸已经从腹部下移到阴囊内。但也有的胎儿直到产后，1个或2个睾丸都不能到达正常位置。不过，也不用为此感到担心。1周岁之前，睾丸通常都能正常归位。

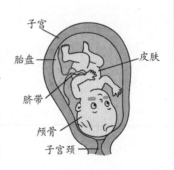

子宫
胎盘
皮肤
脐带
颅骨
子宫颈

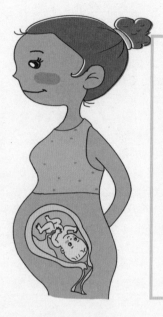

体重增加10~12千克，子宫压迫膀胱，导致排尿次数增加。这个时期，腹部的变化特别明显，又鼓又硬，使得肚脐都凸露出来。这时排尿次数会增多，而且有排尿不净的感觉。此外，打喷嚏或咳嗽时，可能有少量尿液会流出。这些都属于正常现象，分娩后会自然消失，所以不用过于担心。

随着分娩期临近，准妈妈的性欲也明显下降。除了有身体负担加重的原因外，更重要的是准妈妈惧怕分娩等心理方面的原因。所以在怀孕晚期，应该暂时节制性生活。提倡以轻柔的爱抚表达夫妻相互间的爱意，这也有助于减轻准妈妈的心理负担。

## 你可能会关心的问题

### 羊水少能否自然产

羊水深度在3~7厘米为正常，羊水少，胎儿可能会有点偏小。胎盘不够成熟，最好住院观察治疗，临产时还没有改善的话就只能剖宫产了。

### 分娩需不需要刮阴毛和灌肠

这种情况是需要的，这样才能保证准妈妈在分娩期间相对的卫生，而且分娩时不会有细菌的存在，准妈妈不用紧张，不会影响胎儿。

### 腹部发硬并且有褐色分泌物是否要马上到医院去

这种现象应该是一种产兆，医学上叫见红。如果是第一胎的话不需要那么快去医院的，只要自己注意观察即可。腹部硬是宫缩的特征，上述这个情况应该不是强烈宫缩，但是要注意胎动的情况，如果腹部开始一阵一阵的痛，有异常则需要就医。

## 孕晚期为什么会嘴唇脱皮且常口渴

孕晚期由于胎儿体重增加，子宫压迫膀胱会有尿频的现象，多喝水可补充水分，一天6～8杯为宜，若饮水过多会引起水肿现象。嘴唇脱皮可能是B族维生素类缺乏，可适当多吃些大豆制品。

## 孕晚期食量减少怎么办

这种情况是正常的。到了孕中后期，随着胎儿长大，会顶着胃，准妈妈会有胃灼热、没胃口的情况出现。这个时候，心情放轻松一点，并且少食多餐，同时，吃些易消化的青菜和水果。

此时应避免过量的饮食，并减少热量高的食物。总之，不要让肚子太饿，也不要暴饮暴食。

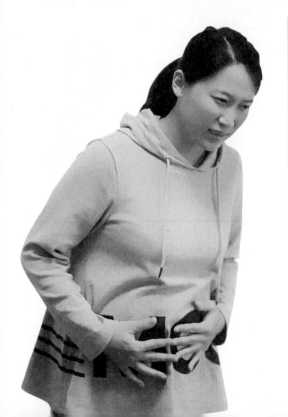

## 胎动异常是不是临产征兆

胎动的次数并非恒定不变的，在怀孕28～38周，是胎儿活跃的时期，以后稍减弱，直至分娩，准妈妈的运动、姿势、情绪以及强声、强光和触摸腹部等，都可引起胎动的变化。不用太担心，您可以到医院检查一下再确定胎儿的发育情况。

## 孕晚期阴道出血的主要原因

| | |
|---|---|
| 1 | 妊娠晚期阴道出血，即指妊娠28周后的阴道出血，最常见的原因为前置胎盘和胎盘早期剥离 |
| 2 | 妊娠晚期，无原因、无腹痛、反复发生的阴道出血是前置胎盘的主要特征 |
| 3 | 此外，引起妊娠晚期阴道出血的原因还有宫颈病变，如宫颈息肉、糜烂、子宫颈癌等 |

### 难产易出现哪些症状

难产时，准妈妈可出现下列症状：产程延长、产程进展缓慢，或到一定阶段不再继续进展。正常时，初产妇与经产妇产程长短不同。经产妇生过孩子，产道经过胎儿扩张较松弛，对再次分娩出胎儿的阻力较小，所以，分娩进展较快，产程较短；而初产妇较经产妇产道紧，对胎儿娩出的阻力相对大些，故分娩进展较慢，产程长些。不过，也不全如此。

产程延长可表现为潜伏期延长、活跃期延长、活跃期停滞、第二产程延长或停滞，及总产程延长等形式。

### ■ 潜伏期延长

从规律宫缩开始，至宫口开大2～3厘米为潜伏期。正常初产妇约需8小时，超过16小时则为潜伏期延长；正常经产妇潜伏期为6小时，超过9小时为异常。潜伏期延长常预示存在某些难产因素，如宫缩无力、胎儿巨大、骨盆狭窄、胎位异常等。

### ■ 活跃期延长

从宫口扩张3厘米开始，至宫口开全为活跃期。正常初产妇约需4小时。如超过8小时，宫口尚未开全，则为活跃期延长。

## ■ 活跃期停滞

指产程进入活跃期后，持续2小时宫口未再扩张，为活跃期停滞或宫口扩张停滞。多由头盆不称或胎位异常所致。

## ■ 第二产程延长或停滞

第二产程初产妇超过2小时；经产妇超过1小时，尚未分娩者，称为第二产程延长。第二产程达1小时无进展，称为第二产程停滞。应警惕中骨盆狭窄。

上述4种产程延长可单独存在或合并存在。总产程超过24小时为滞产。

胎头下降梗阻：通常，当宫口开大4厘米时，胎头已降至骨盆坐骨棘水平或棘下。若宫口开大4～5厘米，胎头仍居棘上，或停在骨盆某处，不再下降时，为胎头下降梗阻。多由骨盆狭窄、头盆不称、胎头位置不正或产力不佳引起。

发生难产时，由于漫长的产痛折磨，准妈妈多已疲惫不堪，眼窝深陷，唇干舌燥，脉搏增快，腹部胀气，膀胱胀满，不能排尿—尿潴留。并发产前感染者，可能会有体温升高、阴道流脓症状。随着准妈妈的衰竭，胎儿可出现宫内窘迫症状。难产对准妈妈及胎儿均不利，应及时处理。

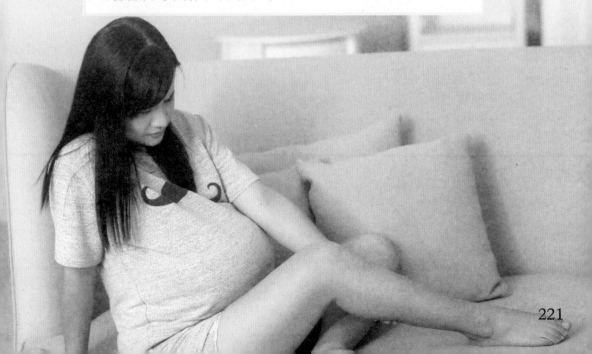

# 本周
## 大事记

　　进入孕33周后，大多数的准妈妈在晚上睡觉时会出现腿部抽筋的症状，这种状况的发生是由于准妈妈在孕中期体重增加，导致双腿负担加重，且腿部肌肉经常处于疲劳的状态。

　　另外，在怀孕后准妈妈对钙的需求量明显增加，如果钙摄取不足，就会增加肌肉、神经的兴奋性，并且人的血钙水平在夜晚会稍低，因此小腿抽筋常常在夜间发作，此时准妈妈就要多注意休息及补钙，尽量避免抽筋现象发生。

医院检查的情况

下次产检的时间

写给宝宝的话

# 孕34周　头部开始朝向子宫

## 胎儿和准妈妈的变化

### 胎儿的变化

胎儿的体重达到2.3千克，身体长度为44厘米左右。

相对于胎儿的身体，子宫过于狭窄，所以胎儿的活动会减少，但胎儿仍然可以自由地活动身体。这个时期，大部分胎儿已经把头部朝向准妈妈的子宫，开始为出生做准备。

胎儿的头盖骨还比较柔软，尚未完全闭合。这种状态有利于胎儿顺利滑出产道。除了头盖骨，其他的骨骼都会变得结实。另外，皮肤上的皱褶会减少。

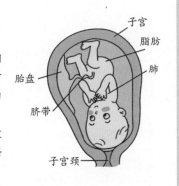

子宫
脂肪
肺
胎盘
脐带
子宫颈

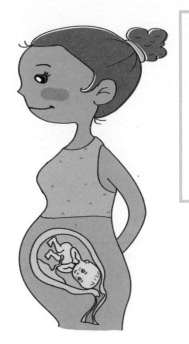

### 准妈妈的变化

随着胎儿体重与身体长度的增加，准妈妈为了支撑膨隆的腹部，腿部总会承受很大的压力，所以容易出现痉挛或疼痛，有时还会感到腹部抽痛，一阵阵紧缩。这时应该避免劳累，尽量躺下休息，并把腿稍稍架高一点。工作长时间站立的准妈妈感到劳累时，会出现腹部紧缩或胯部肌肉疼痛的现象。

怀孕晚期，准妈妈对分娩的恐惧和身体的巨大变化使准妈妈的情绪变得不稳定。离分娩剩下只有1个多月的时间了，这时准妈妈的心态应当尽量保持平和，同时要保证充分的睡眠和休息。

## 孕期抑郁症

随着孕期的推进，准妈妈对变形的身材、分娩、育儿等都会产生恐惧心理。和准爸爸关系的相对疏远也可能使本应愉快幸福的怀孕生活变得忧郁烦躁。下面，让我们了解一下孕期抑郁症产生的原因和摆脱孕期抑郁症的方法。

| 产生抑郁症的原因 | |
|---|---|
| 体形的变化 | 随着怀孕后腹部鼓起，皮肤上长出粉刺和色斑，即使是平常对自己的外表信心十足的女性也会开始对自己的外貌失去自信 |
| 激素的变化 | 受孕之后，准妈妈体内的女性激素增多，这种激素使准妈妈的情感起伏变得强烈，有时连一点儿小事也会令准妈妈神经过敏，甚至大发脾气 |
| 和准爸爸的关系 | 怀孕开始后，无论如何都不能像以前那样经常过性生活，这时准妈妈就会觉得和丈夫的关系疏远了 |
| 对分娩的恐惧 | 随着产期的临近，她们内心的不安愈加高涨 |
| 对育儿的心理负担 | 急切地想见到胎儿的同时，对于将来育儿的压力也在增加 |

| 摆脱抑郁症的方法 | |
|---|---|
| 找回自己的兴趣爱好 | 怀孕初期一举一动都要小心，但也不必为此停止一切活动。良好、适度的兴趣爱好不但会使怀孕这件事变得令人愉快，而且对胎教也很有帮助 |
| 收集有关怀孕和分娩的资料 | 怀孕后身体会发生哪些变化？分娩时应该怎么做？如果事先了解情况，心理上的负担就会减轻。最好积极阅读相关书籍，也可以向身边有过分娩经验的人了解有关知识 |
| 准爸爸的爱是最佳处方 | 克服孕期抑郁症最有效的处方是准爸爸的爱。准妈妈怀孕后，准爸爸应该主动帮忙准妈妈分担家务，一起学习有关怀孕和分娩的知识 |
| 适当运动，保持身材，增进身体健康 | 孕期的适度运动不但可以增进健康、控制体重，还有助于准妈妈保持稳定的精神状态。另外，维持适当运动也有助于产后身体状况的恢复 |

# 本周
## 大事记

    从本周开始，胎儿在准妈妈的腹中头部是朝下的，并且随着身体一天天发育，胎儿活动的空间也越来越小，由于空间所限，胎儿可能会有些紧张、不自然，此时准妈妈除了避免大幅度地活动外，不要忘了和胎儿进行言语的沟通，告诉胎儿他很安全，让胎儿在准妈妈的腹中度过最后的温暖时光。

    准妈妈的皮肤在怀孕后会开始变得很敏感，因此要加倍呵护，清水沐浴是最安全可靠的方式，也不会引起肌肤的任何不良反应，但注意不要沐浴次数过多，以免刺激皮肤。

医院检查的情况

下次产检的时间

写给宝宝的话

# 孕35周　准备分娩用品

## 胎儿和准妈妈的变化

### 胎儿的变化

本周胎儿重约2.3千克，身长约45.7厘米。胎儿越长越胖，几乎占据了妈妈子宫的绝大部分空间。胎儿已经不能在羊水里漂浮着，也不能再翻跟斗了。两个肾脏也已经发育完全，肝脏也能够自行代谢一些废物了。中枢神经系统尚未完全发育成熟，但是现在胎儿的肺部发育基本完成，如果在此时出生，存活的可能性为90%以上。

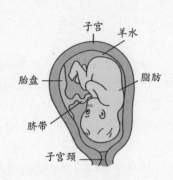

### 准妈妈的变化

由于胎宝宝的位置逐渐下降，孕妈妈会觉得腹坠腰酸，骨盆后部附近的肌肉和韧带变得麻木，甚至会有一种牵拉式的疼痛，行动变得更为艰难。临近分娩会使孕妈妈感到紧张，此时要正确调整心态，多和丈夫、亲人沟通，缓解自己内心的压力。

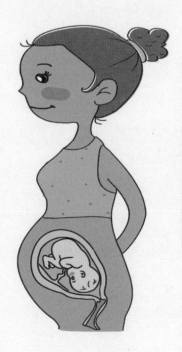

# 分娩前的心理调整

## 不怕难产

大多数准妈妈对分娩无经验、无知识，对宫缩、见红、破膜感到害怕、紧张、不知所措。怕痛、怕出血、怕胎儿出现意外状况。如果准妈妈每天担心自己会难产，势必会造成很大的心理负担。正确的态度是调动自身的有利因素，积极参与分娩，即使因为特殊的原因不能自然分娩，也不要情绪低落，还可以采取其他方式分娩。是顺产还是难产，一般取决于产力、产道和胎儿自身3个因素。对于后两个因素，一般产前都能作出判断，如果有异常发生，肯定会在产前决定是否进行剖宫产。所以，只要产力正常，自然分娩的希望很大。

## 不怕疼痛

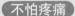

面对即将来临的产痛，准妈妈精神上可能会有一定压力，这主要受亲属、母亲和姐妹的影响，或受周围环境的影响，如病房内其他准妈妈的分娩经过，待产室内其他准妈妈的嚎叫或呻吟等刺激造成。子宫收缩可能会使准妈妈感到有些疼，但这并非不能忍受。

如果出现疼痛，医生会让准妈妈深呼吸或对准妈妈进行按摩，减少疼痛。

## 远离产前焦虑

待产室内临产前的焦急与等待、期盼与担心，矛盾交织，很多准妈妈既渴望早一天见到宝宝，又会为分娩时宝宝或自己是否受到伤害而担心，过度的焦虑与担心会影响准妈妈的睡眠与休息，引发妊娠高血压综合征，这种情况下会增加分娩的困难，甚至导致难产。这些不良的心理状况需要与产科医生、心理医生及时沟通，得到丈夫及家人的关爱，也是保持准妈妈良好精神状态的重要支柱。

# 本周
## 大事记

　　从本周开始，准妈妈要提前准备好住院用的物品了，包括入院押金、所需的材料证件、分娩费用以及胎儿出生后所需的衣服、被褥、奶瓶、尿布等物品。临近预产期，准妈妈应该和家人商量好去哪家医院分娩，并根据医生建议选择分娩方式。从这个时期开始，准妈妈尤其要注意胎动时间了。胎儿的生命活动包括心跳、呼吸以及四肢、躯干等，皆是胎儿是否安好的标志，如果出现胎位异常的现象，一定要及时去医院就诊。

医院检查的情况

下次产检的时间

写给宝宝的话

# 孕36周　胎儿器官发育成熟了

## 胎儿和准妈妈的变化

### 胎儿的变化

　　各器官发育成熟，等待降生时刻的到来。胎儿肺部功能基本成熟，但是还不能靠自身的力量呼吸，所以这时期出生，还要依赖人工呼吸器。剩下的1个月内，胎儿的胎毛几乎全部脱落，仅在肩部、手臂、腿或者身体有皱褶的部位存留一些。皮肤会变得细腻柔嫩，皮肤被胎脂覆盖，便于胎儿从产道中顺利滑出。

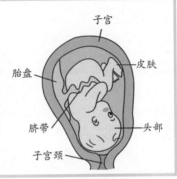

子宫
皮肤
胎盘
头部
脐带
子宫颈

### 准妈妈的变化

　　就要进入怀孕最后1个月，准妈妈会发现胎动次数明显减少。之后几周，胎儿会继续成长，但此时部分羊水会被准妈妈吸收到体内，所以，虽然胎儿继续成长，但包围胎儿的羊水却在减少，这使得胎儿的活动空间也随之变小，因此，胎动不如之前活跃。

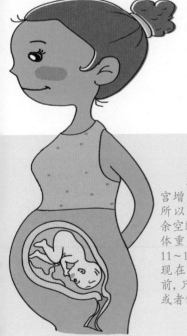

　　准妈妈的子宫增大到极限，所以腹中没有多余空间。此时期，体重已经增加了11~14千克，而从现在到分娩期之前，只会稍微增加或者停止增长。

## 出现腹部下坠感

　　随着分娩的临近，准妈妈的腹部也会出现明显变化。肚脐到子宫顶部的距离缩短，会有腹部下坠感，这是胎儿头部进入产道时引发的现象。随着胎儿下降，上腹部会出现多余空间，准妈妈的呼吸终于变得顺畅，但是骨盆及膀胱的压迫感会加重。腹部下坠感因人而异，有些准妈妈在分娩前几周就有感觉，有些准妈妈则在阵痛开始后，胎儿向产道移动时才有感觉。

# 胎儿入盆是怎么回事

## 入盆是怎么回事

当进入孕后期，准妈妈子宫中的胎儿已经在为出生做准备了。胎儿会在羊水和胎膜的包围中，以头朝下、臀朝上、全身蜷缩的姿势等待时机。在分娩之前，胎儿要使其头部通过母体的骨盆入口进入骨盆腔，从而使其身体的位置得到稳固。这就是"入盆"。那么，胎儿入盆后多久才能分娩呢？一般初产妇在胎儿入盆后2～3周就可能会分娩，而经产妇的胎儿入盆会晚一些，入盆后随即开始分娩。

## 入盆是什么感觉

当胎儿入盆的时候，很多准妈妈会感觉腹部阵阵发紧和有坠痛感，并且感觉胎儿正在下降，就以为是临产了。其实，这种感觉并不是真正临产前的征兆，准妈妈不必紧张，可以继续观察后再去医院。

# 临产前要做的检查

## 手摸宫缩

### ■ 手摸宫缩时的方法

大多数准妈妈在进入医院准备临产之前，在家里腹部已经阵痛了很多次，或者是出现了阴道少量出血或破水的症状，此时准妈妈都会很担心，生怕对胎儿的"急不可耐"措手不及。

怎样辨别真假宫缩呢？医生会先让准妈妈仰卧好，选取一个舒服的姿势，把手放在准妈妈隆起的肚皮上，感受子宫的变化，每当准妈妈觉得腹部开始疼痛，并且感觉到肚皮发紧的时候，准妈妈往往能够感受到子宫肌肉的收缩，我们把整个子宫肌肉从松弛到紧张再到松弛的过程，称为一阵宫缩。

通常临产的时候，宫缩为至少5～6分钟1次，每次持续不少于30秒钟，这样才会考虑准妈妈是不是真的有可能临产了。如果宫缩的间隔时间很长，或者强度不够，即使持续好几天，准妈妈也不会临盆，我们称之为假宫缩。

## ■ 手摸宫缩时的注意事项

一般检查宫缩的频率为20分钟左右1次，根据准妈妈身体情况的不同而有所调整。即使没有临产，在很多情况下，手摸宫缩也是必须要进行的一个检查项目。

尤其在怀疑准妈妈先兆早产的时候，宫缩的频率和强度是指导医生进行相应处理的重要依据。检查时准妈妈可以侧卧，也可以仰卧，但不要坐着，因为坐着会造成腹部肌肉的收缩，影响判断。

### 多普勒检查

通过对胎儿的心跳强度、频率、位置的监测，能诊断出胎儿的健康状况。

### 尿液诊察

尿液诊察可以诊断感染情况，同时还能准确地掌握准妈妈在孕期的高血压征兆的蛋白质指数以及孕期糖尿病征兆的糖分指数。

### 阴道检查

阴道检查也是分娩前必做的一项产前检查，阴道检查之所以重要，是因为只有通过阴道检查，医生才能够知道准妈妈是否临产，胎位是否正常，有无难产的可能，骨盆是否足够宽大，有没有脐带脱垂、胎膜早破的情况等。总而言之，进行阴道检查是保证母婴平安的最重要、也是最简单的方法。

在无异常发生的情况下，医生通常会在消毒外阴后，选择用窥器打开阴道，再直接观察宫颈的变化，然后用示指和中指轻轻放入阴道内，感受宫颈的长度和柔软度，借以判断准妈妈是否已经临产。

在整个检查过程中，医生会用"开了几指"作为对产程进展的最为直观的描述。开一指是刚刚临产不久的状态；开十指就要直接上产床准备分娩了。

### 血压诊察

孕期，准妈妈要经常在家人的陪伴下去医院诊察血压的状态或在家中用电子血压计自行对血压进行诊察，以便确认是否出现血压的突然变化。

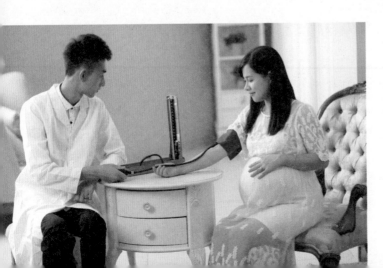

血压诊查可以判断准妈妈是否具有妊娠高血压疾病。妊娠高血压会使各脏器产生病变，也会影响到胎儿发育和分娩。

# 本周
## 大事记

　　此时胎儿在准妈妈体内的发育更加快速，准妈妈的腹中相当沉重，行动非常不方便。因此准妈妈在上下楼梯或洗澡时一定要注意安全，不要滑倒；做家务或外出活动时也要注意动作轻缓，不可过猛、过急；避免去人多的地方，外出一定要有人陪伴，并选择安全的交通工具，注意不要坐颠簸的车子，避免坐车时间过长。

　　临产前的阵痛及分娩，会给准妈妈身体和心理带来很大的负担，此时如果能在孕期多做一些有助分娩的运动，就能够帮助准妈妈顺利地度过妊娠期。同时，这些运动对减轻分娩疼痛和产后体形的恢复也有帮助。

医院检查的情况

下次产检的时间

写给宝宝的话

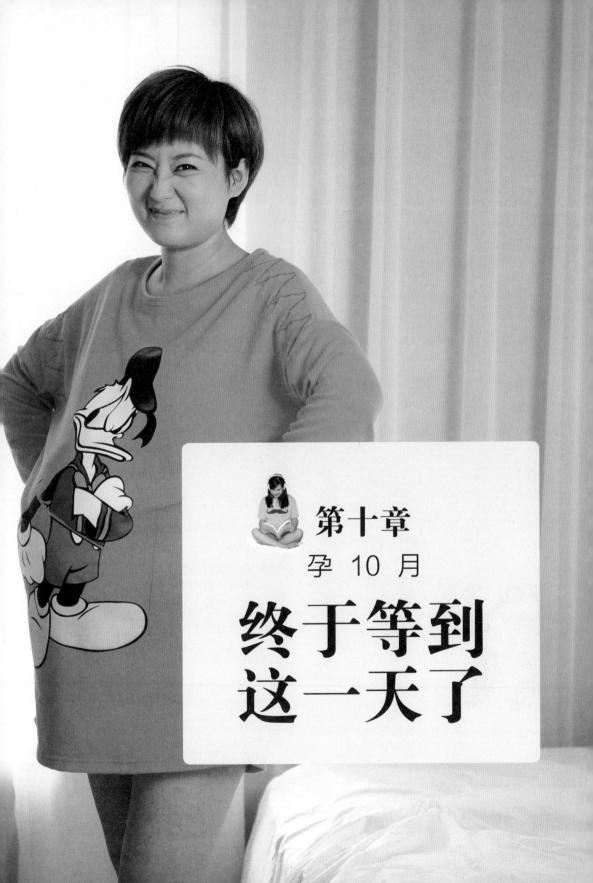

第十章

孕 10 月

# 终于等到
# 这一天了

# 孕37周　胎儿形成免疫能力

## 孕10月专家提示（37～40周）

### 放松心情

分娩虽是生理过程，却也是一次心理和体能的重大考验，准妈妈应放松情绪，把体能调整到最佳状态，接受分娩过程的考验。初产妇没有分娩经验，要注意临产先兆的出现，如见红、阵痛、破水等，随时准备住院分娩。如果是高危妊娠，那么准妈妈一定要提前到医院住院，等待分娩。

### 开始确定产后护理的人选

愈临近分娩，愈需要做很多准备工作，其中必须先确定专门负责产后护理的人选。一般来说，从娘家、婆家、亲戚中挑选一位具有产后护理经验的人，拜托其进行产后护理的情况比较普遍。目前利用月子中心或请产后护理员上门服务的情况也越来越多了。

选择月子中心时，要仔细比对环境设施，选择服务条件比较完善的地方。尽量多向曾经在该中心享受过服务的人了解服务水准。

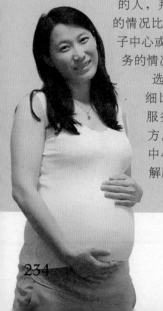

### 要注意出行安全

随着体重的增加，身体会越来越沉重，准妈妈要减少独自上街的次数和时间，购买日常生活用品最好选择附近的商店，避开高峰期。

### 每周定期检查

怀孕的最后1个月，每周要接受1次定期检查，若定期检查没有出现异常，预产期前或后2周内就能分娩。如果超过了预产期，必须到医院再做1次检查，听取医生的意见，讨论分娩计划，千万不要盲目地等待分娩先兆出现，以免危及胎儿与准妈妈的健康。

### 要注意休息

这时期的准妈妈身体接近最笨重的时候，很容易感觉疲劳，所以要保证足够的休息时间。使准妈妈有一个饱满的精神状态和充足的体力。但休息并不等于整天躺着静养或者坐着不动，每天除了适当的休息以外，还必须保证一定的运动时间。

### 做好最后1个月的胎教

怀孕最后1个月，是心理和身体方面非常不舒适的时期，但是想到胎儿即将出生，就不能忽视胎教。跟丈夫一起练习呼吸方法的同时要有条不紊地进行各项准备工作，这是怀孕最后1个月能进行的主要胎教。

# 孕10月饮食指导

## 正常摄取营养

此时胎儿发育快，致使子宫增大，准妈妈常有胃部不适或饱胀感，因此可少食多餐。有水肿的准妈妈要控制盐的摄入量。很多准妈妈会对分娩产生恐惧心理，还可能因为心理紧张而忽略饮食，这时准爸爸应帮助准妈妈调节心绪，做一些准妈妈爱吃的食物，以减轻心理压力，使其正常地吃饭以摄取营养。

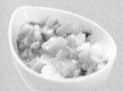

要吃含有丰富维生素和纤维素的食物。绿叶蔬菜，如菠菜和白菜等；水果含有较多的维生素C和果胶。

首先，要多吃含矿物质丰富的食物。特别是含铁和钙丰富的食物。其次，要增加蛋白质的摄入，以防止产后出血，增加泌乳量。

## 合理安排孕晚期饮食

饮食要以量少、丰富、多样为主，一般采取少食多餐的方式进餐，要适当控制进食的量，特别是高蛋白、高脂肪食物，如果此时不加限制，过多地吃这类食品，会使胎儿生长过大，给分娩带来一定困难。及时补充含钙丰富的虾皮、骨头汤、海带、紫菜等；不宜多吃水果，一天一个即可。贫血者可吃猪肝或黑木耳，每次少量，每周2～3次；高血压者少吃蛋黄及不含鳞的鱼类（带鱼、鳗鱼、鳝），多吃低脂低蛋白食物。

## 饮食要为临产做好准备

孕晚期是胎儿大脑细胞增值的高峰期，供给充足的必需脂肪酸是满足大脑发育的必要条件。多吃海鱼有利于必需脂肪酸的供给，注意增加一点粗粮，粗粮中富含B族维生素，如果缺乏则容易引起呕吐、倦怠，并在分娩时子宫收缩乏力，导致产程延缓。

## 根据分娩方式安排饮食

### ■ 顺产的准妈妈饮食

选择阴道分娩的准妈妈要多喝水，在分娩的当天进食要清淡，多食容易消化的食物，来保证足够的热量和水分摄取，并帮助产后恢复。

### ■ 剖宫产准妈妈饮食

选择剖宫产的准妈妈，在手术当日麻醉药物作用消失后即可进食些清淡、易消化的免糖免奶半流质饮食，如米粥、蛋汤、面汤、萝卜汤。到第2天，在肠道排气之前，可进食如藕粉汤、稀饭、烂面条等半流质食物，但注意不能吃甜食及牛奶等，以免引起肠胀气。手术第3天，多数准妈妈的肠道已经排气了，可进食普通清淡、易消化的食物了。

# 孕10月明星营养素

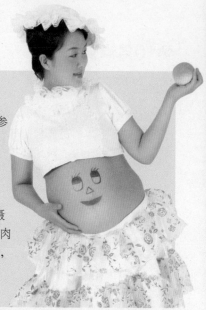

## 锌：帮助准妈妈顺利分娩

在整个胚胎乃至胎儿的生长发育过程中均需要锌的参与，这样，才能保证体内含锌酶的活性。怀孕期间，若准妈妈缺锌，可引起染色体畸形、细胞分裂受阻而致畸形，如中枢神经系统畸形，骨骼系统畸形、组织和黏膜缺损等。

缺锌还可以引起羊水感染综合征。所以，准妈妈应多摄入含锌丰富的食物。含锌量最高的是牡蛎和鲱鱼，其次是肉类豆类、小麦、花生、核桃、杏仁、茶叶等含量也较丰富，但利用率较低。

## 维生素K：预防产后大出血

维生素K是一种脂溶性维生素，是属于酮类的一种化学物质。维生素K的最主要功能是凝血，它参与很多凝血机制的调节，是对血液凝固起主要作用的物质，也是影响骨骼和肾脏组织形成的必要物质，可预防内出血及痔疮，减少生理期大量出血。

准妈妈要尽量少吃或不吃过于精制的米、面，小麦磨去了麦芽和麦麸，成为精面粉后，锌就只剩下1/5了。

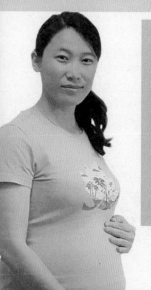

维生素K存在于各种食品中，成人维生素K的来源一部分由肠道内的细菌产生；一部分来自食物，在绿叶蔬菜、绿茶、动物肝脏中都含有丰富的维生素K，因此常吃绿叶蔬菜的人可以满足每日维生素K的需求。

维生素K在体内主要储存于肝脏中，其中维生素$K_1$存在天然绿叶植物中，维生素$K_2$存在于动物性食物中。海藻、干酪、乳酪、鸡蛋、鱼、鱼卵、蛋黄、奶油、黄油、大豆油、肉类、奶、水果、坚果、肝脏和谷类食物等含维生素K的含量较丰富。

# 胎儿和准妈妈的变化

## 胎儿的变化

　　胎儿不能独立生成抗体，所以尚未具有抵抗外部细菌的自我保护能力。但胎儿可以通过胎盘供给胎儿抗体，使刚出生的婴儿在一定时间内不会罹患感冒、腮腺炎、麻疹等疾病。胎儿出生后，会继续通过母乳得到抗体，慢慢形成自身的免疫能力。

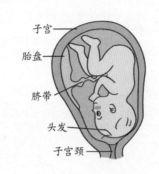

子宫
胎盘
脐带
头发
子宫颈

　　这时，胎儿已经完成出生前的所有准备，但是在剩下几周内仍会继续成长，体重也会继续增加。每天生成28克以上的脂肪，大脑内开始形成神经的髓鞘，这在出生后仍会持续。

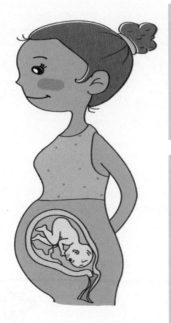

　　当这些疼痛有规律地重复时，有可能是开始分娩，所以应该做好去医院的准备。

## 准妈妈的变化

　　随着预产期的临近，下腹部经常出现收缩或疼痛，甚至会产生阵痛的错觉。疼痛不规律时，这种疼痛并非阵痛，而是身体为适应分娩时的阵痛而出现的正常现象。越临近分娩，疼痛会越来越频繁。

## 子宫口变软，分泌物增多

　　随着分娩期的临近，子宫口开始变得湿润、柔软、富有弹性，有助于胎儿顺产。这个时期，子宫的分泌物会增多，要经常换洗内衣、勤洗澡。有些准妈妈的子宫口会提前张开，这时最好保持心神稳定，继续观察身体变化。

## 你可能会关心的问题

### 临近预产期耻骨疼怎么办

耻骨痛是由于胎儿入盆压力大引起的，等宝宝生出来就好了。准妈妈要学会忍耐，平时要注意休息，不要随便走动。

### 预产期过多久没生是正常的呢

个体差异不同，预产期前后推迟1~2周检查胎儿各项生理情况无异常，都是属于正常的。临近分娩可以每天监测一下胎儿胎心情况，同时结合超声波观察羊水的情况，并结合医生内诊、测量骨盆大小等检查来确定分娩方式。

### 胯部骨头酸痛是怎么回事

因为胎儿愈来愈大，准妈妈的胯部要支撑整个腹部，酸痛是正常的。仰卧在床上动一下骨头会"嘎啦"响不一定就是缺钙，有时可能是睡得时间长了，再加上本来身子重很不舒服，动动都费劲，所以会响也是正常的，准妈妈不要担心。

### 预产期过了还没生会不会有危险

实际分娩日期与推算的预产期相差1~2周属于正常。建议您密切观察，做好孕期保健，根据检查结果，在医生的指导下进行相应的处理。

### 怀孕37周白带有血丝是不是分娩预兆

阵痛、见红、破水是生产前的3大征兆。如果是见红了可以在家观察一下，如果有阵痛，5分钟一次就要去医院了，如果破水了就要马上去医院，以防污染到胎儿。

### 接近预产期腹部抽筋般痛是为什么

可能是孕晚期的假宫缩，不用担心。若疼痛难忍，最好去看医生，安心等待分娩。

工作时长时间站立的准妈妈感到劳累时，会出现腹部紧缩或胯部肌肉疼痛。

### 距离预产期3周准妈妈要注意什么

准妈妈应该要有信心，在精神上和身体上做好准备，用愉快的心情来迎接宝宝的诞生，准爸爸应该给准妈妈充分的关怀和爱护，尽量降低她的不安与担心。产前检查要每周进行1次。接近预产期的准妈妈应尽量不外出或旅行，但也不要整天卧床休息，轻微的、力所能及的运动还是有好处的。由于产后不能马上洗澡，准妈妈必须注意身体的清洁。

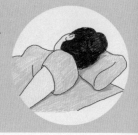

# 分娩知识：关于分娩

## ■ 向上用力

分娩姿势有很多种，目前大部分采用的是准妈妈躺在产床上，向上用力的仰卧位。这种姿势便于监视分娩的进程，紧急的时候方便进行会阴切开术和吸引分娩术等处置。子宫口完全打开的时候，就会很自然有种要用力的感觉。用力要领：用力的时候两脚要岔开，下颌要紧收，后背和腰要贴近床，用力的方式和大便的时候差不多。迎合着阵痛的节奏，用腹部的力量，而不是臀部用力。

## ■ 侧卧位的用力

侧卧位一般指的是卧在左侧，子宫不会压迫大静脉，也不会引起母体血压下降，能给胎儿输送足够的营养和氧气。还能让会阴部放松，防止会阴部裂伤，向上用力、呼吸都很舒服，也能减轻长时间阵痛带来的疲劳。缺点是胎儿头出来的时候必须支撑起一条腿。

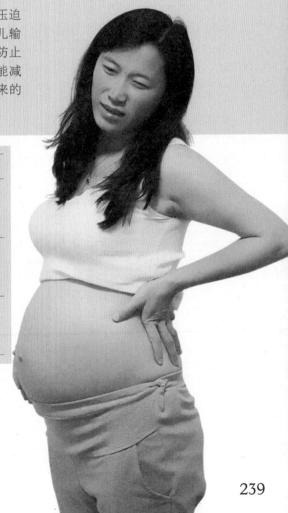

| 用力方法 ||
|---|---|
| 1 | 用力的时候，双手要握紧，两腿岔开。大腿一旦合并，产道就会关闭，这时膝盖应向外侧倾倒 |
| 2 | 不要看着天花板，扬起下巴也不好，要收起下巴。视线要放在肚脐周围。用力时不要闭上眼睛，这样会用不上力气 |
| 3 | 在疼痛的时候用力，后背很容易弯曲，这样不容易用上力气。即使很痛，后背和腰也要躺在产床上，不要弯曲 |

239

### 分娩会不会需要很长时间

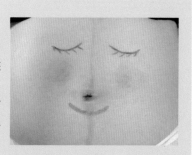

一般来说，经产妇所用的时间较短，初产妇所用的时间长些。统计数据表明女性在分娩第一胎的时候平均花费大约12个小时，第二胎平均需要8.5个小时。

分娩究竟需要多长时间因人而异，遗传因素也会起到一定的作用。因此，不妨询问母亲、姨妈和外祖母的分娩经验，提前做好心理准备多少会有所帮助。

### 分娩能吃东西吗

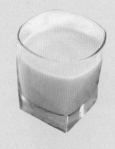

一旦准妈妈真正进入分娩阶段，已经开始感受到每2～3分钟1次的宫缩带来的疼痛，建议别吃太多的东西。宫缩时，如果胃中食物太多，准妈妈会有一种恶心的感觉，甚至有可能吐出来。准妈妈可以喝少量的果汁或水，也可以含一些冰块、吃几块咸饼干或者吃块糖。这些方法足以使大多数准妈妈在分娩时不至于感到饥饿。

### 掌握分娩的技巧

#### ■ 选择舒缓的音乐帮助分娩

对有一定音乐欣赏能力的准妈妈来说，可以在分娩过程中播放舒缓的音乐，并由家属或助产士触摸准妈妈的紧张部位，并指导其放松，以减轻准妈妈分娩时的紧张情绪。

#### ■ 调节呼吸的频率和节律

主动调整呼吸的频率和节律，可缓解由于分娩所产生的压力。增强准妈妈的自我控制意识可选择慢胸式呼吸，呼吸的频率调整为正常的1/2。随着宫缩频率和强度的增加则可选择浅式呼吸，其频率为正常呼吸的2倍。不适达到最强的程度，可选用喘吹式呼吸，4次短浅呼吸后吹一口气。当宫口开全时，准妈妈疼痛有所缓解，有种大便感，医生会指导准妈妈屏气用力的正确方法。此时准妈妈要调整自己的心理和体力，积极配合，以加速产程进展。如产程延长，胎儿易发生窒息及颅内出血。

# 本周
## 大事记

在孕晚期，产前检查是必须的，而且应该做到每周检查1次。产前检查的作用除了能检测到胎儿的成长发育之外，还能够观察到胎盘的功能是否正常，因此准妈妈要引起重视。从这一时期开始，准妈妈要注意自己的血压了。如果血压偏高，一定要去看医生，不要任意地服用降压药物、利尿剂等，以免造成不必要的危险。

在怀孕的最后阶段，也要尽量避免服用刺激性大的药物，虽然胎儿的情况已经趋于稳定，但是为了防止感染病菌，还是尽量避免服用药物。

医院检查的情况

下次产检的时间

写给宝宝的话

# 孕38周　已是"足月儿"

## 胎儿和准妈妈的变化

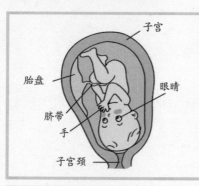

子宫

胎盘

眼睛

脐带

手

子宫颈

### 胎儿的变化

　　体重达到3.2~3.4千克，身高有50厘米左右。胎便是由胎儿肠道内掉落物和胎毛、色素等物质混合而成。一般情况下，在分娩过程中被排出，或者胎儿出生后几天内变成大便排泄到体外。

### 准妈妈的变化

　　临近分娩时，子宫颈部变得更加柔软，开始出现有规律的子宫收缩。伴随着准妈妈的运动，子宫收缩更强烈。如果收缩间隔规律，而且越来越短，就应该立即去医院。

## 坚持怀孕最后的定期检查

### 血压检查

　　要经常检查血压的状况，确认是否出现血压的突然变化。

### 测定子宫大小

　　透过超声波检查或内诊检查测定子宫的大小。

### 体重检查

　　怀孕最后1个月内，体重增加11~16千克比较正常，所以要经常测量体重。

### 多普勒检查

　　通过胎儿的心跳强度、频率、位置，能诊断出胎儿的健康状况。

### 尿液检查

　　可以诊断感染情况，同时能掌握高血压征兆的蛋白质指数和糖尿病征兆的糖分指数。

# 分娩知识：做好临产前的准备

## 什么情况下需要入院待产

一般而言，凡属于高危妊娠者，均应提前入院待产。常见具体的情况如下：

| | 需要入院的情况 |
|---|---|
| 1 | 胎位不正，如臀位、横位等 |
| 2 | 骨盆过小或畸形，或估算胎儿过大，预计经阴道分娩有困难 |
| 3 | 准妈妈合并有内科疾病 |
| 4 | 有异常妊娠、分娩史，如早产、死胎、难产等 |
| 5 | 有过腹部手术特别是子宫手术史，如子宫肌瘤剜除术等 |
| 6 | 临产前有过较多阴道流血，或有过头痛、胸闷、晕厥等 |
| 7 | 多胎妊娠 |
| 8 | 年龄小于20岁，或大于35岁的初产妇 |
| 9 | 妊娠高血压综合征，羊水过多或过少 |
| 10 | 胎动异常，或胎儿电子监护有异常反应 |

当准妈妈出现有规律的子宫收缩，子宫收缩持续时间达30秒以上，间歇10分钟左右，并逐渐增强，即入院待产较为适宜。

## 了解分娩前的征兆

一般临近分娩时会出现各种征兆，但并不是每个准妈妈分娩时都会出现这些征兆，会因人而异，有许多人就是在没有任何征兆的情况下开始分娩的。通常临近分娩有如下征兆：

### ■ 分泌物增多

准备分娩时，子宫颈管会变得软化，分泌物也会增多，大多是白色的水性分泌物。

### ■ 腹部频繁地感觉到张力

开始为分娩做准备，子宫收缩频繁，因此会经常感觉到腹部的张力。如果张力是有规律的，那就是阵痛。

### ■ 大腿根疼

为便于胎儿通过，左右耻骨的接合处正在慢慢打开。因此，大腿根的部位会有抽筋或疼痛的感觉。

### ■ 胎动减少

由于胎儿的头部下降到了骨盆里，因此胎动相对减少。也有的胎儿一直到分娩前仍经常动来动去。

### ■ 腹部下降

由于胎儿下降到骨盆内，会感觉到下腹部变大，而上腹部变空。

## ■ 规律性宫缩

| | 宫缩的特征 |
|---|---|
| 1 | 子宫的收缩有规律，逐渐加强。宫缩初期大概每隔10分钟宫缩1次，且强度较轻微 |
| 2 | 大部分出现在腹部下方，但是会扩散到背部下方 |
| 3 | 宫缩会引起腹痛，腹痛一阵紧似一阵，就预示着快临产了。宫缩从不舒服的压力到绷紧、拉扯的痛 |
| 4 | 有少数准妈妈会出现腰酸症状 |
| 5 | 宫缩发生时通常情况下会见红 |

　　出现宫缩时，走动可能会使腹痛更严重，准妈妈可以卧床躺着休息。用垫子或椅子作支撑，找一种最适合的姿势减轻疼痛。不要做剧烈运动及使用腹肌的动作，可以做散步这样轻微的活动。如果宫缩不规律或是形成规律但间隔时间很长，说明离分娩还有一段时间，可以在家休息，等阵痛达到每10分钟1次的时候再入院待产。

## ■ 见红

| | 见红的特征 |
|---|---|
| 1 | 见红的颜色一般为茶褐色、粉红色、鲜红色 |
| 2 | 出血量一般比月经的出血量少 |
| 3 | 混合黏液流出，质地黏稠 |
| 4 | 见红大多发生在分娩临近，阵痛发生前24小时出现。但个体是有差异的，也有准妈妈在分娩1周前或更早就出现见红的情况 |

　　如果只是出现了淡淡的血丝，量也不多，准妈妈可以留在家里观察。平时注意不要太过操劳，避免剧烈运动。如果见红后出现阵痛或破水就应该立即在家人的陪同下去医院。

## ■ 破水

破水会导致羊水大量流出，脐带可能会随压力带动或因为重力作用而导致脱垂。一旦脐带脱垂就可能导致胎儿缺氧、组织器官坏死、甚至胎儿死亡。破水后如果6～12个小时内没有分娩迹象，为防止细菌感染，医生会使用催产素来帮助准妈妈进入产程，开始分娩。

| | 破水的特征 |
|---|---|
| 1 | 流出的羊水无色透明，可能含有胎脂等漂浮物 |
| 2 | 感觉到热的液体从阴道流出 |
| 3 | 准妈妈无意识，不能像控制尿液一样控制羊水流出 |
| 4 | 持续性流出 |

破水可能导致宫内感染，所以一旦发生破水就应立即去医院。

### 大龄产妇临产前需要注意什么

随着女性年龄的增大，原本柔软的阴道弹性逐渐降低，特别是子宫颈管会逐渐变得较难张开；同时，子宫肌肉的收缩力也会减弱，这些情况都是造成难产的主要原因。

大龄准妈妈身体调节能力减弱，应对各种变化、机体负担的能力也相应减弱，易发生妊娠高血压综合征及其他妊娠并发症，发生后应对能力也较弱，易使母子健康受到影响。

所以，大龄初产妇临产前要注意自己的身体变化，如有不适要及早到医院检查；如医生觉得有必要提前住院，必须听从。在选择医院时尽可能考虑设备和技术条件较好的医院。

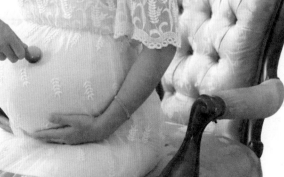

# 本周
## 大事记

　　怀孕38周开始，已经属于围产期了。在孕晚期，准妈妈高高隆起的腹部会影响腿部的静脉血回流，使血液无法迅速地回流至脑部，因此很容易在准妈妈改变姿势时造成脑部供血不足，导致血压降低。因此，在改变姿势时，准妈妈要注意动作轻缓，避免因突然站起而引起头晕，甚至跌倒的现象发生。

　　在即将临产的关键时期，准妈妈要多看书或杂志，来学习一些育婴的基本操作方法了。

医院检查的情况

下次产检的时间

写给宝宝的话

# 孕39周　离分娩越来越近了

## 胎儿和准妈妈的变化

### 胎儿的变化

本周胎儿的脂肪层还在加厚，这会帮助胎儿在出生后控制体温。本周胎儿可能已经有50厘米长，体重在3.2~3.4千克。身体的各器官都已经完全发育成熟，并各就其位了。外层皮肤正在脱落，取而代之的是里面的新皮肤。这周胎儿安静了许多，不过妈妈不要担心，这是因为胎儿的头部已经固定在骨盆中了，正在为出生做最后的准备呢。

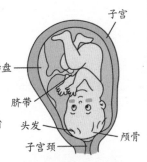

子宫
胎盘
脐带
头发
子宫颈
颅骨

### 准妈妈的变化

这个时候，虽然胎儿安静了许多，但是孕妈妈不舒服的状况并不会好转，几乎所有的孕妈妈都会感到极度紧张，这可能是对分娩的焦虑，也可能是对分娩的种种期待。但是你必须要吃好睡好，放松心情。此外，要格外注意观察是否有临产迹象。

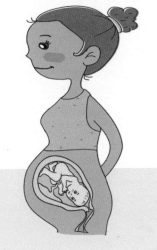

## 耐心地等待分娩

### 了解分娩当天的过程

突然出现阵痛时容易慌张，所以要事先了解住院时的过程。电话机旁边要贴上用大字写的医院电话号码，为了能随时保持联系，要重新确认家人手机号码和紧急联络处的电话号码。另外，要考虑好分娩当天要用的交通工具。考虑到一个人在家时出现阵痛，要找附近的人来照顾。

这个时期，距离预产期只有1周左右。还没有分娩的准妈妈，现在只剩下一件事情，以平静的心情等待分娩。仔细检查各种分娩必备品的同时，继续观察身体状态，耐心地等待分娩。

## 熟悉分娩用力的方法

经产妇有分娩经验，所以知道分娩时该如何用力，但是初产妇会比较茫然。实际上，何时用力，如何用力，只要在产床上按照医生的口令即可。如果事先了解分娩过程，更有利于进行分娩。

# 过期妊娠怎么办

准妈妈正常的怀孕期为37～42周，如果妊娠超过42周则属于过期妊娠。怀孕时间过长会导致胎儿异常。有的人对怀孕时间报以无所谓的态度，甚至误认为怀孕时间越长胎儿就越健壮，这是不科学的观念。胎儿在母体内是靠胎盘供给营养得以生长发育的。过期妊娠会导致胎盘发生退行性变化，血管发生梗死、胎盘血流量减少，直接影响胎儿营养的供给，不仅胎儿无法保持正常成长，而且会消耗自身的营养而日渐消瘦，皮肤出现皱褶，分娩后像个"小老头"。此外，由于子宫内缺氧，可使羊水发生污染，使胎儿出现宫内窒息、吸入性肺炎而死亡；或因脑细胞受损，造成智力低下等不良后果。另外，妊娠期延长，使得胎儿头颅骨大而坚硬，分娩时出现难产或产伤，对母体健康和胎儿都有一定损害。

孕期过长对母子毫无益处。如果已到分娩日期仍不分娩，就要去医院请医生采取措施，让胎儿早日娩出，以保证母子的安全与健康。

248

# 本周
## 大事记

在临产前，准妈妈要和准爸爸重新计算一下预产期，通常预产期的前3周和后2周都属于正常的分娩期，而如果超过了10天没有动静，那么就应该尽早住院待产了。

此时准妈妈的心情可能会很紧张，其实大可不必太过担忧，要明白生孩子几乎是每一位女性都会经历的事，代表着即将诞生一个小生命，作为母亲是伟大的，也是快乐的。跟自己谈谈心，跟自己腹中的胎儿谈谈心，跟丈夫谈谈心，让自己尽量放松下来。要知道，如果过分紧张和恐惧，身体就会呈现一种僵硬的状态，那么子宫在收缩时就会更疼，对准妈妈和胎儿一点好处都没有。

医院检查的情况

下次产检的时间

写给宝宝的话

## 胎儿和准妈妈的变化

### 胎儿的变化

体重大约3.4千克，身体长度在50厘米以上。

胎儿为了从狭窄且弯曲的产道里挤出，也在不停地转动身体、变换姿势，并且不停地运动。

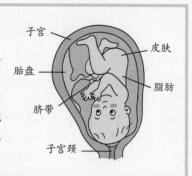

子宫
皮肤
胎盘
脂肪
脐带
子宫颈

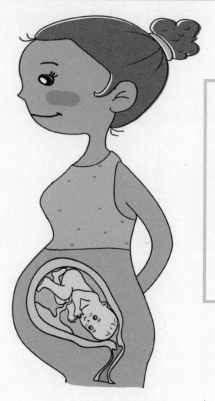

### 准妈妈的变化

腹部感到针刺似的疼痛，这种疼痛以30分钟或1小时为时间间隔持续发生，那么这时就可以认定阵痛开始。阵痛的时间间隔因人而异。一旦阵痛时间间隔小于30分钟，不要慌张，沉着地做好住院准备。

准妈妈强大的承受能力，坚韧的性格，也会传递给胎儿，是将来宝宝性格形成的最早期的榜样。

## 突发情况的应急

### 临近分娩身边没有亲人怎么办

如果临近分娩的时候身边没有家人的话，一定不要过于紧张。准妈妈可以事先自己模仿一遍当自己一个人在家将要分娩时候的情景。

### 胎动异常时要马上去医院

第一次分娩的人会每隔10分钟阵痛，非初次分娩的准妈妈每隔15分钟阵痛。一旦阵痛间隔在10~15分钟时就要马上去医院，因为张力的时间间隔缩短了，分娩就临近了，准妈妈需要及时检查。

如果阵痛发生仅有5~7分钟的间隔，这时候就要立刻把准妈妈送往医院，因为准妈妈马上要分娩了。

### 外出时突然要分娩怎么办

即使进入了临产期，真正分娩的时间也是很难把握的，所以只要是外出的时候，必须带着自己的医疗保健卡、手纸、毛巾、医院的地址记录本、家人的联系电话等必备品。

### 羊水大量流出时要马上去医院

胎盘中包裹胎儿的羊膜破裂，接着羊水流了出来，流出来破裂的羊膜会弄脏衣服。当羊膜真正破裂的时候，羊水会"哗"地一下子大量流出，这时应立刻与产院联系。

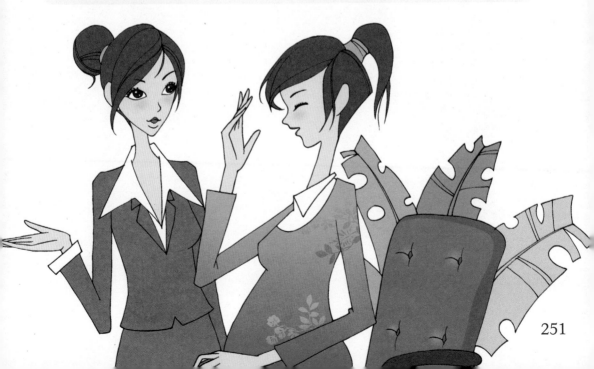

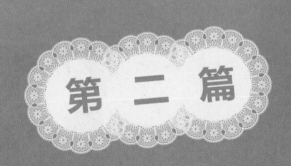

第二篇

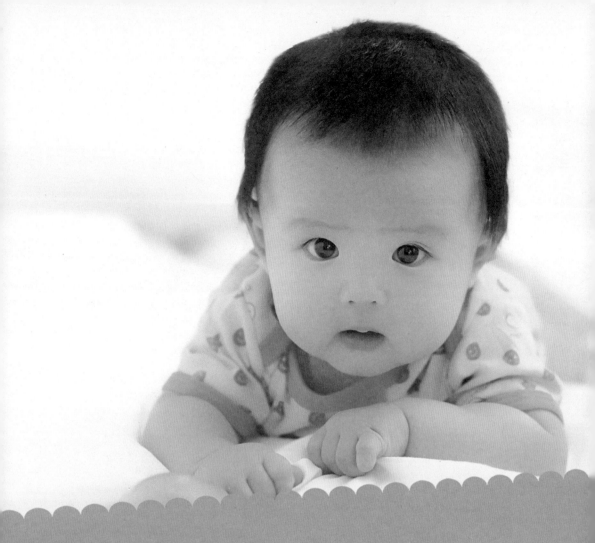

育儿篇

# 你可能会遇到的问题

## 怎样清除新生儿胎垢

　　宝宝刚出生时，在头皮表面有一层油脂，是皮肤和上皮细胞的分泌物所形成的黄白色物质，称为"胎垢"。父母可用消毒后的植物油擦拭局部，再将浸湿的纱布敷在头上。第一天暂时不要动，第二天用纱布轻轻擦拭，痂皮就会脱落，然后用婴儿专用洗发水加温水洗头即可。切记不可用梳子使劲梳，这样很容易弄破宝宝头皮，造成感染。如果胎垢很厚，可重复上述做法2～3次。慢慢地，宝宝头上的"胎垢"就会脱落。

## 新生儿口腔内的白点是怎么回事

　　大多数宝宝在出生后不久，口腔上腭中线两侧和齿龈边缘会出现一些黄白色的小点，很像是长出来的牙齿，俗称"马牙"或"板牙"，医学上叫作上皮珠。上皮珠是由上皮细胞堆积而成的，是正常的生理现象，不影响宝宝吃奶和乳牙的发育，在出生后数月内会逐渐脱落。切不可挑破"马牙"，以免引起感染。

## 新生儿正常的大便应该是什么样

　　新生儿大部分在出生后12～24小时内第一次排大便，称为胎便，呈墨绿色黏稠状。吃奶后3～4天内由黄绿色过渡便逐渐转变为正常黄色大便。新生儿正常大便，随不同的喂养方式有所不同。母乳喂养的新生儿，粪便多为黄色糊状，每天排便4～5次；吃配方奶的新生儿粪便多呈淡黄色或土灰色，每天2～3次，偶有便秘情况。

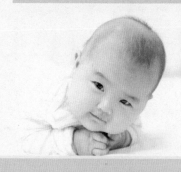

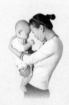

第 一 章

# 迎接宝宝的
# 到来

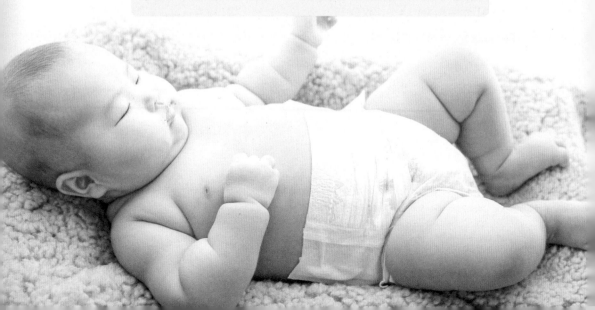

## 第一声啼哭

新生儿的第一声啼哭很重要，这说明他小小的肺部已经开始工作了。产科医生会用器械吸新生儿的嘴巴和鼻腔，以清除残留在里面的黏液和羊水，从而确保鼻孔完全打开，能畅通地呼吸。接着，护士用毯子把新生儿抱起来送到你身边，让你们亲近一会儿。如果胎儿早产或是出现呼吸困难，就会立刻被送入新生儿特护病房，接受检查。如果新生儿体重超过5千克则要验血，因为过重的新生儿在出生后的几小时内有可能出现低血糖症。

## 新生儿阿普加评分

新生儿在出生后需要接受人生中第一次测试评分，被称为阿普加评分，是医生经过对新生儿总体情况的测定后打出的分数。这次测试包括新生儿的肤色、心率、肌肉张力及呼吸力、对刺激的反应等项，以此来检查新生儿是否适应了生活环境从子宫到外部世界的转变。然后，护士会给新生儿称体重、量身长，护士会用听诊器检查新生儿的心脏和肺部，给他测体温，并检查他是否有异常症状，如脊柱裂等。之后护士会再次测量新生儿的身长、体重和头围，然后给他洗个温水澡。

这种评分是对新生儿从母体内到外环境中生活的生存能力和适应程度进行估算，也为宝宝今后神经系统的发育提供了一定的预测性。但家长不用过分关注这个分数，8~10分皆为合格的新生儿，不是只有满分的新生儿才是健康的。

| 项目 | 得2分 | 得1分 | 得0分 |
|---|---|---|---|
| 皮肤的颜色 | 全身皮肤粉红 | 躯干粉红，四肢青紫 | 全身青紫或苍白 |
| 心率 | 心跳频率大于每分钟100次 | 小于每分钟100次 | 没有心率 |
| 对刺激的反应 | 用手弹新生儿足底或插鼻管后，新生儿出现啼哭、打喷嚏或咳嗽 | 只有皱眉等轻微反应 | 无任何反应 |
| 四肢肌张力 | 若四肢动作活跃 | 四肢略屈曲 | 四肢松弛 |
| 呼吸 | 呼吸均匀、哭声响亮 | 呼吸缓慢而不规则或者哭声微弱 | 无呼吸 |

# 新生儿的先天反射

## 觅食、吮吸和吞咽反射

当你用乳头或奶嘴轻触新生儿的脸颊时，他就会自动把头转向被触的一侧，并张嘴寻找。这种动作就是觅食反射。

每个新生儿出生时都具有吮吸反射，这是最基本的反射行为，这种反射使新生儿能够进食。将奶嘴放进新生儿口中，他就开始吮吸，且吮吸运动极其强烈，甚至在乳头的吮吸刺激移开之后仍会继续很长时间。吮吸的同时，新生儿天生会吞咽，这也是一种反射。吞咽行为可以帮助新生儿清理呼吸道。

## 握持反射

儿科医生都会检查新生儿的握持反射。测试方式是把手指放在新生儿的手心，看看他的手指会不会自动握住医生的手指。很多新生儿的反应都很强烈，紧紧攥住别人的手指，甚至你可以这样把他们提起来（但是建议你不要做这个尝试）。

这种反射一般在3~5个月消失。当你轻触他的脚底时，你会发现他的脚趾也蜷了起来，好像要抓住什么东西似的，这样的反射将持续一年。

## 紧抱反射

也被称为"惊吓"反射或莫罗氏反射。将新生儿的衣服脱去，儿科医生会用一只手托着新生儿的臀部，另一只手托着他的头，然后突然使新生儿的头及颈部稍向后倾，正常的宝宝会四肢外展、伸直，手指张开，好像在试图寻找可以附着的东西，然后新生儿会缓缓地收回双臂，握紧拳头，膝盖蜷曲缩向小腹。紧抱反射消失的时间是在宝宝2个月的时候。

## 行走反射

用双手托在新生儿腋下竖直抱起，使他的脚触及结实的表面，他会移动他的双腿做出走路或跨步动作。如果他的双腿轻触到硬物，他就会自动抬起一只脚做出向前跨步的动作。这种反射会在1个月消失，与新生儿学走路没有关系。

## 爬行反射

当新生儿趴着的时候，会很自然地做出爬行姿势，撅起屁股，膝盖蜷在小腹下。这是因为他的双腿就像在子宫里面一样仍然朝向他的躯体蜷曲。当触碰他的双腿时，他或许能够以不明确的爬行姿势慢慢挪动，实际上只是在小床上做轻微的向上移动。一旦他的双腿不再屈曲且能躺平，这种反射即自行消失，通常为2个月。

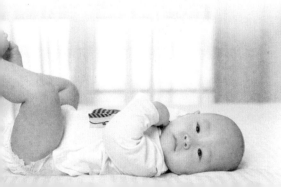

# 不同的新生儿

## 足月儿、早产儿和过期产儿

| 类型 | 标准 | 表现 |
|---|---|---|
| 足月儿 | 指胎龄满37~42周的新生儿 | 各器官、系统发育基本成熟，对外界环境适应能力较强 |
| 早产儿 | 胎龄满28周至不满37周的新生儿 | 尚能存活，但由于各器官系统未完全发育成熟，对外界环境适应能力差，患各种并发症的概率大，因此要给予特别的护理 |
| 过期产儿 | 胎龄满42周以上的新生儿 | 过期产儿并不意味着他们比足月儿发育得更成熟，相反，一部分过期产儿是由于母亲或胎儿患某种疾病造成的，出生后危险性更大，所以一定要认真监护 |

## 低出生体重儿、正常体重儿和巨大儿

| 类型 | 标准 | 表现 |
|---|---|---|
| 低出生体重儿 | 出生体重小于2.5千克的新生儿 | 低出生体重儿大部分为早产儿，部分为过期产儿。这样的宝宝有一套严格的护理方法，请严格按照医生的建议进行护理 |
| 正常体重儿 | 出生体重在2.5~4千克的新生儿 | 足月正常体重儿是最健康的宝宝，可参考本书内容进行护理 |
| 巨大儿 | 出生体重超过4千克的新生儿 | 部分巨大儿是由于母亲或胎儿患某些疾病所致，如母亲患糖尿病，胎儿有Rh溶血症等，所以不能盲目认为新生儿越胖越好，要加强监护 |

新生儿的分类方法有多种，最常用的是依据胎龄分类和依据体重分类。

# 新生儿的特征

## 呼吸特点

新生儿以腹式呼吸为主，每分钟40~45次。新生儿的呼吸不规律，这是正常现象，不用担心。

## 睡眠特点

新生儿除饮食时间外，几乎全处于睡眠状态，每天需睡眠20小时以上。

整个新生儿期睡眠时间不一样。早期新生儿睡眠时间相对要长一些，每天可以达到20小时以上；随着日龄增加，睡眠时间会逐渐减少。晚期新生儿睡眠时间有所减少，每天在16~18小时。出生后24小时内，可采取右侧卧位，在颈下垫块小手巾，并定时改换另一侧卧位，否则由于新生儿的头颅骨骨缝没有完全闭合，长期睡向一边，头颅可能变形。如果新生儿吮吸乳汁后经常吐奶，哺乳后要取右侧卧位，以减少漾奶。

## 体态特点

清醒状态下，新生儿总是双拳紧握，四肢屈曲，显出警觉的样子；受到声响刺激时，四肢会突然由屈变直，出现抖动。新生儿颈、肩、胸、背部肌肉尚不发达，不能支撑脊柱和头部，所以父母不能竖着抱新生儿，必须用手把新生儿的头、背、臀部几点固定好，否则会造成脊柱损伤。

## 排便与泌尿特点

新生儿一般在出生后12小时开始排胎便。胎便呈深绿、墨绿色或黑色黏稠糊状，是胎儿在母体子宫内吞入羊水中胎毛、胎脂、肠道分泌物而形成的。3~4天胎便可排尽，哺乳之后，排便逐渐呈黄色。吃奶粉的宝宝每天排1~2次便，母乳喂养的宝宝排便次数稍多些，每天4~5次。若新生儿出生后24小时尚未见排胎便，则应立即请医生检查，看是否存在肛门等器官畸形。新生儿第一天的尿量为10~30毫升，在出生后36小时之内排尿都属正常。随着哺乳摄入水分，新生儿的尿量逐渐增加，每天可达10次以上，日总量可达100~300毫升，满月前后可达250~450毫升。

## 体温特点

每隔2~6小时测一次，做好记录（每日正常体温应波动在36~37℃），出生后常有一过渡性体温下降，经8~12小时渐趋正常。新生儿一出生便要立即采取保暖措施，可防止体温下降，尤以冬寒时更为重要。室内温度应保持在24~26℃，新生儿保温可采用热水袋或用装热水的密封瓶，将其放在两被之间，以宝宝手足暖和为宜，在换尿布时，注意先将尿布用暖水袋加温。无上述条件者，可将新生儿直接贴近成人身体保温。

# 新生儿特有的生理现象

## 溢 乳

溢乳即漾奶，是新生儿常见的现象，就好像宝宝吃多了，有时会顺着嘴角往外流奶，或有时一打嗝就吐奶，这些一般都属生理性的反应，这与新生儿的消化系统尚未发育成熟及其解剖特点有关。正常成人的胃都是斜立着的，并且贲门肌肉与幽门肌肉一样发达。而新生儿的胃容积小，胃呈水平位，幽门肌肉发达，关闭紧；贲门肌肉不发达，关闭松，这样，当新生儿吃得过饱或吞咽的空气较多时就容易发生溢乳，这对新生儿的成长并无影响。

只要每次哺乳后，竖抱起新生儿轻拍后背，即可把咽下的空气排出来，且睡觉时应尽量采取头稍高的右侧卧位，便会减少溢乳的发生。采取侧卧位还可预防乳汁误入呼吸道引起的窒息。为了防止宝宝头型睡歪，应采取这次哺乳后右侧卧位，下次哺乳后左侧卧位，同时还可避免误吸乳汁到呼吸道的危险发生。若发生呛奶，应立即采取头俯侧身位，并轻拍背，将吸入的乳汁拍出。有些新生儿吐奶后一切正常，也很活泼，则可以试喂，如新生儿愿意吃，那就让新生儿吃好；而有些新生儿在吐奶后胃部不舒服，如马上再次哺乳，新生儿可能不愿吃，这时最好不要勉强，应让新生儿的胃部充分休息一下。

一般情况下，吐出的奶远远少于吃进去的奶，家长不必担心，只要新生儿生长发育不受影响，偶尔吐一次奶也无关紧要。若每次吃奶后必吐，那么就要做进一步检查，以排除因疾病而导致的吐奶。

## 皮肤红斑

新生儿出生头几天，可能出现皮肤红斑。红斑的形状不一，大小不等，颜色鲜红，分布全身，以头面部和躯干为主。新生儿会有不适感，但一般几天后即可消失，很少有超过1周的情况。有的新生儿出现红斑时，还伴有脱皮的现象。一般情况下，新生儿红斑对健康没有任何威胁，不用处理便可自行消退。

## 先锋头

胎儿在分娩过程中随着阵阵宫缩，头部受到产道的挤压，使颅骨发生顺应性变形而被挤长。同时，头皮也由于挤压而发生先露部分头皮水肿，用手指压上去呈可凹陷性鼓包，临床称产瘤。一般宝宝出生后1～2天可自然消退。对新生儿健康无影响，不需要进行特殊处理。

## 鼻尖上的小丘疹

新生儿出生后，在鼻尖及两个鼻翼上可以见到针尖大小、密密麻麻的黄白色小结节，略高于皮肤表面，医学上称粟粒疹。这主要是由于新生儿皮脂腺潴留引起的。

几乎每个新生儿都可见到，一般在出生后1周就会消退，属于正常的生理现象，不需任何处理。

## 四肢屈曲

新生儿的四肢屈曲：细心的家长都会发现自己的宝宝从一出生到满月，总是四肢屈曲，有的家长害怕宝宝日后会是罗圈腿，干脆将宝宝的四肢捆绑起来。

其实，这种做法是不对的，正常新生儿的姿势都是呈英文字母"W"和"M"状，即双上肢屈曲呈"W"状，双下肢屈曲呈"M"状，这是健康新生儿肌张力正常的表现。

随着月龄的增长，四肢逐渐伸展。而罗圈腿即"O"形腿，是佝偻病所致的骨骼变形引起的，与新生儿四肢屈曲毫无关系。

## 出　汗

新生儿手心、脚心极易出汗，睡觉时头部也会微微出汗。因为新生儿中枢神经系统发育尚未完全，体温调节功能差，易受外界环境的影响。当周围环境温度较高时，宝宝会通过皮肤蒸发水分和出汗来散热。

*妈妈要注意居室的温度和空气的流通。*

## 枕　秃

新生儿枕秃，并不是新生儿缺钙的特有体征。枕头较硬、缺铁性贫血及其他营养不良性疾病，都可导致枕秃。

## 挣　劲

新手妈妈常常问医生，宝宝总是挣劲，尤其是快睡醒时，有时憋得满脸通红，是不是宝宝哪里不舒服呀？事实上宝宝并没有不舒服，相反，他很舒服。新生儿憋红脸，那是在伸懒腰，是活动筋骨的一种表现，妈妈不要大惊小怪。把宝宝紧紧抱住，不让宝宝挣劲，或带着宝宝到医院，都是不必要的。

## 打嗝儿

新生儿吃得急或吃得不舒服时，就会持续地打嗝儿。有效的解决办法是，妈妈用中指弹击宝宝足底，令其啼哭数声，哭声停止后，打嗝儿也就停止了。如果没有停止，可以重复上述方法。

弹击足底抑制打嗝儿的办法，在操作中常常失败的原因往往是妈妈心疼孩子，不舍得用力，宝宝哭的程度和时间都不够。宝宝哭上几声，比宝宝持续打嗝儿要好受得多。新生儿的哭，有利于锻炼身体。想想看，如果助产士不拍打新生儿的足底，不刺激新生儿大声地哭，新生儿的肺脏就不可能完全张开，就不会有充分的气体交换，就可能出现湿肺的病变。所以说，当宝宝打嗝儿时，弹击宝宝足底，使小家伙放声大哭，不仅抑制了打嗝儿，还锻炼了身体，妈妈们放心去做吧！

# 新生儿的胎记

## 白色胎记

白色胎记，医学上称之为色素脱斑，往往呈椭圆形，像一片片尖尖的树叶，有的则呈不规则的多边形。有这类胎记的孩子，父母要注意孩子可能发生的抽风、癫痫，以及智力发展障碍等症状。

## 红色胎记

红色胎记常常可以在新生儿的前额部分或者颈背部看到。有的会凸起在皮肤之外，一般都没有什么危险。但是有一种称为面部血管痣的却可以导致脑膜血管瘤。这种面部血管痣常长在孩子的面部一侧，容易波及影响孩子眼、眉部位的神经血管，孩子往往产生抽搐，甚至并发肢体瘫痪，有这种病变的孩子也常会产生智力障碍，大约25%有这种现象的孩子会得青光眼。

部分红色胎记可在8岁内自行消退，因此，不应在儿童期急于治疗，如果血管瘤仅是随着身体长大而适当增大或停止增长，而且没有明显引起器官或功能的损害，都应观察而不必急于处理。

## 黑色胎记

有的宝宝会有少数黑色的胎记，这没有什么问题。但是有的孩子身上会有大量的黑斑花纹，像线条状或旋涡状的大理石纹路，分布在四肢和躯干上。这样的孩子也可能出现抽风、智力障碍、癫痫症状。尤其值得注意的是，女孩的发病率明显高于男孩。

黑色胎记中有平常所谓的黑色素痣，带有毛发的称之为黑毛痣，如果局部的皮肤增厚如兽皮即为兽皮样黑痣等。小的就如针尖大小，大的可波及整个体表皮肤的1/3以上，称之为巨痣。

对于那些不能自行消退、影响外观及有癌变可能的胎记则要及时进行治疗。

## （青）蓝色胎记

蓝色胎记比较常见，大多分布在宝宝的背、腰、臀部。这些蓝色胎记有时面积比较大，有时数量较多，但是不用担心的，这样的胎记和神经疾病无关，而且它们往往会随着孩子年龄的增加逐渐消退。宝宝臀部的青斑是一种叫蒙古斑的色素改变，多见于宝宝的尾骶部和左右臀部，形状不规则、大小不等。

孩子出生乃至以后的一段时间里，常可以看到身上有青色的斑块，这就是俗称的"胎记"。

胎记多见于孩子的背部、骶骨部、臀部，少见于四肢，偶发于头部、面部，形态大小不等，颜色深浅各有差异。

# 新生儿用品一览表

## 喂奶用品

| 物品 | 标准及用途 | 数量 |
|------|-----------|------|
| 奶瓶 | 耐热的玻璃奶瓶 | 3~5个 |
| 奶嘴 | 奶嘴孔的大小要根据宝宝的月龄来选择 | 每阶段2~3个 |
| 奶瓶刷 | 奶瓶刷和奶嘴刷 | 各1个 |
| 奶瓶消毒锅 | 高温蒸汽消毒奶瓶及餐具，有烘干功能的最好 | 1个 |
| 奶瓶夹 | 消毒时用来夹奶嘴和奶瓶 | 1个 |
| 吸奶器 | 可根据需要选择手动或者电动 | 1~2个 |
| 清洁剂 | 清洗奶瓶及餐具，有机无香味的较好 | 1瓶 |
| 母乳保存袋 | 用于装吸出的母乳，冷冻备用 | 多个 |
| 奶粉盒 | 多格或多层式的均可 | 1个 |
| 暖奶器 | 加温牛奶和辅食时使用 | 1个 |
| 奶瓶晾晒架 | 将奶瓶和奶嘴清洗之后倒放在架上 | 1个 |
| 奶粉 | 母乳喂养的话准备一小桶即可 | 1桶 |

## 洗浴用品

| 物品 | 标准及用途 | 数量 |
|------|-----------|------|
| 浴盆 | 选择大号的宝宝专用浴盆，可以洗澡和玩水 | 1个 |
| 浴架 | 可挂在浴盆上使用，预防宝宝溺水 | 1个 |
| 水温计 | 可以测量洗澡水的水温 | 1个 |
| 沐浴用品 | 婴儿专用的沐浴液、洗发液、爽身粉、护臀霜、润肤油 | 各1个 |
| 洗衣液 | 婴儿专用的洗衣液或洗衣皂 | 1瓶 |
| 浴巾 | 大、小各2个 | 4个 |
| 洗澡玩具 | 小鸭子一类的塑料玩具 | 1~2个 |

## 寝具和其他用品

| 物品 | 特点及用途 | 数量 |
|---|---|---|
| 婴儿床 | 最好选择木质的婴儿床 | 1个 |
| 床垫 | 选择不是很软的床垫 | 1个 |
| 护围 | 防止翻身时撞伤头部 | 1个 |
| 被褥 | 纯棉材质 | 2床 |
| 枕头 | 3个月之后才会使用 | 2个 |
| 包被 | 包裹新生儿用的，出院时抱宝宝回家时需要使用 | 2个 |

## 婴儿护理用品

| 物品 | 特点及用途 | 数量 |
|---|---|---|
| 体温表 | 耳式较佳，最好不选水银体温计 | 1个 |
| 指甲钳指甲锉 | 可选婴儿专用指甲钳 | 1个 |
| 纱布 | 用来擦拭宝宝的口水 | 多个 |
| 棉签 | 用来擦拭宝宝的鼻子、耳朵 | 多个 |
| 尿布 | 纯棉材质、很柔软的 | 30块 |
| 纸尿裤 | 根据宝宝使用的号码选择 | 2包 |
| 围嘴 | 以免宝宝喝奶弄脏衣服 | 3条 |

## 婴儿衣物

| 物品 | 特点及用途 | 数量 |
|---|---|---|
| 内衣 | 纯棉，吸湿性强，耐洗，背部不要有扣，连体衣也可 | 6个 |
| 帽子 | 根据季节选择 | 1顶 |
| 袜子 | 宽松不箍脚脖子 | 2双 |
| 外出衣物 | 连体棉服、小鞋子、毛衣、毛裤等 | 各1~2件 |
| 睡袋 | 根据家里温度选择厚薄 | 1个 |

## 妈咪用品

| 物品 | 特点及用途 | 数量 |
|---|---|---|
| 文胸 | 无钢圈的较佳 | 3个 |
| 溢乳垫 | 一次性和可洗的均可 | 多个 |
| 哺乳衣 | 需要多准备一些 | 3套 |
| 棉拖鞋 | 带后脚跟的拖鞋 | 1双 |
| 束腹带 | 产后收腹时使用 | 1条 |
| 卫生巾 | 产后出现恶露时使用 | 3包 |
| 乳头保护霜 | 用于保护乳头 | 1瓶 |

# 给宝宝洗澡

## 做好沐浴前的准备

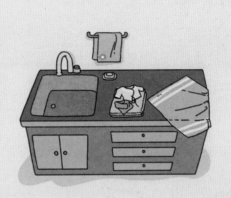

1.在往宝宝浴缸里注水的同时，要准备好换用的衣物及尿布等。在台子上准备好外衣和内衣及沐浴后使用的浴巾。

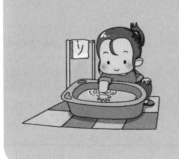

2.适合宝宝沐浴的水温大约与母亲羊水的温度相同，在42℃左右。

到1个月左右的时候，可以用宝宝浴缸给宝宝洗澡。洗的时间过长宝宝会感到疲劳，而且水的温度也会下降，所以，控制在10分钟之内为佳。

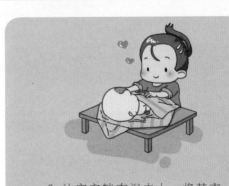

3.让宝宝躺在浴巾上，将其衣服脱下来，并且在身上盖块布，以免宝宝惊慌。

最好在哺乳结束2个小时以后再沐浴。刚刚哺乳以后，宝宝很容易吐奶，而且消化功能低下，尽量避开此时间段。另外，哺乳之前也不合适，因为那时候宝宝处于空腹状态，对身体健康不利。

## 新生儿沐浴的具体步骤

宝宝的身体还不结实，所以在放入浴缸时要用手托住头部和颈部。

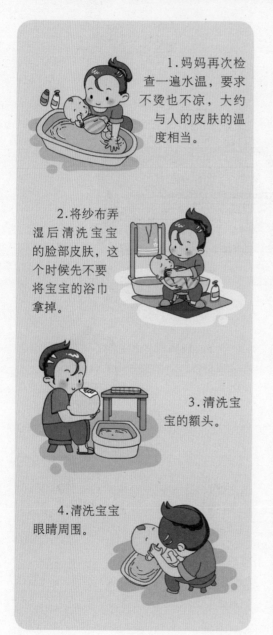

1.妈妈再次检查一遍水温，要求不烫也不凉，大约与人的皮肤的温度相当。

2.将纱布弄湿后清洗宝宝的脸部皮肤，这个时候先不要将宝宝的浴巾拿掉。

3.清洗宝宝的额头。

4.清洗宝宝眼睛周围。

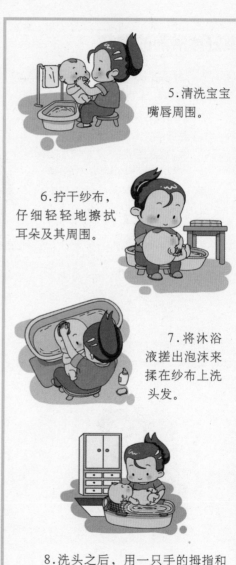

5.清洗宝宝嘴唇周围。

6.拧干纱布，仔细轻轻地擦拭耳朵及其周围。

7.将沐浴液搓出泡沫来揉在纱布上洗头发。

8.洗头之后，用一只手的拇指和中指放在宝宝的耳后，并托住颈部，另一只手将双腿撩起后托住屁股。

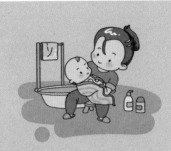

9.如果宝宝冷了或者不高兴了，也可以用浴巾包起来哄一哄。

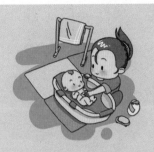

10.将宝宝放在洗澡架上，用纱布盖住肚脐，这阶段的宝宝脐部容易感染，应避免弄湿。

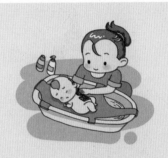

11.一只手将宝宝的头部向右侧倾斜，另一只手清洗宝宝的脖颈。

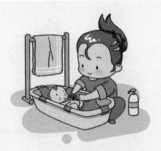

12.轻轻地清洗宝宝的胳膊，宝宝要是胖的话，就要仔细清洗褶皱处。

14.用纱布清洁宝宝的腋下。

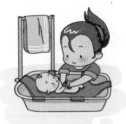

13.妈妈用拇指将宝宝的手指轻轻分开，用香皂泡沫轻轻地清洗。腕部的清洗用力要轻。

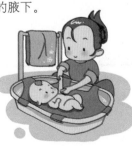

15.洗另一只胳膊和小手。

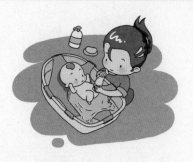

16.把纱布弄湿，揉搓香皂沫，然后擦洗宝宝的大腿根部。

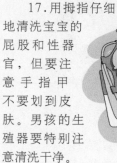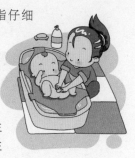

17.用拇指仔细地清洗宝宝的屁股和性器官，但要注意手指甲不要划到皮肤。男孩的生殖器要特别注意清洗干净。

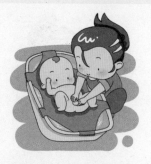

18.生殖器下面也要清洗干净，尤其褶皱部，要特别认真清洗。

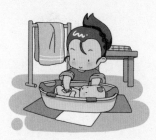

19.香皂打出泡沫后，用手掌搓洗肚子。当脐部没有完全干燥之前，不要去碰它。

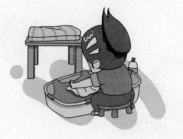

20.轻轻地用手握住宝宝的脚部，从下到上轻轻地滑过。脚底也要仔细清洗。

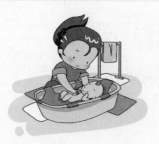

21.用手掌搓洗宝宝的胸部，力量要轻，注意不要一味地去碰宝宝的乳头。

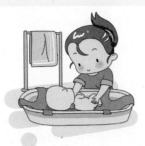

22.用空出的一只手放在宝宝头部的后方，支在两耳之后，缓慢将宝宝的重心转移到这只手上。

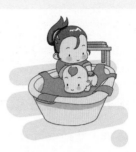

23.背部朝上以后，可以用空出的一只手擦沐浴液，不要忘记清洗仰面时未清洗到的宝宝头后。

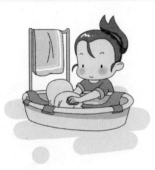

24.清洗宝宝的肛门。

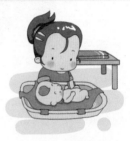

25.将宝宝的颈部以下再浸没到水中，可以用手掌抚摸宝宝的身体，让宝宝放松下来。

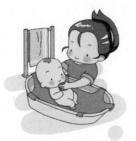

26.一只手托住宝宝的脖子，让宝宝仰起脖子，清洗宝宝的脖子。

## Tips

**注意沐浴的姿势**

当将宝宝的头部向妈妈的大拇指方向旋转时，让宝宝的胳膊搭在妈妈的手臂上，这样在旋转的时候，宝宝的双手就不能活动了。

# 给新生儿拍照的注意事项

## 给新生儿拍照应注意什么

父母给出生的宝宝拍照留作纪念完全可以，但要注意不要使用闪光灯等强光直射拍摄。原因是：新生儿的眼睛受到较强光照射时，还不善于调节，同时由于视网膜发育尚不完善，遇到强光可使视网膜神经细胞发生化学变化，瞬目及瞳孔对光反射均不灵敏，泪腺尚未发育，角膜干燥，缺乏一系列阻挡强光和保护视网膜的功

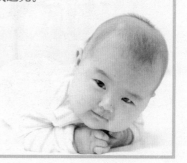

能，所以新生儿遇到电子闪光灯等强光直射时，可能引起眼底视网膜和角膜的灼伤，甚至有导致失明的危险。美国研究人员对333名早产儿调查发现，在婴儿室被灯光直接照射的早产儿比放在保温箱中的早产儿眼部发生损伤的概率增加了36%。婴儿室的灯光越强，越容易导致早产儿失明及其他视觉障碍。所以给新生儿照相只能用自然光源侧光或逆光。

*切不可觉得一两次的视力伤害不会造成危害，做父母的一定要多为宝宝的健康考虑。*

## 给新生儿拍照的技巧

新生儿出生后是以睡觉的方式来逐渐适应光亮的环境的，如刚出生的新生儿白天睡觉的时间比夜间长。如用强光照射，会给宝宝造成身体上的不适应。

| | |
|---|---|
| 时刻准备着 | 相机就放在宝宝不远处，保证电池电量充足 |
| 避免红眼 | 选择一个可以调整红眼特征的相机，真正展现宝宝清澈的双眼 |
| 避免强光 | 避免强光——宝宝对强光，包括刺眼的太阳光和闪光灯都非常敏感，白天不用闪光灯，晚上室内可把灯光打亮 |
| 多拍几张 | 运用连拍功能或者多按几下快门，可以拍到更多的精彩瞬间，有助于做出选择 |
| 朴素背景 | 背景不要杂乱。照片的焦点应该是宝宝，所以朴素的背景最适合 |

# 如何给宝宝正确使用尿布

## 尿布的相关问题

### 新生儿时期要随时注意尿布情况

新生儿一般一天要排10次左右的小便和2～3次的大便，但是宝宝之间会有个体差异。一般在授乳前和授乳后分别查看尿布的情况就可以。在给宝宝擦屁股的时候，从前往后擦是正确的方法。特别是女孩子，如果反过来擦，大便会进入尿道从而容易引发炎症。系尿布的时候，为了能让腿部灵活地活动并让褶皱出现得少一点，尿布不要折得太宽；为了不压到或夹到肚子，要把尿布系在肚脐以下。

### 通过大便检查宝宝的健康

宝宝的大便能说明宝宝的身体健康状况。每次换尿布的时候要注意宝宝大便的情况，从而检查宝宝的身体状况。例如：宝宝的大便是不是太稀了？宝宝是不是因为便秘而痛苦？大便里面是否掺有血丝之类的东西。

### 掌握排便时间

刚出生的宝宝由于排便次数多，所以很难找到排便规律。但是从宝宝出生后5个月开始喂食断乳食品后，宝宝的排便次数会逐渐减少且变得有规律。妈妈只要稍微注意一下就能掌握宝宝的排便规律。事先掌握宝宝的排便时间，根据这个时间给宝宝换尿布，换尿布这种事情就变得轻松多了。

### 需要的物品最好放在一起

找一个盒子将新的尿布、爽身粉、手纸、湿巾、湿毛巾等换尿布时需要的物品都放在一起。这样，妈妈在换尿布的时候就不会因为找不到东西而变得手忙脚乱了。

### 布尿布需要准备30张左右

宝宝吃多少就会排多少，出生后24小时之内就会开始排小便。出生后1周内每天会排小便10次，出生后2周起，每天会排小便15～20次。如果只使用布制尿布，宝宝每次大小便时就都需要更换尿布，一天至少需要20张尿布。如果把洗尿布和晾干的时间考虑进去的话，最好准备30张左右。

### 布尿布和纸尿裤最好一起使用

纸尿裤使用起来方便，而且不用清洗是最大的优点。但是，如果考虑宝宝的皮肤和环境，使用对皮肤无任何刺激的布尿布是最好的。选择何种尿布一般要根据妈妈的生活节奏来定，但是一般来说，白天使用布尿布，夜间或外出时使用纸尿裤，这种综合式的使用方法也不错。

## 需要仔细地清洗和晾晒

　　布尿布因为需要反复多次使用，所以平时的管理很重要。如果大小便直接放着不管，就会滋生细菌，所以要及时单独清洗。简单清洗后不可以和其他衣物放在一起。

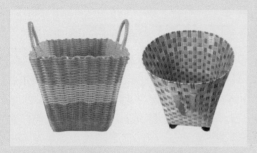

　　1.准备一个大便用洗衣筐和小便用洗衣筐。有待洗衣物时，先将它们分类。把尿布浸泡在水里反而更容易滋生细菌。

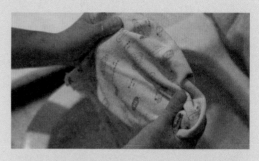

　　2.先将大便抖到便池里，然后用肥皂进行简单清洗。简单清洗后如果还浸泡在水里的话也会滋生细菌，所以要在5个小时之内再次洗涤。

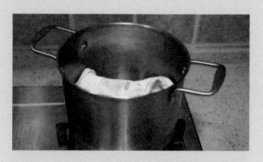

　　3.尿布每次都要煮一下。出现尿布疹或汗渍的时候可以直接用清水煮。宝宝出生10个月后可以每两天煮1次。

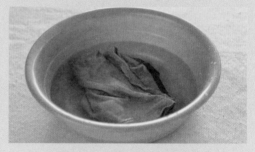

　　4.煮后要多漂洗几次，将洗涤剂去除干净。最后漂洗时可放一点食醋，这样不但可以中和洗涤剂和氨水，尿布也会变白。

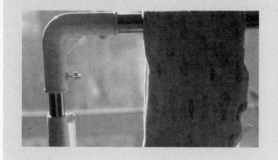

　　5.把尿布放在直射光线下晾晒是最好的。即使天气不好，也不要把尿布铺着晾晒。

## 选择合适纸尿裤尺寸的技巧

### 根据宝宝体重选择

　　各种品牌的纸尿裤的外包装上都会有该尺寸纸尿裤适宜的体重。但妈妈也要注意，即使是同样的体重，腰部和大部分的尺寸还是有个人差异的。包装上的体重可以作为购买的参照。但是，如果宝宝的肚子和大腿都被纸尿裤勒得很紧的时候，那就需要更换大一号的了。

### 购买不同牌子但同样型号的纸尿裤

　　当宝宝的肚子被纸尿裤勒紧的时候，妈妈会选择较大尺寸的纸尿裤，但是这样做也会出现另一种情况，那就是太松了。因为纸尿裤虽然都分型号，但不同厂家的产品，同型号的纸尿裤也会大小不同。所以妈妈在买的时候，可以买些不同牌子但同样型号的纸尿裤。

## 何时更换大一号的纸尿裤

　　当妈妈看到以下情况出现时，就应该给宝宝更换大一号的纸尿裤了：

　　1.当宝宝的大腿和肚子部分有被纸尿裤勒出较深的痕迹时。

　　2.宝宝平时穿的纸尿裤看上去很紧的样子。

　　3.宝宝的体重已经超过纸尿裤外包装上示意的体重时。

　　4.当穿着纸尿裤，大小便也会渗漏出来的时候。

　　5.当给宝宝穿纸尿裤时，觉得很不方便的时候。

　　6.给宝宝穿上的纸尿裤很容易脱落的时候。

　　纸尿裤不要一次买太多，宝宝长得很快，小号纸尿裤很快就不能用了，绝不能为了节省让宝宝坚持穿小号纸尿裤。

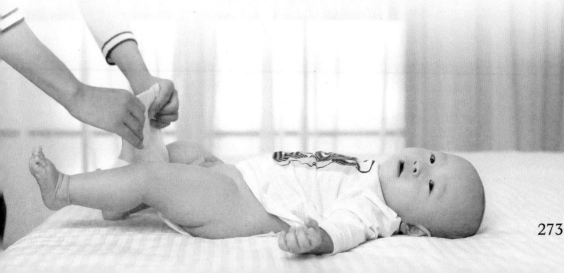

## 这样更换纸尿裤

纸尿裤因为使用方便，所以第一次当妈妈的人也可以轻易地学会如何使用。给宝宝抬腿的时候，不要只抓着宝宝的脚踝，一定要连大腿根部一并自然地抬起。

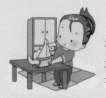

1.将手放到屁股根部，一边将腰部托起，一边把新的纸尿裤铺在下面。

2.自然地分开宝宝的双腿，让纸尿裤的中间部分露在两腿中间。

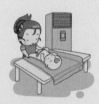

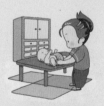

3.如果是男婴，阴囊底部可能会潮湿，所以系纸尿裤的时候要一边向上推一边系。如果宝宝处在新生儿时期，则要注意纸尿裤不可以挡住肚脐。

4.粘贴腰部的粘贴胶带时要左右对称，还要仔细检查背部和大腿位置粘得是不是太松或太紧。

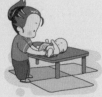

## 尿布湿疹的预防

新生宝宝，由于尿布湿了未及时更换，尿液刺激皮肤而发红，发展下去会引起小水疱、糜烂等症状，在医学上称为"尿布疹"，也就是人们俗说的"红屁股"。宝宝大便次数多的时候，每次一定要将脏污擦拭干净，冲洗屁股，使其时刻保持干净，并且每次清洗后涂抹些白色的医用凡士林或者润肤霜就更好了。已经发生红臀的新生儿，切勿用肥皂水洗屁股。

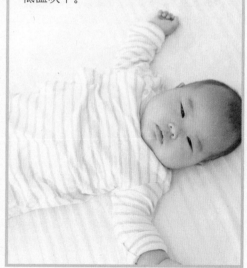

### 淋浴冲洗

当宝宝能够抓立以后，可以用淋浴的方式进行彻底的清洗。

### 用扇子扇风

宝宝屁股清洁完毕后，在换新的内裤之前，一定要将屁股擦干。可以用扇子扇干，也可以用电吹风的弱风低温吹干。

# 给新生儿穿衣服的要领

## 给新生儿挑选内衣要注意什么

1.因宝宝皮肤最外层耐磨性的角质层很薄，所以内衣质地要柔软，不要接头过多，翻看里边的缝边是否因粗糙而发硬，尤其要注意腋下和领口处。给新生儿买缝边朝外的内衣最合适。

2.要选用具有吸汗和排汗功能的全棉织品，以减少对宝宝皮肤的刺激，从而避免发生皮肤病。

3.注意内衣的保暖性，最好是双层有伸缩性的全棉织品。

4.宝宝脖子较短，为方便穿脱，内衣的款式要简洁，宜选用传统开襟、无领、系带子的和尚服。

5.内衣色泽宜浅淡、无花纹或仅有稀疏小花图案，以便及早发现异常情况，还可避免有色染料对宝宝皮肤的刺激。

## 贴身内衣及外衣的穿着方法

1.将贴身内衣及外衣提前叠好放置，注意将袖子完全展开。

2.将内衣衣袖展开，妈妈的手从袖口进入，牵出宝宝的胳膊，再穿另一侧。

3.不要系得太紧，将领子松散着，仅将内衣的布带系结实即可。

4.将外衣袖伸开，妈妈的手从袖口进入，牵出宝宝胳膊，再穿另一侧。

5.最后将外衣的纽扣扣上即可。

宝宝在小的时候，身体很柔软，给宝宝穿衣有一定的难度。但稍加注意，就会变成一种乐趣。

# 如何给宝宝穿衣服

## 根据宝宝的发育阶段选择衣服

从宝宝出生后一直到24个月时，这一期间是宝宝生长发育最迅速的时期。这一时期的宝宝可以说每天都在变化，所以，给宝宝穿衣服最重要的原则就是：根据宝宝的发育阶段选择适合宝宝的衣服。因此在给宝宝选择衣服的时候，要仔细确认其是否有这一发育时期所必需的一些功能。市面上根据月龄生产的婴儿衣服种类各式各样，所以要仔细挑选。

## 尺寸以标牌为准

宝宝衣服的尺寸以标牌为准即可。例如，标牌上如果标有"号码80"，指的就是这件衣服

| 尺码 | 衣长（cm） | 胸围（cm） | 裤长（cm） | 后裆（cm） | 裤长（cm） | 腰围（cm） | 臀围（cm） |
|---|---|---|---|---|---|---|---|
| 60 | 50 | 53 | 25 | - | - | - | - |
| 70 | 53 | 55 | 27 | - | - | - | - |
| 80 | 56 | 58 | 29 | - | - | - | - |
| 90 | 60 | 62 | 31 | - | - | - | - |
| | | | - | - | - | - | - |
| | | | - | - | - | - | - |

适合身高为80厘米左右的宝宝穿。制造商不同，表示尺寸的方式可能多少也有一些差异，但是80号或90号都是为身高在75～90厘米的宝宝准备的。"1周岁前的宝宝适用"是指从出生后100天到1周岁的宝宝都可以穿的尺寸。

## 新衣服要先清洗再给宝宝穿

即使是买到了合适的衣服，也不要把新衣服直接给宝宝穿。因为新衣服还残留着有害物质，很有可能伤害宝宝敏感的皮肤。新衣服还有可能带有胶水或灰尘，所以一定要把新衣服先清洗一次。

有的衣服商标是贴在内侧的，商标或洗涤标识等这种能直接接触到宝宝皮肤的东西都要剪掉。即使是棉质的，接触皮肤后也有可能使皮肤发红，因此，要沿着缝合线仔细剪掉。

## 要选择100%的纯棉材料

宝宝的衣服要选择触感柔软，对皮肤无刺激、透气性和吸水性好的100%纯棉材料。另外，要选择容易穿脱的衣服，特别是对于垫纸尿布的宝宝，最好选择容易更换尿布的衣服。

## 根据衣服种类选择尺寸

许多妈妈在挑选宝宝衣服的时候都喜欢买大一点的尺寸。但是，根据衣服的种类不同，尺寸的选择也会有所不同，这点是要注意的。带松紧的裤子要选择正好的尺寸，背带裤等要选择大一号的尺寸。

## 不同的衣服有不同的穿衣要领

给新生儿穿衣服的时候要时常记得把脖子和屁股抬起来，保持比较舒适的姿势。又快又安全的穿衣方法如下：

### 开衫上衣

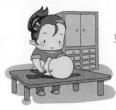

1.先把上衣铺好，然后把宝宝放在衣服上面。

2.为了让宝宝的手臂进得更方便，先将衣服袖子卷起来。

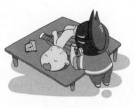

3.从袖子的外侧轻轻地把宝宝的手拉出来，把袖子套上。另一侧也使用相同方法。

4.将衣服舒展开后，留出需要的部分，然后把带子系上。

### 套头上衣

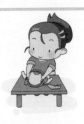

1.将上衣卷起后把领子用双手撑得大一点，然后把头伸进去直到脖子部分。

2.妈妈将手伸到衣服袖子里把袖子撑开，然后用另一只手将宝宝的手臂伸入袖子内套上袖子。

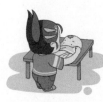

3.为了不让衣服堆在背部，要用手把背部的衣服整理一下。

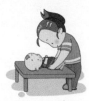

### 裤　子

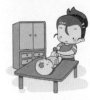

1.将裤腿反过来套在妈妈的手臂上，然后抓着宝宝的脚，小心地把裤腿套上。

2.另一种方法是：将裤腿卷起来，抓着宝宝的脚腕，将宝宝的脚伸入裤腿内。

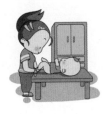

3.将两条裤腿套上之后，一边用一只手托着屁股，一边慢慢地将裤子提起来。

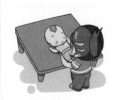

277

# 你可能会遇到的问题

## 乳头皲裂了还可以哺乳吗

可以哺乳，但要注意以下几点：

（1）每次喂奶前先做湿热敷，并按摩乳房刺激排乳反射，然后挤出少许奶水使乳晕变软，方便乳头与宝宝的口腔含接。

（2）喂奶时先吸吮未皲裂的乳房，如果两侧乳房都有皲裂先吸吮较轻的一侧，因为饥饿宝宝初吸奶时用力较大，待吸完一侧后再吸皲裂较重的一侧，吸吮力就会减缓而减轻疼痛。

（3）哺乳时间每次10~15分钟为宜，喂完奶用食指轻按宝宝的下颌，待宝宝张口时把乳头抽出，切不要生 硬地将乳头从宝宝嘴里抽出。

（4）哺乳完毕可以在乳头上涂少量乳汁，乳汁有抑菌作用，所含丰富蛋白质也有益于表皮修复。

## 冷冻的母乳怎么给宝宝食用

可以将冷冻的母乳从冰箱中拿出放在室温下解冻，如果着急食用，可以放在37~40℃的温水中化冻，加热到适宜的温度再喂给宝宝，注意解冻后的母乳要在24小时内食用完，不能重复冷冻，也不能放在火上煮沸或在微波炉中加热，那样会破坏其中的活细胞，降低母乳的抗病优势。

## 母乳喂养可以持续到宝宝多大年龄

母乳无论在什么时候都富含脂肪、蛋白质、钙、维生素和免疫因子等营养。因此，母乳喂养可以持续到宝宝2岁，但是应及时添加辅食以保证宝宝的营养需要。

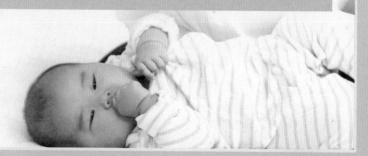

第 二 章

# 母乳胜过一切食物

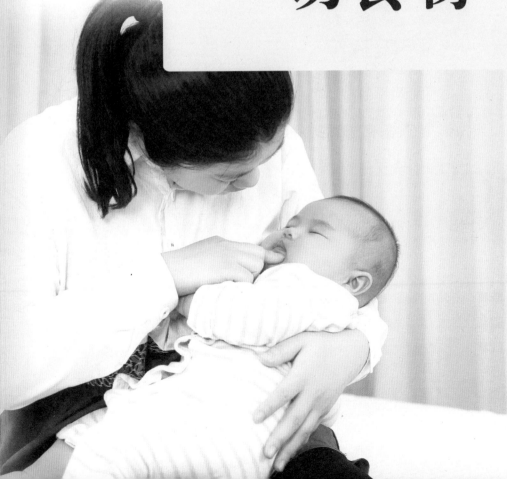

# 母乳的特点

## 富含宝宝成长必需的营养成分

母乳中蛋白质、乳糖、脂肪、维生素、无机盐、水分等营养成分的比例是最适宜刚出生的宝宝机体需要的，所以对宝宝进行母乳喂养不仅能促进宝宝的消化与吸收，还可增强宝宝的食欲，从而促进宝宝正常的生长发育。

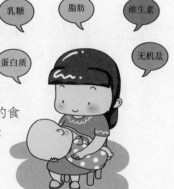

乳糖　脂肪　维生素
蛋白质　无机盐

## 有利于正常泌乳

在母乳喂养的过程中，由于宝宝的吮吸可以刺激母亲垂体泌乳素的分泌，有利于新妈妈正常泌乳，还可以促进子宫收缩，对新妈妈排尽恶露、子宫复旧有较好的辅助作用。此外，宝宝的吮吸还有助于减少新妈妈出血和预防某些感染疾病的发生。

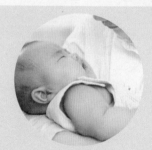

## 含有丰富的免疫活性细胞和多种免疫球蛋白

坚持母乳喂养宝宝，不仅有利于宝宝的正常发育，还可有效提高宝宝的免疫力，避免受微生物的侵袭。一般来说，母乳喂养的宝宝在6个月以内要比喂奶粉的宝宝抵抗力高，不容易受到疾病的威胁。

| 孕妇宜吃的水果 | |
| --- | --- |
| 苹果 | 含丰富的铁质、维生素和细纤维，对胃肠道有较好的调节作用 |
| 葡萄 | 钙、磷、铁的相对含量高，并含有多种维生素和氨基酸 |
| 红枣 | 有增强母体免疫力，促进胎儿大脑发育等功效 |
| 西柚 | 富含天然叶酸，被称为妊娠女性的首选水果 |

# 要坚持母乳喂养

## 前三天出乳困难

　　有些刚刚分娩几天的妈妈出乳很困难，但是妈妈一定要坚定母乳喂养的信念，只要方法正确，让宝宝多吮吸、多刺激就会产奶。

　　挤奶前要彻底清洗双手，用温开水清洁乳头、乳房，热敷双侧乳房3~5分钟，并用手掌轻轻按摩乳房3~5分钟。按摩时妈妈身体略向前倾，用手将乳房托起，将大拇指放在乳晕上，其余四指放在对侧，向胸壁处有节奏地挤压、放松，手指要固定不要移动；沿着乳头依次挤压乳窦，以便排空每根乳腺管内的乳汁，而不是用手挤压整个乳房。挤奶时母亲应心情舒畅，这有利于排乳反射。

## 乳汁会越来越多

　　乳汁的分泌有一个显著特点，就是宝宝吮吸得越多乳汁就分泌得越多，一旦新妈妈受到"奶水不足"的假象影响，过早地给宝宝添加奶粉，那么这种假象就会变成事实。

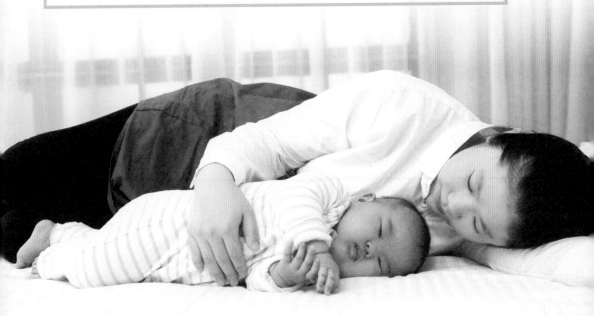

## 积极解决问题

我们最常听到的哺乳时出现的问题有两个：一个是因为乳头形状的原因宝宝不肯吮吸；另一个就是容易引起妈妈乳房胀痛。然而多数的情况是由于妈妈哺乳不当造成的。刚出生的宝宝嘴部力量弱，含不住乳头，只要耐心多次地喂奶，基本上能够解决这些问题。

*不要灰心，有什么问题可以向医生请教。*

*和成熟乳相比，初乳的量很少，但是它的浓度却很高，并且它的组成成分里含有丰富的免疫物质、碳水化合物、蛋白质、多种酶类以及较少的脂肪。*

## 一定要给宝宝喂初乳

新晋妈妈在产下宝宝后一两天分泌出来的乳汁就是初乳，具有黄油一样的颜色，量比较少，而且相对稀薄。

在初乳中最为重要的是一种分泌型IgA的免疫物质。该物质主要覆盖在新生宝宝尚未成熟的呼吸器官和消化器官黏膜的表面上，能增强宝宝机体免疫力和抗病能力，同时它还能防止大肠杆菌、伤寒菌或者其他一些病毒的侵入。在宝宝初生的时候，这是最好的保护伞。

初乳还具有促进脂类排泄的作用，从而更好地减少宝宝发生黄疸的可能。溶菌酶同样也是初乳中较为重要的成分，它同样具备阻止病毒和细菌侵袭宝宝的功能。慧眼识金的妈妈及时给宝宝摄入初乳，会使宝宝的智商水平和健康水平明显超于同龄未摄入初乳的宝宝。

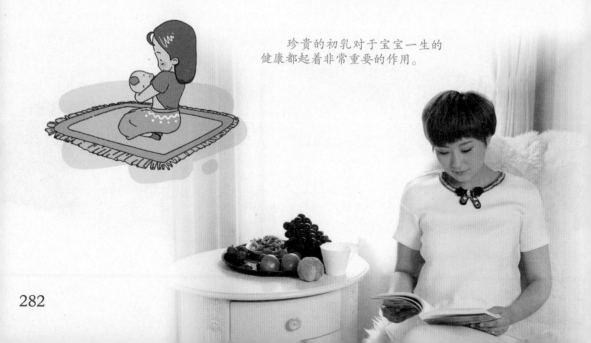

*珍贵的初乳对于宝宝一生的健康都起着非常重要的作用。*

| 母乳的六个阶段 | |
|---|---|
| 初乳 | 产后7天内所分泌的乳汁称为初乳。由于含有β胡萝卜素故颜色发黄。初乳中含蛋白质量比成熟乳多，并含有很多的抗体和白细胞。初乳中还有生长因子，可以刺激宝宝未成熟肠道的发育，为肠道消化吸收成熟乳做了准备 |
| 过渡乳 | 产后7~14天内所分泌的乳汁称为过渡乳。其中所含蛋白质与矿物质量逐渐减少，而脂肪和乳糖含量逐渐增加，系初乳向成熟乳的过渡。总量有所增多，并且含脂肪丰富 |
| 成熟乳 | 14天后所分泌的乳汁称为成熟乳，但是也要因人而异，实际上一般要到30天左右才趋于稳定。蛋白质含量更低，但每日泌乳总量多达700~1000毫升。成熟乳看上去比牛奶稀，其实，这种水样的奶是正常的 |
| 晚乳 | 晚乳是指10个月以后的乳汁，其总量和营养成分都有所减少 |
| 前奶 | 为绿色的水样液体，内含丰富的蛋白质、乳糖、维生素、无机盐和水 |
| 后奶 | 因含较多的脂肪，故外观较前奶白，脂肪使后奶能量充足，它提供的能量占乳汁总能量的50%以上 |

## 重要的第一个月

宝宝出生后最初的一个月是母乳喂养最重要的时期。只要能顺利度过这个时期，妈妈的身体也会在一定程度上有所恢复，对于授乳也会掌握一定的要领。虽然一边恢复身体，一边给宝宝授乳是一件很不容易的事情，但母乳喂养可以促进子宫的收缩，有助于身体快速恢复。

## 不断地让宝宝咬乳头

在分娩后2~3天开始就会一点点分泌乳汁，过了3~4天分泌量就会逐渐增加。要想在最开始的2~3天内给宝宝喂食充足的初乳，就要让宝宝经常咬乳头。宝宝吮吸得越多乳汁分泌得也就越多，不要因为乳汁分泌不出来就给宝宝喂食奶粉，这样乳汁的分泌量是不会增加的。只要宝宝开始吮吸乳头，就会刺激激素的分泌，使乳汁得以分泌。所以，在最初的一周，即使乳汁的分泌量很少，也要每隔2个小时或宝宝需要时不断地给宝宝授乳。

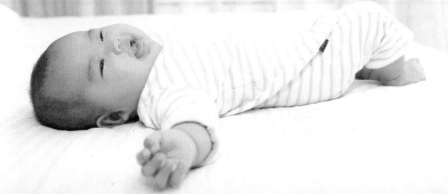

## 产后的乳房胀痛

产后，最初由于静脉充盈使乳房发生膨胀，此时仅有少量的初乳分泌。新生宝宝经常吸不出多少奶水，往往不愿意再吮吸。而新妈妈的乳房很胀痛，碰触时疼痛难忍，这种情况下往往又不能完全尽心让宝宝吮吸，所以很多妈妈会产生放弃母乳授乳的念头。

一般在分娩后的24～48小时乳房胀痛最为严重，症状为乳房增大，体温升高，感觉火辣辣的。严重的时候体温甚至会升高到37.8～39℃，疼得无法触碰，手臂无法自由伸展。乳房胀痛会发展成乳腺炎。如果患上乳腺炎，乳房会出现红肿，并有脓水而变得软绵绵的。即使只是与衣服产生了小摩擦也会非常疼，如果症状继续恶化，就需要开刀将脓水排出来。

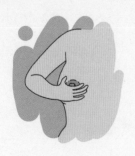

## 让乳汁分泌顺畅的乳房按摩

1.环形按摩，顺时针揉按60次，再逆时针揉按60次。

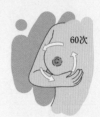

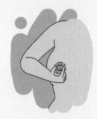

2.从四周向乳头推按，四个方向各60次。

3.在做完上述按摩后，按照乳管的方向进行点按，刺激穴位。

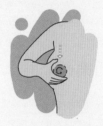

4.点按后可轻拉乳头数次，以刺激乳头上丰富的穴位。

5.用梳齿（最好用木梳）从四周往乳头方向梳，每个乳房梳理10分钟，使局部皮肤潮红为宜。

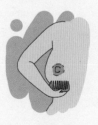

当妈妈涨奶疼痛时，可用温度适宜的毛巾热敷乳房几分钟，以改善乳房的血液循环使乳房变软。但要避开皮肤较嫩的乳晕和乳头。

# 喂母乳时的小技巧

## 清洗手和乳头

宝宝的免疫力很弱，所以在给宝宝授乳之前妈妈要用香皂把手洗干净，用开水消毒的毛巾擦拭乳头。

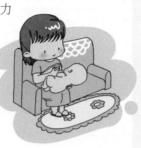

## 咬乳头

将乳晕部分也塞进宝宝嘴里，在侧面观察宝宝，宝宝的两腮和嘴唇看上去像字母"K"，就说明喂奶的方法是正确的。

## 选择舒适的姿势

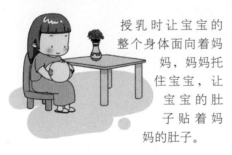

授乳时让宝宝的整个身体面向着妈妈，妈妈托住宝宝，让宝宝的肚子贴着妈妈的肚子。

## 拍嗝儿

把宝宝吃奶时吸进去的空气排掉。将宝宝竖着抱起，轻轻拍打后背让宝宝打嗝儿。

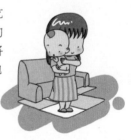

## 滴出第一滴乳汁

在宝宝的脖子上围上围嘴或毛巾，然后将乳晕部分向内拉再向外推，挤出奶水，在宝宝嘴唇上滴两滴。

## 挤掉剩余的乳汁

宝宝吃饱以后，乳汁还有剩余的话就应该挤掉，不要觉得可惜。可以选择用手挤，也可以用抽乳器。

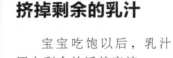

# 母乳喂养的姿势

## 躺着哺乳

刚刚分娩的新妈妈会很疲惫，因此，可采取躺着哺乳的方式进行喂奶。产后约6个小时，妈妈体力会有所恢复，可以轻轻地做一些翻身运动，这时新妈妈可将身子侧过来，采取侧卧的姿势进行喂奶。喂奶的过程中应让宝宝躺在床上，而不是躺在新妈妈的胳膊上，同时让宝宝与新妈妈保持侧身面对面的状态，然后将乳头调整到靠近宝宝的鼻头处，轻轻搂紧宝宝即可进行喂奶。

## 坐着哺乳

坐着喂奶通常应选择能够依靠的，且较为舒适的地方，如坐在沙发或床上，也可在背后垫一个枕头。有时候新妈妈哺乳时间会较长，如果不选择一个舒适的环境很容易出现疲劳和不舒服感，以至于没有耐心继续哺乳。在采取坐姿喂养宝宝的过程中，尽量让宝宝的肚皮和新妈妈的肚皮保持紧贴，这样更有利于宝宝的头部和身子成一条直线。

## 站着哺乳

新妈妈也可站着进行哺乳，但采取这种姿势往往会消耗较多的体力。在喂奶的过程中，新妈妈应用一只手托着宝宝的臀部，另一只手臂垫在宝宝的背部和头部，让宝宝的身子与头保持直线状态，鼻头对着乳头部位进行哺乳。

如果新妈妈的乳头比较嫩，则应在喂奶时尽量让宝宝含住乳晕，这样有利于婴儿吸乳，并可以避免乳头皲裂。

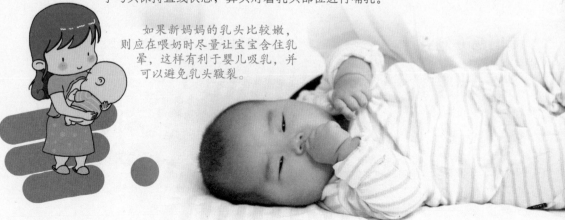

# 母乳的多与少

## 母乳太冲怎么办

如果妈妈的奶水很多，经常喷宝宝一脸，宝宝有时候吃奶会打挺或拒绝吃奶，这也是引起宝宝呛奶的原因。如果有这种情况出现，妈妈在喂奶的时候就要采用剪刀手式的喂奶方法。妈妈用一只手的食指和中指做成剪刀样，夹住自己的乳房，让乳汁流出的速度减缓。

良好的母乳喂养姿势也有利于解决乳汁太冲的问题。

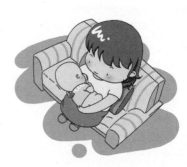

在平时的饮食中注意不要吃促进奶水分泌的食物，但不要将前奶挤掉。

| 如何判断母乳是否充足 | |
|---|---|
| **判断依据** | **判断标准** |
| 哺乳情况 | 能够听到连续几次到十几次的吞咽声；两次喂哺间隔期内，宝宝安静而满足；宝宝平均每吮吸2～3次就可以听到下咽一大口奶的声音，如此连续约15分钟就可以说明宝宝吃饱了 |
| 排泄情况 | 宝宝大便软，呈金黄色糊状，每天大便2～4次，尿布24小时湿6次或以上 |
| 睡眠情况 | 如果吃奶后宝宝安静入眠，说明宝宝吃饱了。如果吃奶后还哭，或者咬着乳头不放，或者睡不到两小时就醒，则说明奶量不足 |
| 体重情况 | 新生儿每周平均增重150克左右，2～3个月的婴儿每周增长200克左右 |
| 神情状态 | 婴儿眼睛很亮，反应灵敏 |
| 乳房情况 | 从妈妈乳房的感觉看，喂哺前乳房比较丰满，喂哺后乳房较柔软且妈妈有下乳的感觉 |

## 母乳喂养不必另外喂水

母乳中大部分是水分，可满足孩子的需要，刚出生的婴儿肾脏功能不完善，要将体内的代谢产物排出体外，需要摄入比成人更多的水分。妈妈乳汁中的水分、温度适宜，清洁无菌，是宝宝最好的饮料。母乳中的水分可以随着孩子的需要增减，用母乳喂养婴儿，用不着担心宝宝会缺乏水分，只要"按需喂养"就行了。母乳喂养的孩子，有时候看上去小嘴有点干，性急的妈妈会给他喂一些白开水。其实大可不必这样做。孩子口唇看上去有些干，是因为婴儿口腔的唾液分泌较少，就是俗话说的"口水少"，这是很正常的现象。

就算是给他不停地喂水，他的口腔还会是干干的，所以不必另外喂水。

## 母乳不足的反映

与奶粉不同的是母乳的量是没法目测的，因此很多妈妈常怕宝宝吃不饱，怕宝宝营养跟不上会影响宝宝的正常发育。在出生后的第一个月里，如果宝宝每天体重增加30克，那么就说明奶水足够宝宝生长所需了。

1.宝宝含着乳头30分钟以上不松口。
2.明明已经哺乳20分钟，可间隔不到1小时又饿了。
3.体重增加不明显。

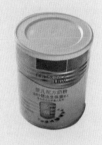

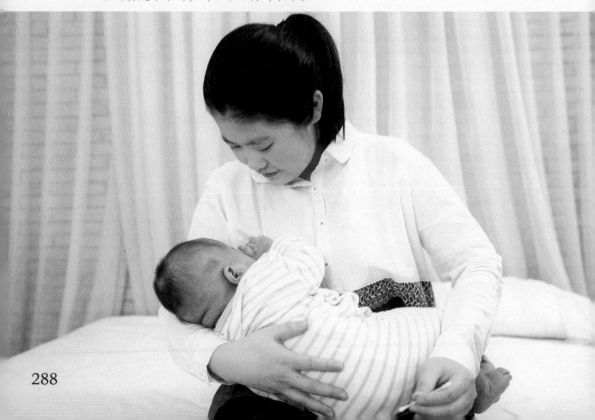

# 什么时候妈妈应暂停母乳喂养

## 感染传染疾病

一旦妈妈感染上了传染病，就必须停止母乳喂养，防止将病菌传染给宝宝。比如肝炎、肺炎等等。

## 服用药物期间

一旦妈妈因为自身生病而不得不服食药物的时候，也应该立即停止母乳喂养，一直等到病愈停止服药后再喂养。但是在此期间，妈妈要注意仍旧按照过去的喂奶习惯将奶挤出，每天挤三次以上，这样就不会因一段时间停止母乳喂养使乳汁分泌减少。

## 患有乳腺炎或严重乳头皲裂

一旦妈妈患上乳腺炎或者严重的乳头皲裂，就该暂停母乳喂养，同时进行治疗，以免病情进一步加重。当然，这种情况可以将母乳挤出来喂给宝宝。

## 进行放射性碘治疗

由于碘能蕴含在妈妈乳汁里，一旦宝宝摄入会影响他的甲状腺功能，所以，这种情况应该暂停母乳喂养。等治疗结束后，做个检验看看乳汁内放射性物质的水平，如果恢复正常就可以继续进行母乳喂养。

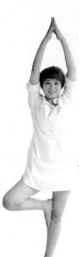

## 患有消耗性疾病

有一些妈妈，可能自身患有心脏病、糖尿病、肾病，在这个时候，要听从医生的诊断决定是否进行母乳喂养。一般情况下，身患上述疾病但是已经正常分娩了的妈妈，也是能够进行母乳喂养的，但是一定要注意休息和补充营养，而且要依据自身的情况来调整母乳喂养的时间。

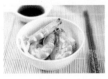

## 运动后

因为人在运动过程中会产生大量乳酸，一旦血液中含有乳酸就会使得乳汁的味道发生变化，宝宝就会出现不喜欢吃这种奶的现象。相应测试表明，一般中等强度的运动就会出现这样的情况。所以，正在进行母乳喂养的妈妈，只能进行一些较为温和的运动，并且运动后休息一会儿再喂奶。

# 母乳喂养的正确步骤

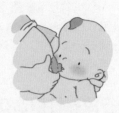

1.乳头碰碰宝宝嘴唇，让宝宝把嘴张开。

2.嘴张开后，将宝宝抱在胸前将嘴放在乳头和乳晕上，使宝宝的腹部正对自己的腹部。

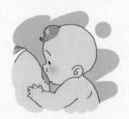

3.如果宝宝吃奶位置正确，其鼻子和面颊应该接触乳房。

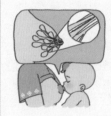

4.待宝宝开始用力吮吸后，应将宝宝的小嘴轻轻往外拉约5毫米，目的是将乳腺管拉直，有利于顺利哺乳。

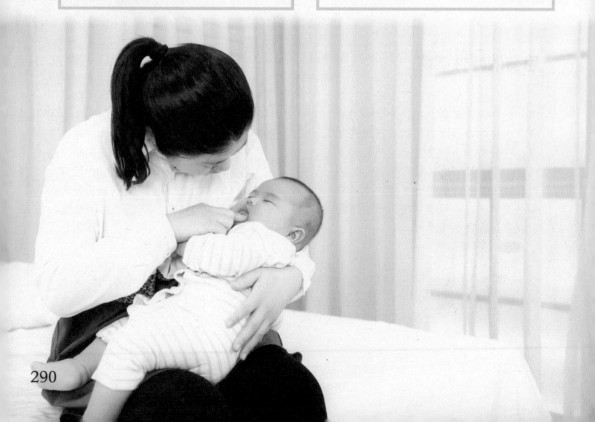

# 母乳的挤取方法

## 吸奶器挤乳法

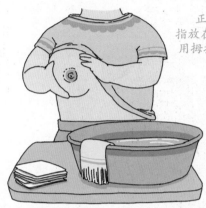

正确的挤奶姿势是将大拇指放置在乳晕上方，其余4个手指放在乳晕下方，夹住后再轻轻推揉，推揉一段时间后，再用拇指在上其余4指在下的姿势勒紧乳房向前挤奶。

### 清洁乳房

洗净手之后再开始吸奶，使用专业的乳头清洁棉进行擦拭；完成吸奶后仍然需要擦拭，并可以配套使用防溢乳垫来保持乳房的清洁与干爽。

### 放松乳房

在开始吸奶前要对乳房进行适当的按摩和热敷，从而促使乳腺扩张，为乳汁的顺利吸出做好准备。

每次挤奶完毕后不仅要及时进行清洗，还要注意进行消毒。

如果借助吸奶器进行吸奶，就得注意个人和吸奶器卫生。

### 控制挤奶的节奏

当妈妈使用吸奶器时，需要注意控制好节奏，当感觉到乳头疼痛或者吸不出奶的时候，就不要再继续使用吸奶器了。妈妈要按照循序渐进的步骤慢慢手动使用吸奶器，要由慢到快。当吸奶器使用完毕后，必须进行热水浸泡或用微波炉消毒。

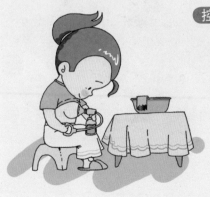

# 手工挤奶法

## 准备挤奶

妈妈坐在椅子上，把盛奶的容器放在靠近乳房的地方。

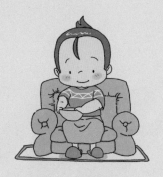

## 挤奶的姿势

挤奶时，妈妈用整只手握住乳房，把拇指放在乳头、乳晕的上方，其他4指放在乳头、乳晕的下方，托住乳房。

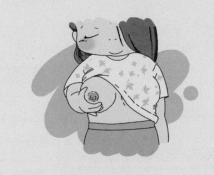

## 挤奶的技巧

妈妈用拇指、食指挤压乳房，挤压时手指一定要固定，握住乳房。最初挤几下可能奶水下不来，多重复几次就好了。

每次挤奶的时间以20分钟为宜，两侧乳房轮流进行。一侧乳房先挤5分钟，再挤另一侧乳房。

*这样交替挤奶，奶水会多一些。如果奶水不足，挤奶时间应适当延长。*

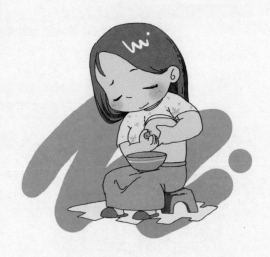

# 宝宝抗拒母乳怎么办

## 拒吃母乳的表现

1.宝宝只是用嘴含着妈妈的乳头，但是没有吮吸吞咽的动作。

2.一旦接触到妈妈的乳房，宝宝就开始哭闹。

3.每次吃奶的时间都很短，或者只是吃妈妈一侧的乳房。

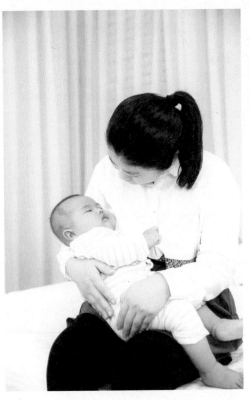

当并不是处在断奶期内的宝宝开始抗拒母乳的时候，称之为"拒奶"或者说"罢奶"。

## 追寻宝宝拒吃母乳的根源

导致宝宝拒吃妈妈奶水的原因有多种，其中主要的几种原因如下：

1.可能宝宝在吮吸乳汁的时候没有正确地叼住乳头，从而影响了他不能正确地吮吸，所以导致了乳汁不能被有效地摄入。

2.也有可能是宝宝开始出牙，导致他不喜欢吸奶。

3.宝宝口腔内有感染，比如说鹅口疮，这种情况下，宝宝因口腔疼痛拒吃母乳。

4.宝宝耳部有感染，一旦吃奶时耳朵里产生压力从而开始疼痛，也会导致他抵触吸奶。

5.宝宝如果患有感冒或者鼻塞，也会导致他呼吸困难影响吸奶。

6.也有可能宝宝每次吮吸时吸出量过少或者奶量过冲。

7.在宝宝吸奶过程中，外部环境不够理想，有吵闹声或者吸引宝宝注意力的声音等。

8.错过了喂乳给宝宝的最佳时机，总是在宝宝饿的时候没有及时喂乳，让宝宝开始哭闹起来。

9.日常生活当中某些习惯的改变导致宝宝吃奶的规律被打乱，比如换了吸奶环境或者妈妈开始上班而更改喂奶时间等等。

# 拒吃母乳的解决方法

| 根源 | 解决办法 |
| --- | --- |
| 化妆品 | 喂乳期间妈妈不要在乳房周围使用任何化妆品，身上也尽量少使用 |
| 生病 | 对宝宝因为生病而拒绝吃奶的，要及时医治好宝宝的病，让他及时康复，恢复对母乳的吸收 |
| 睡眠 | 可以在宝宝特别困甚至睡着的时候进行喂乳，这个时候宝宝在下意识的情况下可能会再次吸乳 |
| 姿势 | 尝试下次喂乳时更换不同的姿势。要是有些宝宝喜欢妈妈在喂奶的时候摇晃他，那妈妈就可以采取这种姿势来吸引宝宝吸奶 |
| 光线 | 尽量在一个较为安静的环境中给宝宝喂奶，从而避免那些异常的声音或者事情来干扰宝宝吸奶，尤其是那些6~9月龄的宝宝，这个时候的他们对周围的一切都充满了好奇，所以稍有动静，就会分散他们的注意力。如果留心观察的话，妈妈就会发现他们更喜欢吃一口看一会儿，断断续续地吃奶，很难集中注意力一口气吃完一顿。所以，妈妈可以尝试着将室内的光线变暗，将一些能发出声响的事物放置起来，制造一个安静的环境让宝宝吃奶 |

　　如果经过以上尝试宝宝仍然没有多少改善的话，妈妈可以过几个小时就将乳房中的奶水挤出来，这样不仅有助于缓解涨奶或者避免得乳腺炎，同时保存下来的奶水还可以留着给宝宝吸食。

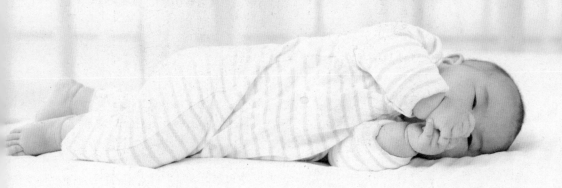

# 怎样让母乳更有营养

## 营养丰富

哺乳期的饮食调配应参考我国营养学会的建议推荐供给量，增加各种营养素的供给量，尤其是优质蛋白质、钙、锌、铁、碘和B族维生素，并要注意各营养素之间的合适比例，如蛋白质、脂肪、碳水化合物的供热比应分别为13%~15%、27%、58%~60%。

## 注意钙和维生素D的摄入

如果乳母缺钙，为保证乳汁中钙含量的恒定，就要动用乳母本身的骨钙，会造成乳母骨软化、骨质疏松、腰腿疼痛等。

## 妈妈不要吃得太咸

母乳中钠、氯含量明显偏高，这与产妇摄入食盐过多有关，不利于新生儿的肾脏发育，应避免摄入过多的食盐。

如果妈妈总是在饭店吃饭，就要在点菜的时候嘱咐服务生少盐少油。

## 妈妈要吃好

母乳中的水溶性纤维素，如维生素$B_1$、维生素$B_2$、维生素C等，可因乳母膳食中含量的变化而改变；脂溶性维生素A，也是如此。所以乳母膳食中要注意合理补充。

## 补充母乳中不足的营养成分

近期对中国妈妈乳汁调查显示，除钙含量低外，脂肪、锌和DHA含量也偏少，应适量增加食用油、坚果、黄油、动物脂肪、海鱼等，促进宝宝的脑发育及视网膜的形成，提高免疫力。

## 妈妈不要挑食

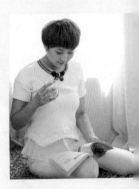

平日偏食，尤其是素食妈妈，如果营养素不够全面，会对宝宝的营养造成负面影响。

# 如何知道宝宝吃饱了

刚做妈妈的人都不知道该喂宝宝多少奶。宝宝半个小时就要吃一次，吃一会儿就睡着，过不了多久又得吃，不知道是奶水不够，还是宝宝有问题。那么，怎样判断宝宝吃没吃饱呢？

| 状态 | 判断方法 |
| --- | --- |
| 从乳房涨满的情况 | 喂奶前乳房丰满，喂奶后乳房较柔软 |
| 从宝宝下咽的声音上判断 | 宝宝平均每吮吸2~3次就可以听到咽下一大口奶的声音，如此连续约15分钟就可以说是宝宝吃饱了。若宝宝光吸不咽或咽得少，说明奶量不足 |
| 吃奶后有无满足感 | 如吃奶后宝宝安静入眠，说明宝宝吃饱了。如果吃奶后还哭，或者咬着奶头不放，或者睡不到两小时就醒，都说明奶量不足 |
| 注意大小便次数 | 宝宝每天小便8~9次，大便4~5次，呈金黄色稠便。（喂奶粉的宝宝其大便是淡黄色稠便，大便3~4次，不带水分）这些都可以说明奶量够了。如果尿量不多（每天少于6次）、大便少、呈绿稀便或尿呈淡黄色，则说明奶量不够 |
| 看体重增减 | 足月宝宝头1个月每天增长25克体重，头1个月增加720~750克，第二个月增加600克以上。喂奶不足或奶水太稀导致营养不足是体重不达标的因素之一 |

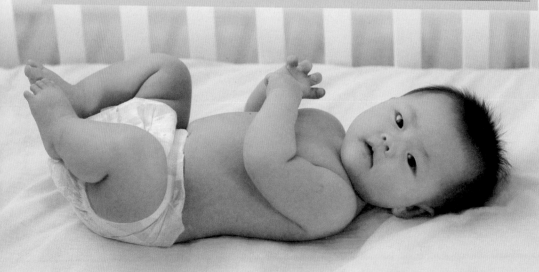

# 白天和晚上的不同喂养方法

## 白天母乳喂养怎么进行

1. 先用温水洗干净乳头，以免附带的细菌进入宝宝口中引起口腔或咽喉发炎。

2. 妈妈在沙发或椅子上坐着，然后在哺乳乳房一侧的脚下放一个小凳子，架起这条腿，将宝宝的头枕在妈妈的胳膊弯上，胳膊弯舒适地放在架起的腿上。

3. 把这侧乳头连乳晕塞入宝宝嘴中，要尽可能让宝宝嘴唇能裹着乳晕，这样可以促使泌乳。

4. 一侧乳房吃空后，再以同样的姿势把宝宝换到另一侧的乳房、胳膊弯和腿上。

5. 宝宝吃饱睡着后要及时抽出乳头，不要让他老含着乳头，因为那样不仅不利于宝宝口腔和乳母乳头的卫生，还易引起宝宝依恋乳头的不良习惯，甚至会引起宝宝的呕吐或窒息。

如果天气好，尽可能让宝宝在太阳下、空气好又避风的地方吃奶，因为宝宝吸收乳汁中的钙质要靠身体中的维生素D的帮助，而身体中的维生素D得靠太阳晒才能产生。另外，新鲜空气对宝宝的成长也是十分有利的。

## 夜间母乳哺喂怎么进行

### 夜间哺乳的姿势

夜晚妈妈的哺喂姿势一般是侧身对着稍侧身的宝宝，母亲的手臂可以搂着宝宝，但这样做会较累，手臂易酸麻，所以也可只是侧身，手臂不搂宝宝进行哺喂。或者可以让宝宝平躺着，妈妈用一侧手臂支撑自己俯在宝宝上部哺喂，但这样的姿势同样较累，而且如果母亲不是很清醒时千万不要进行，以免在似睡非睡间压着宝宝，导致宝宝窒息。

### 夜间哺乳要谨慎

晚上哺喂不要让宝宝含着乳头睡觉，以免乳房压住宝宝的鼻孔使其窒息。另外，产后妈妈的身体会极度疲劳，加上晚上要不时醒来照顾宝宝，从而导致睡眠严重不足，很容易在神志迷迷糊糊中哺喂宝宝，所以要格外小心谨慎。

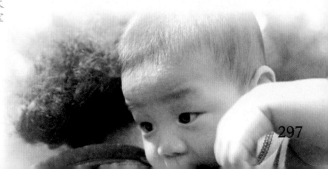

# 解除涨奶的技巧

## 让宝宝尽早吸乳

如果分娩后能让宝宝尽早与妈妈亲密接触，并在宝宝出生后半小时内就开始吮吸母乳，这样不仅有利于宝宝吃到含有丰富营养和免疫球蛋白的初乳，还能刺激母乳分泌的增多。而且可以通过吃奶这种方式来疏通妈妈的乳腺管，使乳汁排得更加顺畅。

## 利用吸奶器

如果宝宝因为某些原因无法用吮吸来帮助妈妈，那就应当选择一款吸奶器来帮忙。在挑选吸奶器的时候，要注意其吸力必须适度，使用时乳头不应有疼痛感。建议选择有调节吸奶强度功能的自动吸奶器，可根据实际情况及时调整吸奶器的压力和速度。

吸奶器的种类很多，妈妈可以挑选自己用着舒服的，手动的吸奶器还是很累人的。

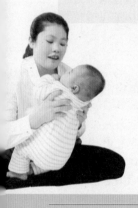

## 按摩疗法

在洗净自己的双手后握住整个乳房，均匀用力，轻轻地从乳房四周向乳头的方向按摩、挤压，这样做能帮助疏通乳腺管，促使皮肤水肿减轻、消失。在按摩的过程中，如果发现乳房的某一部位胀痛特别明显，可在该处稍用力挤压，排出淤积的乳汁，以防此处乳腺管堵塞，导致乳腺炎。

| | 其他小技巧 |
|---|---|
| 1 | 妈妈要保证充足的睡眠，减少紧张和焦虑，保持放松和愉悦的心情 |
| 2 | 适当增加哺乳次数，吮吸次数越多，乳汁分泌量就越多 |
| 3 | 每次每侧乳房至少吮吸10分钟以上，两侧乳房均应吮吸并排空，这既利于泌乳，又可让宝宝吸到含较高脂肪的后奶 |
| 4 | 宝宝生病暂时不能吮吸时，应将奶挤出，用杯和汤匙喂宝宝；如果妈妈生病不能喂奶时，应按给宝宝哺乳的频率挤奶，保证病愈后可以继续哺乳 |
| 5 | 月经期只是暂时性乳汁减少，经期中可每天多喂两次奶，经期过后乳汁量将恢复如前 |

## 宽大胸罩支托法

对于肿胀、下垂的乳房，可以使用柔软的棉布制成宽大的胸罩来加以支托，这样不仅能改善乳房的血液循环、促进淋巴回流，还有助于保持乳腺管的通畅，从而减少乳汁的淤积，减轻乳房的胀痛感。注意，妈妈不能戴过紧的胸罩，因为这样的胸罩可能会抑制乳汁分泌。

## 冷敷和热敷双管齐下

在挤出部分乳汁后，用柔软的毛巾蘸冷水外敷于乳房上，或使用冷水袋进行冷敷，均可起到减轻乳房充血、缓解胀痛的作用。而在哺乳前，可以用湿热的毛巾热敷乳房几分钟，随后配合轻柔的按摩和拍打动作，使乳房和乳晕软化、减轻涨奶感，而且哺乳时应先喂感觉涨奶明显的那侧乳房。

## 饮食疗法

妈妈应保证饮食的清淡，忌油腻，最好不要饮用过多的催奶汤水，进食高蛋白、高脂、高糖类食物也必须适量，以免乳汁分泌过于旺盛、浓稠，在乳腺内结块不易排出。

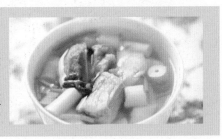

对喂母乳的妈妈来说，营养均衡其实比什么补品都重要。

妈妈们不一定非要坚持吃自己不喜欢吃的东西不可，口味也很重要。

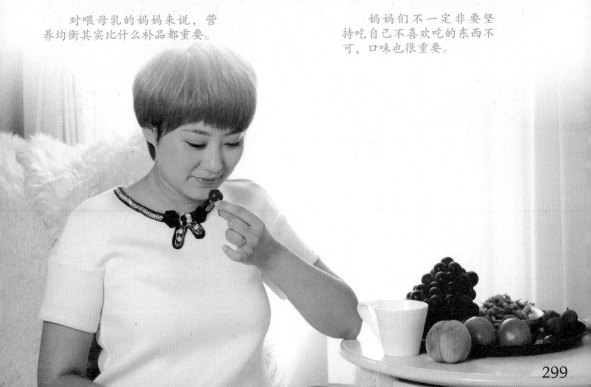

## 储备母乳的具体方法

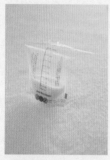

1．挤下来的母乳要用干净的容器存放，比如消过毒的塑胶杯、奶瓶或者塑胶奶袋。

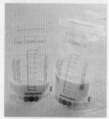

2．挤出的母乳不要都放在一个容器内，而是要分别存放。

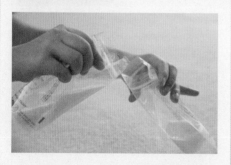

3．如果把冷藏奶与冷冻室的奶水加在一起，切记冷藏奶要比原来已冷冻的奶水少，否则原来的冷冻奶就会被解冻。

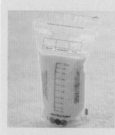

4．不要将容器装得太满或把盖子盖得很紧，以防冷冻结冰而涨破。

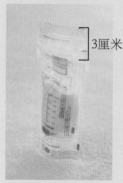

3厘米

5．如果是用塑胶袋储存，最好套上两层以免破裂。使用前要将塑胶袋中的空气挤出，留3厘米的空隙（不要装满），然后弄紧直立，放入圆筒形容器内，冷冻结冰时直立成型（如欲长期存放母乳，最好不要用塑胶袋装）。

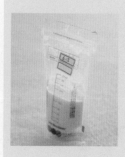

6．在每一小份母乳上贴上标签并记上日期。

## 母乳解冻小窍门

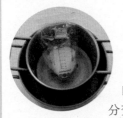

1.隔水加热。外锅放水,将母乳放置在内层小锅,加热的温度不超过60℃,以免母乳中的营养成分变质。

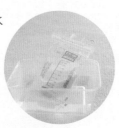

2.在流动温水下解冻。将结冻的母乳袋浸泡在60℃以内的温水中,让奶水慢慢回温。

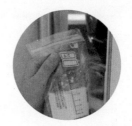

3.如果解冻后的奶水没有用完,还可以放回冰箱的冷藏区,大约还可保存4小时。但是,尽量每次都按照宝宝的食量来解冻,以免反复加热影响奶水的质量。

## 怎样调整喂养方法和时间

| 阶段 | 喂养方法和时间 |
|---|---|
| 上班前 | 1.应先了解目前公司里的作息制度,并据此调整、安排好宝宝的哺乳时间<br>2.由家人试着用奶瓶给宝宝喂奶,开始的次数少些,每周一两次,让宝宝慢慢适应奶瓶<br>3.妈妈要逐步学会使用吸奶器或者如何用手收集乳汁 |
| 上班后 | 1.妈妈可以在上班前和下班后用母乳喂哺。在午间休息时间,妈妈如果能够回家加喂1次更佳<br>2.妈妈需要做的是上班时携带一个干净的奶瓶,在工作休息时间及午餐时用手或吸奶器将乳汁挤入奶瓶,并将收集的母乳放在保温杯中,里面用保鲜袋放上冰块<br>3.如果工作单位有冰箱,可暂时保存在冷藏或冷冻室中。下班后运送母乳的过程中,仍需以冰块覆盖以保持低温,回家后立即放入冰箱储存 |

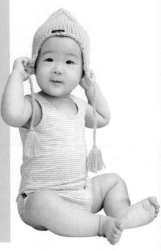

# 你可能会遇到的问题

## 含钙越高的配方奶越好吗

　　配方奶的原料来自于牛奶，而牛奶本身的含钙量差别是不大的，并且这些含钙量一般能满足宝宝的需要，所以正常情况下不同品牌的配方奶粉中的含钙量没有太大的差别。但是可能会有部分配方奶粉为了提高含钙量而添加了化学钙，而宝宝对钙的吸收利用是有限的，如果盲目补充过多的钙会导致钙的沉积，加重肾脏的负担，甚至出现便秘、结石等表现。所以，含钙量并不能作为妈妈们选择配方奶粉的依据。

## 要经常更换奶粉品牌吗

　　如果宝宝喝了一种配方奶后没有消化不良的表现，并且身高、体重增长正常则不建议更换配方奶。不同品牌的配方奶的气味和成分都会有一些差别，当宝宝适应了一种配方奶后更换其他品牌可能会导致宝宝不适应新的气味；另外，宝宝的胃肠功能没有完全发育成熟，频繁更换的话可能会加重胃肠功能的负担，导致胃肠不适应。

## 宝宝不喝配方奶怎么办

　　如果宝宝不愿意喝配方奶，我们应该寻找是否存在以下可能导致宝宝不愿意喝的原因，然后针对这些原因解决问题。

　　（1）疾病因素：口腔溃疡、疱疹、鹅口疮等常见的口腔疾病会使宝宝因为进食时口腔疼痛而不愿进食。除此之外，宝宝如果有呼吸道感染、腹泻等疾病时也会出现精神不佳并且食欲不振的表现。

　　（2）不喜欢奶嘴：不喜欢奶嘴是宝宝不愿意喝配方奶的常见原因，奶嘴过大或者过硬都会导致宝宝对奶嘴的反感以至于不愿意喝配方奶，妈妈们可以尝试给宝宝更换更接近乳头的奶嘴。

　　（3）不喜欢奶粉的味道：随着宝宝味觉的逐渐发育，可能会不喜欢配方奶的味道，妈妈们可以尝试更换其他品牌的配方奶。

　　（4）喂奶方式不对：有的新手妈妈因为拿奶瓶的角度不当，奶嘴压到宝宝的舌头，使宝宝喝不到奶。最好将奶瓶以45度角轻放到宝宝的嘴里。

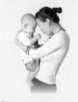

# 第 三 章

# 合理使用
# 配方奶喂养

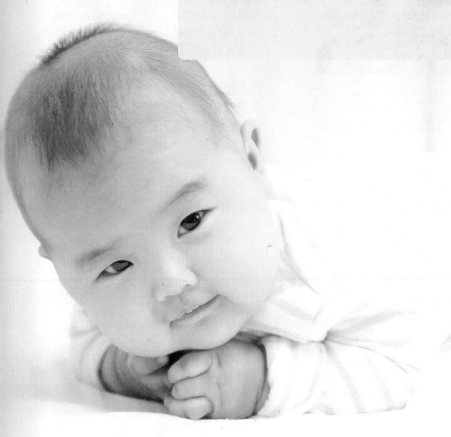

# 配方奶

## 什么是配方奶

　　配方奶又称母乳化奶粉，它是为了满足宝宝的营养需要，在普通奶粉基础上加以调配的奶制品，越接近母乳成分的配方奶越好。目前市场上的配方奶大都接近于母乳成分，只是在个别成分和数量上有所不同。挑选配方奶首先根据宝宝的年龄来进行选择。现在市面上的配方奶根据年龄段营养含量及蛋白质含量都不尽相同。

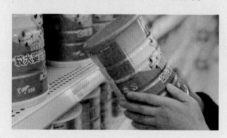

配方奶的品牌非常多，妈妈在给宝宝选择的时候一定要咨询清楚。

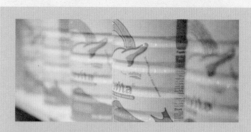

## 配方奶的标识

　　配方奶的包装上应有以下信息，包括食品名称、配料表、热量、营养素（包括微量元素）、净含量、制造者的名称和地址、产品标准号、生产日期、保质期、食用方法、贮藏方法、适宜人群等。婴儿配方奶标签上还应标明"婴儿最理想的食品是母乳，在母乳不足或无母乳时可食用本产品"。适宜0～12个月婴儿食用的婴儿奶粉，必须标明"6个月以上婴儿食用本产品时，应配合添加辅助食品"；较大婴儿奶粉，必须标明"须配合添加辅助食品"。进口婴幼儿配方奶的标签，可不标注"制造者的名称和地址""产品标准号"，但应标注"原产国或地区""在中国依法登记注册的代理商、进口商或经销商的名称和地址"。

## 特殊的配方奶

| 配方奶种类 | 适用人群 |
| --- | --- |
| 不含乳糖的婴儿配方奶 | 对乳糖不耐受的婴儿 |
| 部分水解配方奶 | 较轻度的腹泻或过敏的婴儿 |
| 完全水解配方奶 | 严重的腹泻、过敏或短肠综合征的婴儿 |
| 元素配方奶 | 严重的慢性腹泻、过敏或短肠综合征的婴儿 |
| 早产儿配方奶 | 早产儿食用 |

## 购买配方奶需要注意什么

在选择产品时要根据宝宝的年龄段来选择产品，0~6个月的宝宝可选用Ⅰ段宝宝配方奶；6~12个月的宝宝可选用Ⅰ或Ⅱ段宝宝配方奶；12~36个月的宝宝可选用Ⅲ段宝宝配方奶、助长奶粉等乳品。如宝宝对动物蛋白有过敏反应，应选择低敏的宝宝配方奶，如氨基酸奶粉、水解蛋白配方奶等。

1.看包装上的标签标识是否齐全。按国家标准规定，在外包装上必须标明厂名、厂址、生产日期、保质期、执行标准、商标、净含量、配料表、营养成分表及食用方法等项目。

2.营养成分表中标明的营养成分是否齐全，含量是否合理。一般要标明热量、蛋白质、脂肪、碳水化合物等基本营养成分，维生素类如维生素A、维生素D、维生素C、B族维生素，微量元素如钙、铁、锌、硒、磷等，或者还要标明添加的其他营养物质。

### 配方奶成分表

| 营养成分表 | 单位 | 每100克配方奶 | 每1000毫升奶液 |
|---|---|---|---|
| 蛋白质 | 克 | 10.0~18.0 | 13.4~24.1 |
| 乳清蛋白 | % | 60 | 60 |
| α-乳清蛋白 | 毫克 | 1250 | 1675 |
| 脂肪 | 克 | 23.0 | 30.8 |
| 亚油酸 | 毫克 | 1800 | 2412 |
| 亚麻酸 | 毫克 | 120 | 160.8 |
| 碳水化合物 | 克 | 65.0 | 87.1 |
| 钠 | 毫克 | 310 | 415.4 |
| 钙 | 毫克 | 300 | 402 |

# 部分母乳喂养

## 补授法

　　6月龄内婴儿母乳不足时，仍应维持必要的吮吸次数，以刺激母乳分泌。每次哺喂时，先喂母乳，后用奶粉补充母乳不足。补授的乳量可根据婴儿食欲及母乳分泌量而定，即"缺多少补多少"。母乳加补授奶粉就是我们平常所说的混合喂养。

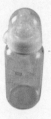

## 代授法

　　一般用于6月龄以后无法坚持母乳喂养的情况，可逐渐减少母乳喂养的次数，用奶粉替代母乳。

　　当然，如果母乳还有可能继续，妈妈一定要坚持母乳喂养。

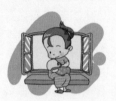

## 混合喂养的时间

　　妈妈在分娩后，经过尝试与努力仍然无法保证充足的母乳喂养，或因妈妈的特殊情况不允许母乳喂养时，可以选择一些适当的乳品加以补充，如奶粉等。在混合喂养中应当注意以下两点：

　　1.每次哺乳时，先喂母乳；再添加乳品以补充不足部分，这样可以在一定程度上维持母乳分泌，让宝宝吃到尽可能多的母乳。

　　2.按照奶粉包装上的说明为宝宝调制奶液，奶粉罐内的小匙有的是4.4克的，有的是2.6克的，一定要按包装上的说明调配，不要随意增减量而影响奶液的浓度。

| 时间 | 母乳 | 奶粉 |
| --- | --- | --- |
| 6：00 | ✓ | |
| 7：00 | ✓ | ✓ |
| 10：00 | ✓ | |
| 11：00 | ✓ | ✓ |
| 14：00 | ✓ | |
| 15：00 | ✓ | ✓ |
| 18：00 | ✓ | |
| 19：00 | ✓ | ✓ |
| 23：00 | ✓ | |
| 2：00 | ✓ | ✓ |
| 3：00 | ✓ | |

# 混合喂养的方法和常见问题

## 混合喂养的方法

### 尽量避免混合喂养

混合喂养最容易发生的情况是放弃母乳喂养。因为奶粉中含有较多的糖分，宝宝喜欢喝；奶瓶上的橡胶奶嘴孔大，吮吸省力，宝宝也喜欢；妈妈乳汁少，宝宝吃完没多长时间又要奶吃，容易使妈妈疲劳，有的妈妈干脆停掉母乳，直接喂奶粉。遇到这种情况，应该劝导妈妈，让妈妈坚持母乳喂养。

### 混合喂养最好以母乳为主

混合喂养时，应每天按时喂养，先喂母乳，再喂奶粉，这样可以保持母乳分泌。但其缺点是因母乳量少，婴儿吮吸时间长，易疲劳，可能没吃饱就睡着了，或者总是不停地哭闹，这样每次喂奶量就不易掌握。除了定时母乳喂养外，每次哺乳时间不应超过10分钟，然后再喂奶粉。注意观察宝宝能否坚持到下一次哺乳的时间，是否真正达到定时喂养。

由于每一个宝宝的自身需求不一样，所以爸爸妈妈只能通过不断地观察和仔细地摸索，才能知道宝宝的真正需求量。

## 混合喂养的常见问题

### 乳头错觉

宝宝刚生下来时妈妈还没有奶，宝宝一直用奶瓶吃奶粉。刚习惯了吮吸的感觉，妈妈有奶了，又改吃母乳，宝宝感觉吃起来太费力，认为只有那个奶瓶里才有填饱肚子的奶汁，所以就会变得不爱吃母乳。

乳头错觉是指宝宝在出生后早期，由于过早使用奶瓶而出现了不肯吃母乳的现象。吮吸乳头和吮吸奶嘴需要两种截然不同的技巧，奶瓶的奶嘴较长，宝宝吮吸起来省力、痛快。宝宝一旦习惯了这种奶嘴，再吸妈妈的乳头时，会觉得很难含住，吮吸也很费劲，就不愿再去吃母乳了。

### 宝宝吃奶总是断断续续

采用乳品喂养的宝宝，由于橡皮奶嘴过硬或者奶孔过小，宝宝吮吸起来非常吃力，吮吸一段时间就会疲劳，吸着吸着累了，然后就开始睡了。但是由于开始没吃饱，所以很快又会被饿醒。所以，确定奶嘴孔洞的大小是否适中，对于乳品喂养的宝宝来说是很重要的。一般说来，将奶瓶倒置过来，如果乳汁能一滴一滴地快速滴出，则是合格的。此外，喂奶的时候，也要注意倾斜地拿着奶瓶，让奶嘴中也充满奶，不要留有空气在奶嘴里喂食宝宝，那样不仅容易造成宝宝吸食疲劳，还有可能导致宝宝吸入空气而打嗝儿。

# 奶嘴和奶瓶

## 如何选择奶嘴

奶嘴孔的大小可随宝宝的月龄增长和吮吸能力的变化而定，新生儿吮吸的奶嘴孔不宜过大，一般在15～20分钟吸完为合适。若太大，乳汁出得太多容易呛着宝宝，应买孔小一点的奶嘴，但也不能太小，以免宝宝吮吸起来太费劲。小孔奶嘴的标准是：将奶瓶倒过来，1秒钟滴1滴左右为准。此外，橡胶奶嘴也不能太硬，发现橡胶柔软度不好时应马上换掉。随着宝宝月龄的增加，奶嘴孔可以加大一些，宝宝4～5个月时以每次喝奶在10～15分钟吸完不呛奶为益。

## 如何选用奶瓶

奶瓶的材质分为玻璃和塑料两种：玻璃的奶瓶耐热易清洗，比较实用；塑料的奶瓶轻便，外出携带方便。一定要选择合格的塑料奶瓶，不合格的塑料奶瓶对宝宝有致癌作用。奶瓶的容积不同，品牌也有所不同。比如用于盛装果汁和白开水的奶瓶就有120毫升的，也有240毫升的，可以根据宝宝的饮用量加以选择。

在家里使用时，尽可能地使用玻璃奶瓶吧。

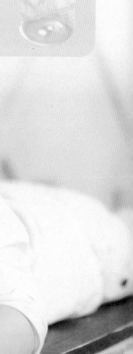

# 如何调配奶粉

## 调配奶粉时注意事项

　　妈妈在调配奶粉前应用香皂将手洗干净，以免手上的细菌在奶粉调配过程中混入乳汁中。奶瓶和奶嘴要用开水消毒（用蒸汽锅加热煮沸10分钟左右）后晾干，不要用抹布擦干。若觉得配一次奶消毒一次比较麻烦，可以同时准备2～3个奶瓶进行消毒，然后一次取出一组进行调配。用完奶瓶后应马上将残留的乳汁倒掉，冲洗干净，口朝下立起来备用。奶嘴也应马上冲洗干净。

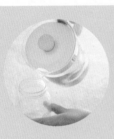

　　1.先将沸腾的开水冷却至40℃左右，再将水注入奶瓶中，但要注到总量的一半。

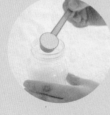

　　2.使用奶粉附带的量匙，盛满刮平。在加奶粉的过程中要数着加的匙数，以免忘记所加的量。

　　3.轻轻地摇晃加入奶粉的奶瓶，使奶粉溶解。摇晃时易产生气泡，要多加注意。用40℃左右的开水补足到标准的容量，盖紧奶嘴后，再次轻轻地摇匀。

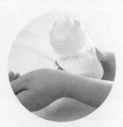

　　4.用手腕的内侧感觉奶瓶温度的高低，稍感温热即可。如果过热可以用流水冲凉或者放入凉水盆中放至温热。

## 如何贮存冲好的奶粉

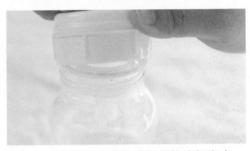

　　1.拿走胶盖，将奶嘴倒着放在奶瓶上。注意不要让奶嘴浸到奶里，再放回胶盖和胶垫圈。

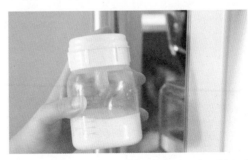

　　2.将奶瓶盖上盖放于冰箱内，但时间不要超过24小时。

# 奶瓶的清洗和消毒

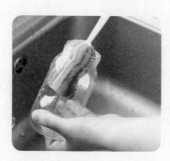
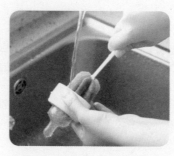
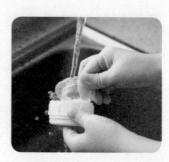

1.可以用专用的奶瓶洗涤剂，也可以使用天然食材制成的洗涤剂，用刷子和海绵彻底地清洗干净。

2.奶嘴部分很容易残留奶粉，无论是外侧还是内侧都要用海绵和刷子彻底清洗。

3.为了防止洗涤剂的残留，要将奶嘴用流水冲洗干净，最好能将奶嘴翻转过来清洗内部。

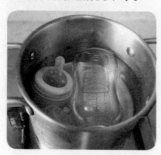
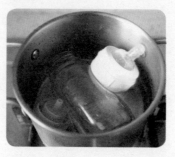
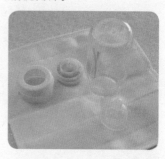

4.锅里的水沸腾以后，就可以消毒洗干净的奶瓶和奶嘴。奶瓶较轻容易浮起，将奶瓶内注满水即可沉没。

5.在煮沸3分钟左右就可将奶嘴取出，而奶瓶可以再煮沸5分钟左右取出。

6.煮好后，放在干净的纱布上沥水，之后放在合适的盒子内即可。

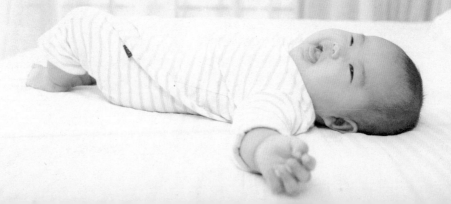

# 喂奶的姿势

## 用奶瓶喂养的正确姿势

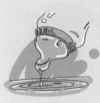

1.注意查看奶嘴是否堵塞或者奶流出的速度。如果将奶瓶倒置时呈现"啪嗒啪嗒"的滴奶声就是正确的。

2.喂宝宝奶粉时最常用的姿势就是横着抱。和喂母乳时一样，要边注视着宝宝，边叫着宝宝的名字喂奶。

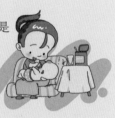

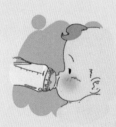

3.用母乳喂养时，宝宝要含住妈妈的乳头才能很好地吮吸到乳汁，同样，在喂奶粉时也要让宝宝含住整个奶嘴。

4.为了避免造成宝宝打嗝儿，在喝奶时应该让奶瓶倾斜一定角度，以防空气大量进入。

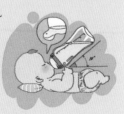

## 夜间喂奶粉

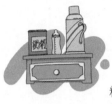

1.为了让宝宝在饿时一哭就能马上喝到奶粉，可在床边准备好奶瓶、奶粉、开水等冲奶粉时的必需品。

2.将准备好的开水放到盛着凉水的盆中冷却。若水温在60℃以上，会破坏奶粉中的维生素C。

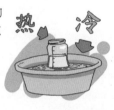

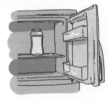

3.为了让热水尽快降到60℃以下，可将热水倒在奶瓶中，放入冰箱里冷却。

4.准备一个恒温热水壶，温度定在37℃左右的位置，夜里宝宝要喝奶时用它冲奶很方便。

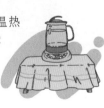

5.现在市场上买的暖奶器，很实用，随时随地都可以沏奶，可以设定为常温。

# 宝宝不吃奶粉怎么办

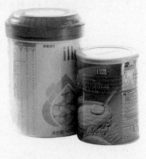

　　很少有天生就拒喝奶粉的宝宝，一般都很喜欢喝奶粉，但是如果突然在某一天不爱喝了，妈妈就会非常着急，但是越着急宝宝就越不喝。此时，妈妈应该做到以下几点：

　　1.尝试换奶粉，或者把奶粉浓度调稀，要是还不行就将奶嘴换一换。

　　2.注意不要在喂完母乳后喂奶粉，要单独添加奶粉，因为母乳和奶粉味道不同，喝惯母乳的宝宝会拒喝奶粉。

　　3.对于因为不喜欢奶瓶而不喝奶粉的宝宝，这种情况下不要将奶嘴强行塞入宝宝嘴中，这样只会起反作用。妈妈应该多试几种奶嘴，或者在宝宝似睡非睡的状态下偷偷将奶嘴放入宝宝口中，让宝宝不知不觉地喝下奶粉。

　　对于无论如何都不喝奶粉的宝宝来说，可以喂一些果汁、凉开水等辅食，并尽快过渡到泥糊状食物。要注意的是，不要把厌食奶粉的宝宝看作病人，有的时候宝宝厌食奶粉是为了防止肥胖症而采取的自卫行为，在这样的情况下，妈妈就应该给宝宝补充果汁和水，不能继续喂奶粉，以减轻宝宝内脏的负担。

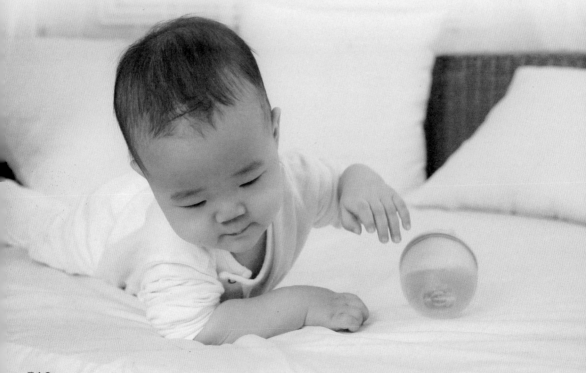

# 喝奶粉导致腹泻怎么办

有的宝宝喝了奶粉后会有烦躁不安和腹泻的表现，妈妈为此不得不常将宝宝送到医院就诊。其实，造成这种进食奶粉后烦躁不安和腹泻等不适反应的原因多半是由于牛奶过敏或者牛奶不耐受。

## 奶粉过敏

症状有慢性腹泻、大便发软、半成形、经常伴有黏液和隐匿性出血，少数人会有水泻、反复呕吐和腹痛等症状。宝宝的头部、面部皮肤还会出现红斑、丘疹和内蓄半透明状液体的小疱疹，略有瘙痒感。一旦发现了宝宝对奶粉有过敏反应，就应及时停止喂食奶粉以及奶制品，变为使用代乳品。大部分宝宝在停止奶粉喂食24~48小时之后症状就会明显缓解，而在两岁后，大多数宝宝对奶粉过敏的现象就会自行消失。

对于比较容易过敏的宝宝，妈妈就要特别注意养护了。

## 对奶粉不耐受

有些宝宝在喝了奶粉以后会有不同程度的腹胀、腹痛甚至腹泻等症状，原因是这部分宝宝体内缺乏一种分解奶粉的乳糖酶，所以喝了奶粉后才会有这一系列的肠胃不适的症状。对于存在此类奶粉不耐受症状的宝宝，一定要停止进食奶粉。

### 腹泻不严重

假如宝宝腹泻的情况不是很严重，一天腹泻5~6次或者7~8次，比正常多2~3次，并且没有呕吐现象，那么可以喂食米汤1~2日，以后用稀释过的奶粉或者奶粉、水各一半的浓度，或者制成奶粉与水的比例是2：1的浓度，总之慢慢使肠胃逐步适应。当过一阶段大便变成正常情况后，就可改回原先使用的奶粉浓度。假使宝宝偶然出现了腹泻现象，而且病情很轻，那就只需要将奶粉降低浓度喂食1~2天即可，然后再恢复正常奶粉喂食。在冲淡奶粉浓度的时候最好使用米汤，因为它还有辅助治疗腹泻的作用。

### 腹泻严重

如果腹泻情况比较严重的话，一天腹泻次数超过10次，还伴有呕吐现象，应及时停止喂食奶粉，并且保持禁食6~8小时，但最长不能超过12小时。禁食期间可以用米汤或者胡萝卜汤来替代，间隔时间以及每次用量应跟平时喂食奶粉时保持一致。腹泻情况一旦好转以后，就要慢慢改用"米汤——冲淡的脱脂奶粉——稀释的奶粉"这样的步骤逐渐恢复到原先的饮食。

# 喝奶粉宝宝的护理

## 大便比较干燥

一般奶粉宝宝的大便呈淡黄色或土灰色，均匀硬膏状，常混有奶瓣及蛋白凝块，要比母乳宝宝的大便干稠，并略有臭味。

这是因为母乳中所含的脂肪酸属于不饱和脂肪酸，较适合宝宝的吸收，而奶粉目前还无法做到。而且母乳能自我调节稀薄程度，利于宝宝吸收，小宝宝从母乳中就能得到所需的营养和水分，不需要额外喝水。而奶粉的稀薄是恒定的，所以吃奶粉的宝宝需要通过喝水等其他方式来帮助润肠。

## 要小心吐奶

吐奶最常见的原因是吃奶的过程中吸入较多空气。奶粉宝宝因为都是通过奶瓶来吸入奶液，这个过程中就更容易吸入较多空气。另外，如果因为奶孔过大，导致奶汁流入太急，也容易引起宝宝吐奶的情况。

由于喂养方式的不同，对于吃奶粉的宝宝，父母们更需注意吐奶问题，做好充分的工作来预防和应对宝宝吐奶。但宝宝吐奶也是正常现象，父母们不要惊慌失措，正确处理好后，可以稍等一些时候，再减量给宝宝补充一些水或奶。

## 要注意肠道保养

据统计，6个月以内的婴儿患腹泻者多半是乳品喂养的奶粉宝宝。这主要是因为：

1. 母乳清洁、无污染，而奶粉宝宝因为使用奶瓶，如果清洁消毒工作不到位，比较容易发生肠道类疾病。

2. 母乳中含有大量抗体，乳糖多，能促使乳酸杆菌繁殖，抑制大肠杆菌的生长，从而保护宝宝，减少疾病感染的概率。

母乳新鲜而清洁，不易被细菌污染，而且母乳中特有的抗体还能保护宝宝的肠胃。相比之下，用奶粉喂养宝宝的父母们更加要注意宝宝的餐具和奶粉的清洁卫生。

## 是否有过敏现象

奶粉过敏的主要原因就是宝宝对奶粉中的蛋白质产生过敏反应。宝宝每次食用奶粉后，身体会产生各种不适的症状。而母乳比较恒一稳定，几乎没有对母乳过敏的宝宝。

专家点评：由于奶粉的成分复杂，易成为宝宝的过敏原，所以，吃奶粉的宝宝，其发生过敏的概率就比较大。妈妈们要注意不要频繁地给宝宝换奶粉，而且换奶粉的时候要循序渐进。这样既便于发现宝宝对奶粉是否过敏，又能让宝宝的肠胃对新的奶粉逐渐适应。

# 换奶粉的问题

## 不要经常给宝宝换奶粉喝

1.每个牌子的奶粉口味不同，有的宝宝吃惯了原先的奶粉，不一定肯接受新的口味。

2.不同的婴儿奶粉虽然主体成分上大致相同，但仍然有其不同成分和特点。因此，一旦找到了适合宝宝的奶粉，就没有经常更换奶粉的必要。

3.有些妈妈因为宝宝腹泻经常更换奶粉，其实宝宝腹泻未必都和奶粉有关。婴幼儿的胃肠功能发育未完善，容易因各种原因消化不良，出现腹泻，这就要注意当时除了腹泻外是否还有其他问题。

## 哪些情况宝宝需要更换奶粉

### 过 敏

如果宝宝吃某种品牌的奶粉产生过敏反应，就需要更换。也可以换成防过敏奶粉，这种奶粉又称为黄豆奶粉。此配方不含乳糖，是针对天生缺乏乳糖酶的宝宝及慢性腹泻导致肠黏膜表层乳糖酶流失的宝宝设计的。

宝宝在拉肚子时可停用原奶粉，直接换成此种配方。待腹泻改善后，若欲换回原婴儿奶粉时，则需以渐进式添加奶粉的方式进行换奶。

### 腹 泻

喝奶粉的宝宝出现的不适症状以腹泻最为多见，但通常造成腹泻的原因是奶粉浓度冲泡不当所造成的，如果改变浓度后，腹泻症状仍没有缓解，那就是宝宝不能适应这种品牌的奶粉，需要更换奶粉。

### 腹 泻

不同月龄的宝宝应该选择不同阶段的婴幼儿奶粉。如不少品牌的婴幼儿奶粉都分别有针对0~6个月、6~12个月，以及1岁以上的阶段奶粉。

| 更换奶粉的方法 | | | | | |
|---|---|---|---|---|---|
| | 第一天 | 第二天 | 第三天 | 第四天 | 第五天 |
| 正在使用的奶粉 | 4次 | 3次 | 2次 | 1次 | 0次 |
| 新换的奶粉 | 1次 | 2次 | 3次 | 4次 | 5次 |

# 你可能会遇到的问题

## 怎样晒太阳才有效

有的家长怕晒伤孩子，给孩子涂抹防晒霜；有的家长怕热、怕冷、怕吹风或住高楼等原因，不愿带孩子到户外活动，只是隔着玻璃晒太阳。这些都达不到晒太阳的效果，因为防晒霜有防紫外线的功能，紫外线也无法透过玻璃，而我们晒太阳的主要目的是利用紫外线通过皮肤合成维生素D，如果隔离了紫外线和皮肤的接触也就失去了晒太阳的意义。

## 婴幼儿多久做一次体检合适

除了之前提到的新生儿期，根据国家卫生和计划生育委员会的推荐，从孩子满月到1岁，每个月都要进行预防接种。1岁以内的婴儿，在42天之前、3个月、6个月、9个月、12个月时各体检1次，共5次；3岁及以下幼儿每年至少体检2次，每次间隔6个月；3岁以上每年至少体检1次。按照这个频次可以较好地动态掌握孩子的发育和健康状况。

## 指甲甲沟有倒刺是缺乏维生素吗

指甲甲沟的皮肤与手部其他部位的皮肤稍许不同，比较薄弱，炎症、化学、机械的刺激容易使局部的角质层干燥，发生分离引起倒刺。这是一种常见的甲周皮肤问题，与维生素的缺乏没什么必然的联系。

## 需要每天补钙吗

根据世界卫生组织对钙的推荐摄入量，婴幼儿对钙的需求量0~6月龄为300毫克，7~12月龄为400毫克。一般来说，大多数母乳喂养的健康足月婴儿在0~6月龄不用额外补充钙。而一般配方奶中的含钙量高，正常情况下只要宝宝每天能够摄入足够的奶类（500毫升以上）就不需要再额外补充钙剂。如果宝宝有低血钙或者佝偻病以及营养不良的表现时需要额外补充钙剂。

第 四 章

# 如何照顾
# 0~36个月的
# 宝宝

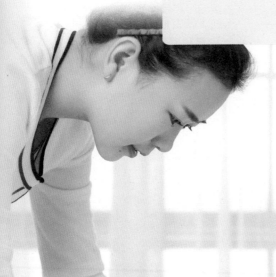

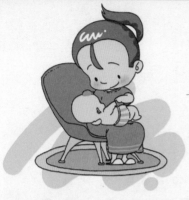

一个月内的宝宝的变化会非常明显，新手父母充分感受宝宝带来的幸福吧！

## 宝宝发育特点

1.可以本能地吮吸。

2.无法随意运动，不能改变自己身体的位置。

3.俯卧位时，臀部高耸，两膝关节屈曲，两腿蜷缩在下方。

4.宝宝的手经常呈握拳状。

5.将物体从宝宝头的一侧慢慢移动到头的另一侧(移动180°)，当物体移动到中央时（90°），宝宝会两眼随着看，眼的追视范围小于90°。

6.会短时间握住手中的物体。

7.能自动发出各种细小的喉音。

8.双眼能追视在身体前边走动的人。

9.头部能竖起大约2秒钟。

## 饮食起居要点

1.接受第一次健康检查。

2.保证充足的睡眠。

3.精心呵护小肚脐。

4.注意新生儿黄疸是否退去。

5.注意观察宝宝的大小便颜色、状态和次数。

6.注意随时变换宝宝的视角。

7.注意为宝宝保暖。

8.多搂抱、抚摸宝宝，让宝宝开心。

9.常常和宝宝对视，逗宝宝笑。

10.要常常帮助宝宝练习抬头和翻身等动作。

| 出生时 | 男宝宝 | 女宝宝 |
|---|---|---|
| 体重 | 约3.2千克 | 约3.1千克 |
| 身长 | 约50.3厘米 | 约49.5厘米 |
| 头围 | 约34.0厘米 | 约33.5厘米 |
| 胸围 | 约32.3厘米 | 约32.2厘米 |

# 1~2个月

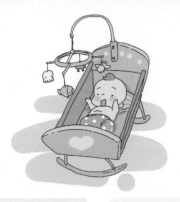

## 宝宝发育特点

1. 所有的回答都用哭来表达。

2. 会露出没有任何含义的微笑。

3. 能发出"u""a""e"的声音。

4. 可以张开手,有意识地抓住东西。

5. 宝宝的后背仍很软,但略有一点力气了。即使宝宝能努力挺直待一会儿,妈妈也必须马上扶住他,不然他就会摔倒。

6. 宝宝会回报妈妈的微笑。

7. 宝宝的眼球能追视移动的玩具。

8. 俯卧时,宝宝的头开始向上抬起,使下颌能逐渐上扬5~7厘米。

9. 用拨浪鼓柄碰手掌时,宝宝能握住拨浪鼓2~3秒钟不松手。

## 饮食起居要点

1. 会出现三四个小时的睡眠周期。

2. 要防止出现尿布疹。

3. 勤加练习俯卧抬头。

4. 要有耐心地逗引宝宝发音。

5. 多多抚摸宝宝的身体。

6. 天气好时,可以每天坚持户外活动,进行日光浴。

7. 坚持母乳喂养。

| 2个月时 | 男宝宝 | 女宝宝 |
|---|---|---|
| 体重 | 约5.1千克 | 约4.7千克 |
| 身长 | 约54.8厘米 | 约53.7厘米 |
| 头围 | 约36.9厘米 | 约36.2厘米 |
| 胸围 | 约35.4厘米 | 约33.7厘米 |

大脑进入了第二个发育的高峰期。在这个阶段，仍要以母乳喂养为主，并且要开始补充维生素C和维生素D。维生素C可以对抗宝宝体内的自由基，防止维生素C缺乏症，而维生素D可以促进钙质的吸收。

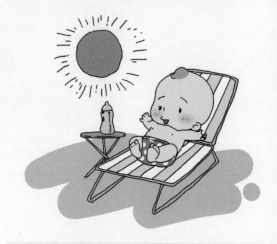

## 宝宝发育特点

1.拉住宝宝的双手就能将他拉起，不需要任何帮助，宝宝自己就能保持头部与身体呈一条直线。

2.能平整地趴着，并长时间地抬起头。可以把上肢略向前伸，抬起头部和肩部。

用双手扶腋下让宝宝站立起来，然后松手，宝宝能在短时间内保持直立姿势，然后臀部和双膝弯下来。

3.能用手指抓自己的身体、头发。

4.他能自己握住拨浪鼓。

5.多多练习翻身动作。

6.当宝宝高兴时，会出现呼吸急促、全身用劲等兴奋的表情。

7.会向出声的方向转头。当妈妈讲话时，他能微笑地对着妈妈，并发出叫声和快乐的咯咯声。

## 饮食起居要点

1.多进行日光浴和空气浴。

2.不要让宝宝趴着睡觉。

3.有的宝宝会出现睡眠早晚颠倒的现象。

4.养成规律的大便次数。

5.要经常给宝宝洗头。

6.重点训练俯卧抬头、四肢运动和触握能力。

7.注意预防佝偻病，补充维生素A、维生素D。

| 3个月时 | 男宝宝 | 女宝宝 |
|---|---|---|
| 体重 | 约6.0千克 | 约5.5千克 |
| 身长 | 约60.3厘米 | 约59.0厘米 |
| 头围 | 约39.8厘米 | 约38.7厘米 |
| 胸围 | 约39.1厘米 | 约38.8厘米 |

# 3~4个月

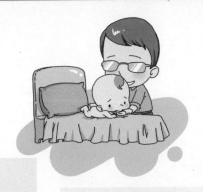

## 宝宝发育特点

1.平卧时，宝宝会做抬腿动作。

2.宝宝会出现被动翻身的倾向。

3.扶宝宝坐起，他的头基本稳定，偶尔会有晃动。

4.在喂奶时间，他会高兴得手舞足蹈。

5.当有人逗他玩时，他爱咯咯大笑。

6.他喜欢别人把他抱起来，这样，他能看到四周的环境。

7.周围有声响，他会立即转动他的脑袋，寻找声源。

8.宝宝可能会同时抬起胸和腿，双手伸开，呈游泳状。

9.牙牙学语的声调变长。

10.将宝宝放在围栏床的角落，用枕头或被子支撑着，宝宝能坐直10~15分钟。

## 饮食起居要点

1.可以尝试给宝宝添加果汁、蔬菜汁。

2.要防止宝宝消化不良。

3.训练宝宝抬头、翻身。

4.引导宝宝抓悬吊玩具。

5.宝宝会翻身后要加强看护，避免他掉到地上。

6.不要强行制止宝宝吮手指头。

7.保持宝宝手部的洁净。

8.开始流很多口水，所以要给宝宝戴围嘴。

9.要经常给宝宝看彩色的图片，开发视觉。

10.逐步养成规律的睡眠习惯。

11.多给宝宝说儿歌。

| 4个月时 | 男宝宝 | 女宝宝 |
|---|---|---|
| 体重 | 约6.9千克 | 约6.2千克 |
| 身长 | 约63.4厘米 | 约61.5厘米 |
| 头围 | 约41.3厘米 | 约39.9厘米 |
| 胸围 | 约41.8厘米 | 约40.1厘米 |

# 4～5个月

宝宝看到大人吃东西时会流口水，也会挥手表示要拿，或者在大人吃饭时哭叫不止，表示也想尝尝，这就到了宝宝需要添加辅食的重要时期，这时单一的母乳已经满足不了宝宝的营养需求了。

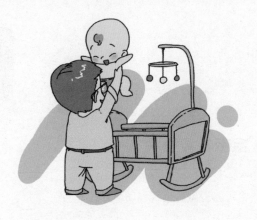

## 宝宝发育特点

1.扶宝宝坐起来时，他的头可以转动，也能自由地活动，不摇晃。

2.可以用两只手抓住物体，还会吃自己的脚。

3.能意识到陌生的环境，并表现出害怕、厌烦和生气。

4.哭闹时，大人的安抚声音，会让他停止哭闹或转移注意力。

5.能从仰卧位翻滚到俯卧位，并把双手从身下掏出来。

6.让宝宝站立，宝宝的臀部能伸展，两膝略微弯曲，支持起大部分体重。

7.宝宝能一手或双手抓取玩具。

8.宝宝会将玩具放到嘴里，明确做出舔或咀嚼的动作。

9.会注意到同龄宝宝的存在。

## 饮食起居要点

1.可逐渐添加辅食。

2.帮助宝宝顺利接受新食物。

3.多抱宝宝出去玩耍。

4.训练宝宝手的抓握能力。

5.多逗引宝宝发音。

6.引导宝宝抓够悬挂的玩具。

7.多训练宝宝扶蹦。

8.宝宝已经开始接受匙子里的食物。

9.让宝宝对着镜子，训练他分辨面部表情。

| 5个月时 | 男宝宝 | 女宝宝 |
|---|---|---|
| 体重 | 约7.5克 | 约6.9千克 |
| 身长 | 约65.5厘米 | 约63.9厘米 |
| 头围 | 约42.8厘米 | 约41.8厘米 |
| 胸围 | 约42.2厘米 | 约41.9厘米 |

## 宝宝发育特点

1.已经出牙0~2颗。

2.双手支撑着坐。

3.物体掉落时，会低头去找。

4.能发出四五个单音。

5.会玩躲猫猫的游戏。

6.能熟练地以仰卧位自行翻滚到俯卧位。

7.坐在椅子上能直起身子，不倾倒。

8.大人双手扶宝宝腋下，让宝宝站立起来，能反复屈曲膝关节自动跳跃。

9.不用扶着就能坐立，但只能坐几秒钟。宝宝这时开始喜欢坐在椅子上，所以宝宝周围要用东西垫好。

10.能用双手抓住纸的两边，把纸撕开。

11.变得爱照镜子，常对着镜中人出神，他将开始对喂他的食物表现出某种偏爱。

12.可以双手堆积积木。

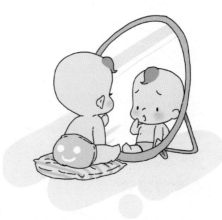

## 饮食起居要点

1.培养好情绪，注意心理卫生。

2.对宝宝进行翻身、独坐、匍行的训练。

3.把宝宝扶起来多做跳跃动作。

4.恰当对待宝宝的安慰物。

5.准备磨牙器。

6.注意口腔卫生。

7.不要强迫宝宝进行坐的练习。

| 6个月时 | 男宝宝 | 女宝宝 |
|---|---|---|
| 体重 | 约8.0千克 | 约7.4千克 |
| 身长 | 约66.8厘米 | 约65.9厘米 |
| 头围 | 约43.1厘米 | 约42.9厘米 |
| 胸围 | 约43.4厘米 | 约42.1厘米 |

# 6~7个月

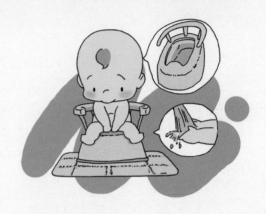

出生6个月后，从母体中获得的免疫力渐渐消失，所以这一时期宝宝很容易患上感冒等大大小小的各种疾病。因此，这一时期要特别注意宝宝的健康状况。

## 宝宝发育特点

1.宝宝平卧在床面上，能自己把头抬起来，将脚放进嘴里。

2.不需要用手支撑，可以单独坐5分钟以上。

3.拇指与食指对应比较好，双手均可抓住物品。

4.能伸手够取远处的物体。

5.大人拉着宝宝的手臂，宝宝能站立片刻。

6.能够自己取一块积木，换手后再取另一块。

7.能发出"ba""ma"或者"ai"的音。

## 饮食起居要点

1.从吃、睡和大小便等方面入手，逐步过渡到养成洗手、洗脸、洗澡和擦手等良好的卫生习惯。

2.辅食的品种要多样化。

3.让宝宝学坐便盆。

4.帮助宝宝学习爬行。

5.宝宝的活动范围大了，要注意安全。

6.给宝宝穿便于爬行的衣服。

7.训练宝宝用杯子喝水。

8.鼓励宝宝的模仿行为。

9.让宝宝慢慢适应陌生人。

| 7个月时 | 男宝宝 | 女宝宝 |
|---|---|---|
| 体重 | 约8.5千克 | 约7.8千克 |
| 身长 | 约68.9厘米 | 约67.2厘米 |
| 头围 | 约44.3厘米 | 约43.5厘米 |
| 胸围 | 约44.1厘米 | 约42.9厘米 |

# 7~8个月

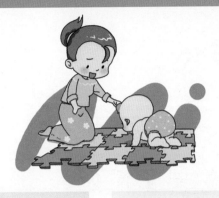

## 宝宝发育特点

1.会肚子贴地，匍匐着向前爬行。

2.能将玩具从一只手换到另一只手。

3.能坐姿平稳地独坐10分钟以上。

4.可以自行扶着站立。

5.能辨别出熟悉的声音。

6.能发出"ma-ma""ba-ba"的声音。

7.会模仿大人的动作。

8.已经能分辨自己的名字，当有人叫宝宝的名字时会有反应，但叫别人名字时没有反应。

9.对大人的训斥和表扬表现出委屈和高兴。

10.开始能用手势与人交往，如伸手要人抱，摇头表示不同意等。

11.会自己拿着饼干咬、嚼。

## 饮食起居要点

1.练习爬行和站立。

2.认生很厉害。

3.停止夜间授奶。

4.学拿匙子。

5.协助宝宝练习手膝爬行。

6.宝宝如果胆小不敢前进，父母不必着急。

7.让宝宝练习连续翻滚。

8.不能过早地练习走路。

9.练习"ma-ma""ba-ba"的发音。

10.注意培养宝宝的排便卫生习惯。

11.注意给宝宝固定餐位和餐具。

12.训练宝宝认识身体的部位。

13.让宝宝学习用动作表示情绪和意愿。

14.让宝宝能与人进行简单交往。

| 8个月时 | 男宝宝 | 女宝宝 |
|---|---|---|
| 体重 | 约8.8千克 | 约8.2千克 |
| 身长 | 约70.6厘米 | 约68.8厘米 |
| 头围 | 约44.6厘米 | 约43.8厘米 |
| 胸围 | 约44.7厘米 | 约43.8厘米 |

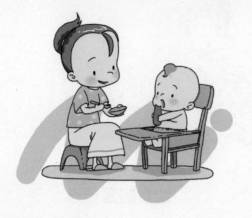

发育较快的宝宝这个月龄已经开始会爬了。但是爬行的姿势会因宝宝的个体差异而各不相同，所以也没有什么明确标准。一般来说，最初是肚子贴着地，只有手在动，慢慢地就会双膝贴地，肚子离地向前爬行。但是也有的宝宝会出现倒着爬、坐着不动、只是趴着的情况等。爬的姿态可谓多种多样。

## 宝宝发育特点

1.爬行时可以腹部离开地面。

2.能自发地翻到俯卧的位置。

3.能自己以俯卧位转向坐位。

4.能用拇指和食指捏起小丸。

5.能够理解简单的语言，模仿简单的发音。

6.语言和动作能联系起来。

7.能用摇头或者推开的动作来表示不情愿。

8.能自己拿奶瓶喝奶或喝水。

## 饮食起居要点

1.练习爬行和站立。

2.训练拇指、食指对捏动作。

3.练习对敲、摆动能力。

4.主食逐渐替代辅食。

5.给宝宝足够的空间。

6.让宝宝用手抓着棒状的东西吃。

7.被汗水浸湿的衣服要抓紧换掉。

8.理解和培养宝宝的好奇心。

9.大人对宝宝说"再见"或"欢迎"后，鼓励宝宝用手势回应。

| 9个月时 | 男宝宝 | 女宝宝 |
|---|---|---|
| 体重 | 约9.1千克 | 约8.5千克 |
| 身长 | 约71.5厘米 | 约70.0厘米 |
| 头围 | 约45.1厘米 | 约44.0厘米 |
| 胸围 | 约45.3厘米 | 约44.4厘米 |

# 9~10个月

这个时期宝宝还不能说出一句完整的话，但是可能会说简单的重复字：爸爸、妈妈、奶奶……如果能说出"吃吃、撒撒"就相当不简单了。说话早的宝宝已经能用简单的语言表达自己简单的要求，有的宝宝会说一些莫名其妙谁也听不懂的话，这是宝宝学习语言中常见的现象，这时候，妈妈应该努力地去领会宝宝的意思，积极地和他交流，并借此机会教宝宝正确的发音。

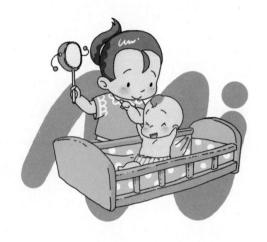

## 宝宝发育特点

1.能从坐姿扶栏杆站立。

2.爬行时可向前也可向后。

3.宝宝扶着栏杆能抬起一只脚再放下。

4.拇指、食指能协调较好，捏小丸的动作越来越熟练。

5.会抓住匙子。

6.想自己吃东西。

7.能区分可以做和不可以做的事情。

8.懂得常见人和物的名称。

9.能有意识地叫"爸爸""妈妈"。

## 饮食起居要点

1.注意防止便秘。

2.培养宝宝独站的能力。

3.培养宝宝养成良好的饮食时间规律。

4.反复训练拇指、食指对捏能力。

5.逐渐用主食代替辅食。

6.培养良好的生活习惯和生活能力。

7.理解宝宝的特殊语言。

8.注重培养宝宝的专注力。

| 10个月时 | 男宝宝 | 女宝宝 |
|---|---|---|
| 体重 | 约9.4千克 | 约8.8千克 |
| 身长 | 约73.0厘米 | 约71.0厘米 |
| 头围 | 约45.6厘米 | 约44.5厘米 |
| 胸围 | 约45.6厘米 | 约44.6厘米 |

宝宝有一些先天的肢体语言，常见的有咂嘴，表示"我不愉快"；笑，表示"我很高兴"；而哭喊则表示"你没有满足我的要求"或"厌烦"；打哈欠表示"我困了，想睡觉"，或者"我感到很无聊"；身体打战，表示"我觉得很冷"；用手推开物品，对不爱吃的食物会避开脸，表示"快拿走，我不想要"；手伸向某物品，用手指指点某样东西向父母表示要求或示意"我想要这个"；双手伸向人，表示"我需要一个拥抱"，等等。

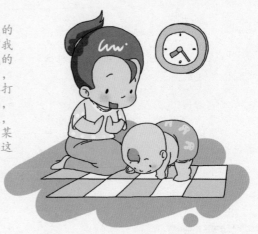

## 宝宝发育特点

1. 能独站10秒钟左右。
2. 大人拉着宝宝双手，他可走上几步。
3. 穿脱衣服能配合大人。
4. 能用手指着自己想要的东西。
5. 喜欢拍手。
6. 可以打开盖子。
7. 宝宝会用手指着他想要的东西说"拿"。

## 饮食起居要点

1. 训练宝宝手足爬行、独站和行走的能力。
2. 进食后注意给宝宝喝水。
3. 尽量让宝宝光脚走。
4. 提高宝宝的语言表达能力。
5. 注重环境卫生和个人卫生。
6. 防止摔伤，注意居家环境安全。
7. 尿布的尺寸要适合宝宝。

| 11个月时 | 男宝宝 | 女宝宝 |
|---|---|---|
| 体重 | 约9.7千克 | 约9.1千克 |
| 身高 | 约74.3厘米 | 约72.7厘米 |
| 头围 | 约46.2厘米 | 约44.9厘米 |
| 胸围 | 约46.0厘米 | 约44.9厘米 |

# 11~12个月

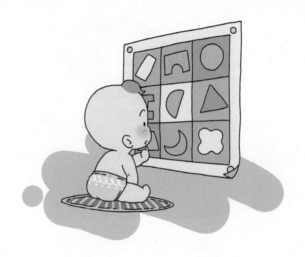

## 宝宝发育特点

1.体型逐渐转向幼儿模样。
2.牵着宝宝的手，他就可以走几步。
3.可以自己把握平衡站立一会儿。
4.可以自己拿着画笔。
5.能用全手掌握笔在白纸上画出道道。
6.向宝宝要东西，他可以松手。

## 饮食起居要点

1.让宝宝认识简单图形。
2.学认颜色。
3.和大人同桌吃饭。
4.用动作表示配合或表达愿望。
5.要戒掉奶瓶。
6.注意防止宝宝的手肘脱臼。

| 12个月时 | 男宝宝 | 女宝宝 |
| --- | --- | --- |
| 体重 | 约9.8千克 | 约9.3千克 |
| 身高 | 约75.5厘米 | 约74.0厘米 |
| 头围 | 约47.3厘米 | 约45.3厘米 |
| 胸围 | 约46.3厘米 | 约45.3厘米 |

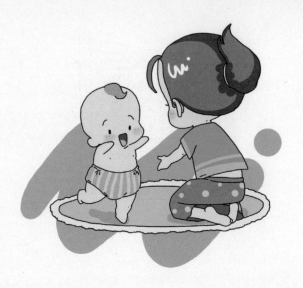

## 宝宝发育特点

1.宝宝能独自走，并且走得很好。

2.能站着朝大人扔球。

3.能自己从瓶中取出小丸。

4.能用笔在纸上乱画。

5.把图画书或者卡片给宝宝，宝宝能按要求用手指对一张图画。

6.会自己用匙吃饭。

7.能区分自己和别人的身体。

## 饮食起居要点

1.训练独走和跑的动作。

2.合理营养，平衡膳食。

3.启发宝宝用语言表达自己的意愿。

4.提供宝宝和同龄宝宝交往的机会。

5.满足宝宝的正当要求。

6.培养独立活动能力。

7.夜间要保持8小时以上的睡眠。

| 15个月时 | 男宝宝 | 女宝宝 |
|---|---|---|
| 体重 | 约11.0千克 | 约10.2千克 |
| 身高 | 约79.4厘米 | 约77.8厘米 |
| 头围 | 约47.5厘米 | 约46.2厘米 |
| 胸围 | 约47.6厘米 | 约46.5厘米 |

# 15~18个月

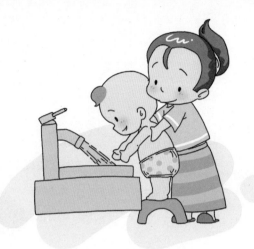

## 宝宝发育特点

1.能扶着栏杆连续两步一级地走上楼梯。

2.宝宝知道利用椅子或凳子设法去够拿不到的东西。

3.可以把3块积木摞起来。

4.可以盖上碗盖。

5.可以倒着走。

6.能用手从一个方向把书页翻过去，每次2~3页。

7.开始长臼齿。

8.将2~3个字组合起来，形成具有一定意义的句子。

9.会要吃和喝的东西。

10.能在家里模仿大人做家务。

11.要大小便时会告知大人。

## 饮食起居要点

1.常带宝宝到户外，训练走和跑的能力。

2.鼓励宝宝多做动手的游戏。

3.平时多表扬宝宝。

4.试着让宝宝自己整理玩具。

5.鼓励宝宝帮忙做家务。

6.从外面回来要先洗手。

7.注意宝宝的安全，防止意外发生。

| 18个月时 | 男宝宝 | 女宝宝 |
|---|---|---|
| 体重 | 约11.7千克 | 约11.0千克 |
| 身高 | 约83.3厘米 | 约81.9厘米 |
| 头围 | 约48.0厘米 | 约46.8厘米 |
| 胸围 | 约48.4厘米 | 约47.2厘米 |

辅食中不放调味料是最基本的常识，这一点妈妈一定要记住。但是，随着宝宝的长大，他的饮食会和成人的越来越接近，会经常吃到刺激性的食物。在宝宝2周岁之前，食物的味道要与辅食一样，淡一些，让食品保持原汁原味。

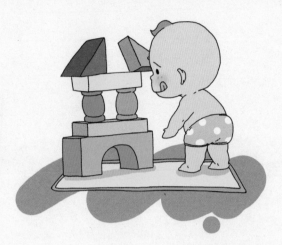

## 宝宝发育特点

1.自己走路走得很稳。

2.能双脚连续跳，但不超过10次。

3.扶栏杆能自己上下楼梯。

4.能模仿大人做简单的体操动作。

5.能一张一张地翻开书页。

6.开始试着折纸。

7.可以画线段。

8.可以从头顶上方扔球。

9.可以将杯子里的东西倒出来。

## 饮食起居要点

1.进行排便训练。

2.还不能走路的话要咨询医生。

3.培养宝宝自己刷牙的习惯。

4.宝宝的食物味道要清淡。

5.多玩搭积木、握笔、画画、穿扣眼等游戏。

6.控制零食的摄入量。

| 21个月时 | 男宝宝 | 女宝宝 |
| --- | --- | --- |
| 体重 | 约12.3千克 | 约11.6千克 |
| 身高 | 约86.0厘米 | 约84.7厘米 |
| 头围 | 约48.5厘米 | 约47.1厘米 |
| 胸围 | 约49.1厘米 | 约48.0厘米 |

# 21~24个月

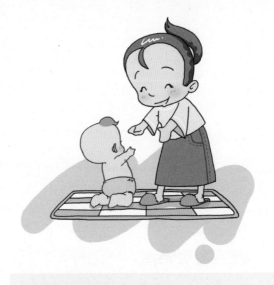

## 宝宝发育特点

1. 双脚并跳时，能双脚同时离地。

2. 能独脚站立。

3. 能将5块积木摆起来。

4. 可以自己开门。

5. 可以自己脱衣服、裤子。

6. 蹲着的时候可以自己站起来。

7. 能向前踢球。

8. 可以自己上台阶。

9. 会说50多个字，发音已比较清楚。宝宝说到自己时能正确地用代词"我"而不再用小名表示自己。

10. 能说出儿歌开头和结尾的几个字。

11. 经常自言自语。

12. 可以自己玩耍。

## 饮食起居要点

1. 抓住语言的突发期。

2. 养成定时定点的饮食原则。

3. 陪宝宝玩过家家的游戏。

4. 鼓励宝宝多与人打招呼。

5. 合理膳食，避免偏食。多吃蔬菜、水果、蛋、肉、鱼，少吃高脂高糖食物，预防肥胖。

6. 培养有规律的生活习惯。

7. 在宝宝面前使用标准的普通话。

| 24个月时 | 男宝宝 | 女宝宝 |
|---|---|---|
| 体重 | 约12.8千克 | 约12.2千克 |
| 身高 | 约88.5厘米 | 约86.3厘米 |
| 头围 | 约48.8厘米 | 约47.7厘米 |
| 胸围 | 约49.5厘米 | 约48.5厘米 |

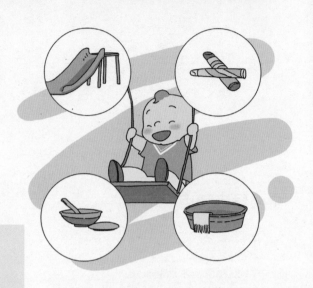

## 宝宝发育特点

1.能双脚离地跳跃。
2.上下楼梯更加自如。
3.能走平衡木。
4.手指、手腕更加灵活。
5.会自己穿鞋。
6.会自己解扣子。
7.能折纸，会对角折成三角形。
8.能正确地使用代词"他"来指代宝宝的亲属和小伙伴等。
9.听到音乐时能起舞。
10.开始有是非观念。

## 饮食起居要点

1.鼓励宝宝多跑、跳。
2.多带宝宝滑滑梯、荡秋千。
3.坚持让宝宝自己吃饭。
4.让宝宝自己洗手、洗脸。
5.让宝宝玩罢玩具后自己收拾。
6.鼓励宝宝发挥想象力，随意地涂鸦。
7.鼓励宝宝与同伴分享玩具和食物。

| 27个月时 | 男宝宝 | 女宝宝 |
|---|---|---|
| 体重 | 约13.0千克 | 约12.4千克 |
| 身高 | 约90.7厘米 | 约88.0厘米 |
| 头围 | 约49.0厘米 | 约48.0厘米 |
| 胸围 | 约49.9厘米 | 约48.8厘米 |

# 27～30个月

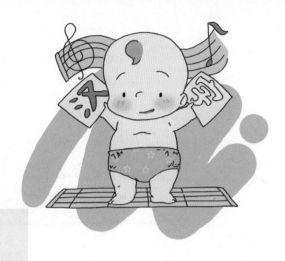

## 宝宝发育特点

1. 会骑三轮车。
2. 知道1与许多的意思。
3. 能听大人的口令做简单的体操。
4. 会说8～9个汉字组成的句子。
5. 会分辨大小、长短、粗细、高矮。
6. 能来回倒水不洒。
7. 会完成提裤子的动作。
8. 能熟练地用丝线连续穿4～5个扣子，并能将丝线拉出来。
9. 能说出2～3天前的事。
10. 能理解大人的要求，做对的事。
11. 认识红色和绿色。

## 饮食起居要点

1. 教宝宝学会自我介绍姓名、年龄、爸爸、妈妈的名字。
2. 要让宝宝配合儿歌或者音乐，使手、脚、脑的活动更加协调。
3. 让宝宝在看卡片和阅读中认识汉字。
4. 培养宝宝的生活自理能力。
5. 让宝宝多观察、多思考。

| 30个月时 | 男宝宝 | 女宝宝 |
|---|---|---|
| 体重 | 约13.6千克 | 约13.0千克 |
| 身高 | 约93.3厘米 | 约92.0厘米 |
| 头围 | 约50.3厘米 | 约48.5厘米 |
| 胸围 | 约50.2厘米 | 约49.2厘米 |

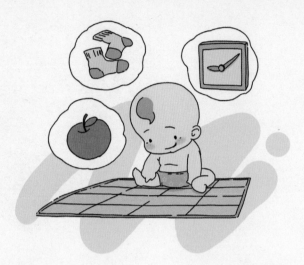

## 宝宝发育特点

1. 能双脚交替上下楼梯。
2. 能坚持长时间走路。
3. 能快速地跑不会摔倒。
4. 会立定跳远。
5. 画画时姿势正确，懂得用左手扶纸。
6. 能用积木搭成房子、汽车等。
7. 会用香皂洗手。
8. 会用抹布擦桌子。

## 饮食起居要点

1. 让宝宝多做各种运动，但需注意安全。
2. 选择应季的水果给宝宝吃。
3. 会自己穿脱袜子。
4. 能数数到20。
5. 理解时间的概念。
6. 知道自己的性别。
7. 看图讲故事并提问，让宝宝回答事情发生的经过，激发阅读兴趣。

| 33个月时 | 男宝宝 | 女宝宝 |
| --- | --- | --- |
| 体重 | 约14.3千克 | 约13.8千克 |
| 身高 | 约100.6厘米 | 约93.7厘米 |
| 头围 | 约50.5厘米 | 约48.6厘米 |
| 胸围 | 约50.5厘米 | 约49.5厘米 |

# 33～36个月

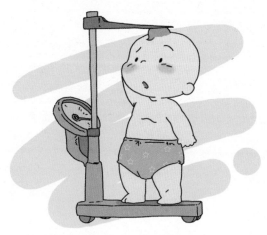

这个阶段的宝宝好动、好问，这是宝宝的天性。宝宝经常会将玩具或家里的用具、摆设拆开来，想看看里面是怎样的。父母平时不要将重要的东西放在宝宝手边，并要叮嘱宝宝，这些东西很贵重，不能拆开。有不用的可拆卸东西可鼓励宝宝去拆，并可与宝宝一起探索其中奥妙。如果宝宝不小心拆了父母的重要东西，也不要过分斥责宝宝，以免挫伤他的积极性。

## 宝宝发育特点

1.两脚可交替跳跃。

2.可稳稳地单脚站立。

3.可以使用筷子。

4.已经懂得表达"饿了""冷了"和"热了"。

5.会提醒妈妈说错了故事情节。

6.会自己擦屁股。

7.能区分上、下、前、后、今天、明天。

## 饮食起居要点

1.常带宝宝到儿童乐园玩耍。

2.做好入托的心理准备，以免入托后宝宝不适应。

3.了解幼儿园的作息时间，尽量让宝宝提前适应。

4.教宝宝交往技巧，了解什么能做，什么不能做。

5.认识日常用品，知其名称和用途。

| 36个月时 | 男宝宝 | 女宝宝 |
| --- | --- | --- |
| 体重 | 约15.0千克 | 约14.6千克 |
| 身高 | 约102.5厘米 | 约94.9厘米 |
| 头围 | 约50.8厘米 | 约49.0厘米 |
| 胸围 | 约50.9厘米 | 约49.8厘米 |

# 宝宝睡觉习惯的养成

儿童时期睡眠方式变化相当大，包括从新生儿频繁而短暂的睡眠周期，到学步婴儿夜间长觉白天小睡，直至学龄儿童只有夜间长觉。正因为婴幼儿与成人之间存在这样的差异，所以父母一定要熟知婴幼儿睡眠的基本常识。

## 良好睡眠的重要性

### 睡得好长得高

生长激素的分泌在人体深睡一小时以后才逐渐进入高峰，一般在晚上10时至凌晨1时为分泌的高峰期。所以，要使宝宝长得高长得快，充足的睡眠是必不可少的。

### 睡不够易肥胖

很多父母都以为，小朋友睡得愈多，愈容易肥胖，殊不知实情却正好相反。睡眠的时间愈长，体内就会产生愈多的激素，而激素则有燃烧脂肪的作用。

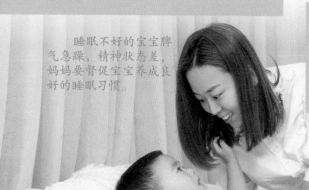

睡眠不好的宝宝脾气急躁，精神状态差，妈妈要督促宝宝养成良好的睡眠习惯。

### 多睡增强免疫力

患病后多睡觉是促进康复的良药，这种现象与名为胞壁酸的物质有关，它既能催眠，又可增强人体免疫功能。当宝宝患病时，多睡觉会使体内胞壁酸分泌增多，使免疫增强。

### 睡眠不足导致近视

睡眠不足，可引起全身自主神经功能紊乱，而全身植物神经功能紊乱必然会影响眼睛局部的交感与副交感神经，从而引起眼睫状肌调节功能紊乱，导致近视眼的形成。

### 熟睡促进智力发育

人在熟睡之后，脑血流量明显增加，因此睡眠可以促进脑蛋白质的合成及孩子智力的发育。

### 睡眠不足危害多

大量的临床资料显示，睡眠不足可引起疲倦、注意力不集中、易激动、易冲动等类似多动症的症状。

## 0~3岁宝宝的睡眠时间

### 新生儿

刚出生的小宝宝，大脑皮质发育得还很不完善，如果总是处在清醒状态，大脑就会过度接受刺激而得不到休息。因此，刚出生的小宝宝，几乎整天都在睡觉，这是他们最自然的保护自己的方式。

新生儿需要睡多久，就睡多久。唯一的问题是，当你要他睡时，他可能不睡，这就使大人晚上只能断断续续地睡。在孩子建立起比较符合大人的睡眠习惯的规律之前，奶爸应该更加义不容辞地承担更多的工作，让产后妈妈得到充足的休息。

### 1~2个月的宝宝

宝宝不再像刚出生时那样，整天睡个没完没了，此时的宝宝每天需要保持16~18小时的睡眠。除了吃奶和啼哭外，宝宝一般在白天吃完奶后，能清醒一段时间，并且，夜间睡眠的时间相对延长了一些。一般来讲，宝宝白天大约要睡3次，每次可能睡2个小时，父母不必非让宝宝白天睡过多的觉，否则，宝宝可能会在夜晚不好好入睡。

这时，宝宝虽然还是那么小，但是大脑却逐渐地发育起来了。

### 2~4个月的宝宝

宝宝的睡眠周期开始与成年人的睡眠周期有些接近了，他们也有入睡期（眼皮颤动）和熟睡期。到4个月大的时候，总体的睡眠时间将会减少到大约每天15个小时，有的宝宝夜晚最长的睡眠时间可以从4小时延续到约9小时，上午和下午各睡两三个小时。在这个时期，父母可以让宝宝定点睡觉：在你的宝宝还没有陷入疲惫不堪的低谷之前，你要捕捉到他开始有些睡意的蛛丝马迹。很多父母的经验是每隔两小时就把宝宝放在床上让他休息。

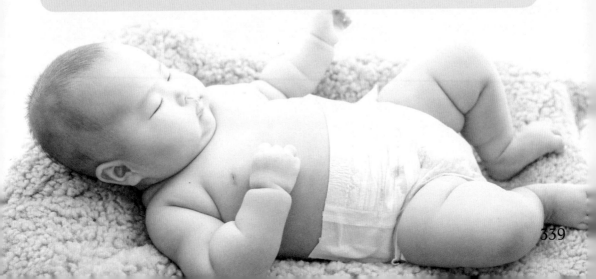

### 4～6个月的宝宝

由于大脑发育得很快，这个时候的宝宝白天醒着的时间越来越长。醒着的时候，不仅眼睛会到处看，而且身旁如果有玩具，还会去触摸，喜欢别人逗他玩儿。此时的宝宝，每天的睡眠时间还需保持在15个小时左右。一般来讲，上午能睡2小时左右，下午能睡3小时左右的宝宝，夜里就可以睡得比较熟了，中间可能只醒一次了，这对母乳喂养的妈妈来说真是福音啊！

### 6～9个月的宝宝

这一阶段的宝宝夜里睡11～12个小时，有些宝宝每夜都会短暂地醒4～6次，其中能自我抚慰的宝宝醒一会儿很快又会睡着；相反，"问题宝宝"则会唤醒父母，需要在父母的帮助下再次入睡。这往往是父母以往的养护习惯造成的，比如抱着、摇着入睡或让宝宝睡在自己的大床上。

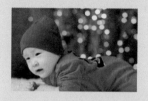

吃足奶的宝宝便会养成在夜间逐渐不吃奶的习惯，因而会睡得更好。

### 9～12个月的宝宝

宝宝一天天地在长大，白天睡眠时间变得越来越少。在这个阶段宝宝每天需要睡14个小时左右。白天可能会睡上两三次，通常是上午睡一次，下午睡一或两次，但每次睡眠的时间并不固定。由于开始添加辅食，宝宝在夜里可能不再吃奶，一般会睡上10个小时，甚至一直睡到天亮才醒。10个月的宝宝已经到了断奶的时候，因此，妈妈应该对宝宝做开始断奶的准备，如每天在宝宝入睡之前，喂奶后再加喂一点辅食。

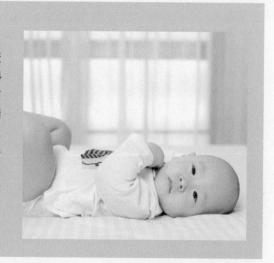

### 12～18个月的宝宝

宝宝学会走路后，活动范围逐渐增大，活动量也随之增加许多，因此，身体需要充分地得到休息。然而，大脑还没有发育完善，容易兴奋又容易疲劳，所以，睡眠对于宝宝来讲仍然非常重要。这个年龄的宝宝一般每天仍需要14小时左右的睡眠，白天睡1～2次，每次1～1.5小时，夜里至少保持10个小时的睡眠。

### 18个月～2周岁的宝宝

在这个时期，宝宝的生活里有太多令他兴奋的事情，以至于到了晚上他还不能使自己安静下来。这个时期的宝宝还会经常与父母就什么时候睡、睡哪里的问题讨价还价。

每个人在任何时候都会有和平常作息不一样的时候，如果宝宝只是偶尔为之，就不必担心。

### 2～3周岁的宝宝

这一阶段的宝宝能走、能蹦，非常活泼，生长发育也十分迅速，足够的睡眠是保证健康成长的必要条件之一。在睡眠中宝宝身体的能量消耗最少，而促进生长的激素却分泌旺盛，所以，宝宝每天还需保持12小时左右的睡眠。睡眠的时间和次数，随着宝宝的长大而逐渐减少。2岁半后，除了夜间睡眠外，宝宝每天白天进行一次午睡，尤其是在夏季。午睡的时间可以因人而异，通常为2～3小时，以消除宝宝上午的疲劳，并且可养精蓄锐，为下午的活动储存体力和脑力。

| 睡眠特点 | |
|---|---|
| 新生儿 | 每天睡20小时左右 |
| 1～2个月的宝宝 | 每天睡16～18小时 |
| 2～4个月的宝宝 | 每天睡15小时 |
| 4～6个月的宝宝 | 白天醒着的时间越来越长 |
| 6～9个月的宝宝 | 不同宝宝的睡眠差异开始明显 |
| 9～12个月的宝宝 | 夜间可以不醒直至天亮 |
| 12～18个月的宝宝 | 每天需要14小时左右的睡眠 |
| 18个月～2周岁的宝宝 | 入睡因主观原因变得困难 |
| 2～3周岁的宝宝 | 需保持12小时左右的睡眠 |

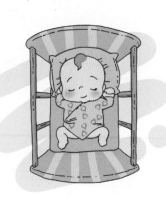

# 如何哄宝宝入睡

## 晚上多睡，白天少睡

如果宝宝白天睡得过多，晚上就不能熟睡，所以午觉的时间不宜过长。宝宝在一周岁之前，上午和下午最好都睡一觉。但出生18~24个月以后，上午就不用睡觉了。另外，宝宝满3周岁以后，下午睡觉的习惯也会逐渐消失。

## 营造出睡觉的气氛

如果在宝宝睡觉的时候，爸爸妈妈还在看电视，或者屋里亮着灯，或者周围环境吵闹，那么宝宝就无法安稳入睡。为了让宝宝按时睡觉，家人应该为宝宝提供安静的睡眠环境。

## 宝宝独自睡觉时，不能更换地方

为了培养宝宝独自睡觉的习惯，有些妈妈趁宝宝睡着时，悄悄地把宝宝送回儿童房，但这样不代表宝宝已经养成了独自睡觉的习惯。另外，通过这种行为，宝宝会认为父母在欺骗自己，会对父母产生不信任感。在培养宝宝的独立能力时，儿童房应该靠近父母的卧室，让父母能随时听得到宝宝的声音。

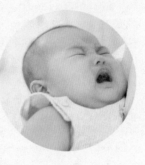

3个月以后，无论你怎样放他睡觉，他都会翻转成最适合他的位置和姿势去睡。

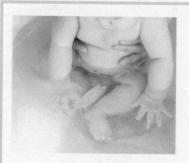

## 用温水沐浴

沐浴不但能缓解宝宝的疲劳，而且可以稳定情绪。在宝宝睡觉之前，可以用温水沐浴，放松紧张的肌肉，有助于睡眠。宝宝在沐浴以后，很快就能进入梦乡。通常晚上8点后，大部分宝宝都会感到疲倦，所以要尽量提前沐浴。

每个妈妈在经历了几个月的育儿之后，都会有自己的方法，不妨发到网上和妈妈们一起交流一下。

## 听有节奏感的音乐或童话故事

当宝宝不能入睡的时候，可以给宝宝听有节奏感的音乐，或者童话故事。此刻的妈妈可以唱出世上最优美的摇篮曲。刚开始，尽量用愉快的声音唱歌，当宝宝入睡时，应该放慢唱歌的速度。唱歌时，应该尽量降低音量。拍着宝宝入睡时，一开始应该用快节奏的节拍，然后逐渐转变为柔和、缓慢的节拍。听到抒情的音乐或童话故事，宝宝会很容易稳定悄绪。

## 点亮小台灯

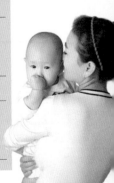

宝宝在2周岁时，就会拥有一定的想象力，开始害怕黑暗。在这个时期，应该照顾宝宝的情绪，不能关闭屋内全部的电灯，最好给宝宝点亮一盏小灯。当宝宝睡醒时，不应该马上做出反应，最好等上一段时间，同时观察宝宝的状态。即使宝宝哭闹，只要不予理会，宝宝就会继续睡觉。

## 用娃娃或玩具稳定宝宝的情绪

很多宝宝在睡觉时，都担心妈妈离开自己，不能安稳入睡。此时，可以给宝宝玩可爱的娃娃或玩具，稳定宝宝的情绪。如果宝宝离不开妈妈，也不要勉强宝宝单独睡觉。此时，妈妈要一直陪在宝宝身边，直到宝宝入睡。

## 提供舒适的睡眠环境

只要有柔软的棉被、凉爽的空气、适当的湿度和温度，宝宝就可以安稳地入睡，为了使宝宝熟睡，首先要打造舒适的睡眠环境。

## 培养自觉睡觉的意识

宝宝每天临睡之前，应该让宝宝知道更换睡衣、刷牙和说"晚安"，这是不可缺少的流程。只要宝宝学会了睡前需要重复做的事情，就容易养成按时睡觉的习惯。另外，有些宝宝会半夜醒来排尿，因此最好培养宝宝睡前上洗手间的习惯，入睡前尽量不要喝水。

| 改善睡眠环境的方法 | |
| --- | --- |
| 经常换气 | 夏天要使用空调，冬天要使用加湿器，并要保证空气流通，经常换气。一般情况下，每隔一小时就要打开窗透气，让宝宝呼吸新鲜的空气 |
| 在阳光下消毒棉被 | 每隔2~3周必须洗一次棉被，而且要经常放在阳光下消毒 |
| 床铺与墙壁之间必须保持一定的距离 | 为了节省空间，大部分家庭都把床铺紧贴着墙壁摆放。但为了预防潮湿并保持通风，床铺和墙壁之间至少要相隔10厘米左右 |

# 哄睡的错误做法

经常听到一些父母说："为了哄自己的宝宝睡觉，全家人想尽了各种办法，搞得精疲力竭，还是不讨好啊。"方法对不对确实很重要，下面就介绍一些哄睡过程中的常见错误，供大家参考。

## 用摇篮床哄睡

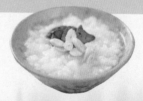

这种做法对宝宝十分有害。因为摇晃动作会使婴儿的大脑在颅骨腔内不断晃荡，未发育成熟的大脑会与较硬的颅骨相撞，造成脑小血管破裂，引起"脑轻微震伤综合征"，造成脑震荡、颅内出血。轻者会发生癫痫、智力低下、肢体瘫痪，严重者可能导致脑水肿、脑疝而死亡。如眼睛里的视网膜受到影响，还可导致弱视或失明，尤其10个月内的宝宝更危险。

正常的作息规律才能保证人体生物钟的正常运作，每日睡多久、醒多久，其中都是有"配额"的，若白天睡得多了，晚上自然就睡不着。所以，保证合理的觉醒作息规律也很重要。

## 喝着奶睡觉

喝着奶睡觉可不是一个好习惯。临睡时吃较多东西，会造成宝宝的胃肠负担加重，也会打乱消化液的正常分泌。这样宝宝就会感到胃不舒服，而睡不踏实。对小宝宝而言，在入睡时昏沉沉的状态下喝奶也是一件危险的事，容易发生呛奶的情况。最后，还有一个潜在的不良后果，那就是：由于宝宝喝着奶就睡着了，父母一般没有机会给宝宝清洁口腔。残留的奶汁对宝宝的乳牙构成了很大的威胁，极易导致宝宝龋齿。

确保婴幼儿良好的睡眠，需重视进食的时间、时机和食物的种类。

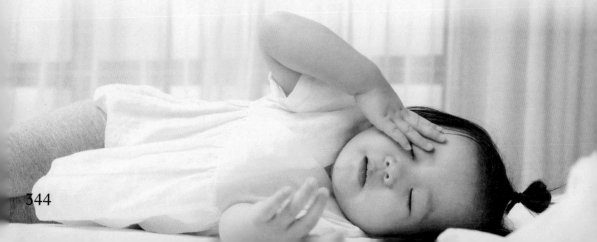

## 看电视哄睡

电视里的一些画面可能会刺激宝宝的神经中枢，造成宝宝情绪激动，入睡难，而且，即使睡着了，也会导致宝宝神经紧张、噩梦连连。到了睡觉的时候，就应尽量避免各种干扰，让宝宝在睡觉前有一段安静时间，这样才可以使其兴奋的神经中枢逐渐抑制下来。

## 用安抚奶嘴哄睡

含奶嘴睡觉对宝宝的乳牙发育不利，而且影响上下颌骨的发育，使嘴变形。另外，对小宝宝来说，吮吸空奶嘴容易咽下过多的空气，引起腹痛或呕吐。对于已形成含安抚奶嘴睡觉习惯的宝宝，建议妈妈可以通过分散注意力的方法，来帮助宝宝早日戒掉这个习惯。

## 吓唬哄睡

用吓唬来哄宝宝睡觉，是得不偿失的办法。因为小宝宝无法辨别父母是否在跟他开玩笑，用一个他比较害怕的东西来吓唬他，或许能暂时达到目的，让他就范。但是，他的潜意识里对这种东西产生的恐惧会一下子变得很真实。因此，在哄宝宝睡觉时，要态度和蔼、动作柔和。有些宝宝不能马上入睡，也不要大声训斥、吓唬或强迫其入睡，要给予宝宝更多的爱抚，帮助他放松自己，进入一种安静祥和的状态中。

焦虑、恐惧、不安的心理也是儿童睡眠障碍的危险因素。那些成长环境不佳的宝宝，如父母常争吵；教育过于严厉；父母之间教育方式不一致等，都比其他人容易出现睡眠障碍。

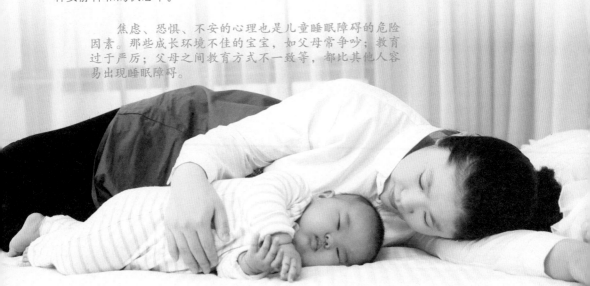

| 如何辨别宝宝的夜啼声 | |
|---|---|
| 从时间辨别 | 可能原因 |
| 喝奶之前或午夜后啼哭 | 多因为饥饿所致 |
| 喝奶时啼哭 | 口腔炎或鼻塞，或是婴儿吸乳时母亲的乳房阻塞鼻孔、先天性心脏病、肺部疾病及贫血等所致的氧气不足 |
| 排便时啼哭 | 结肠炎、膀胱炎、尿道口炎和消化或泌尿系统畸形等 |
| 给刺激后，啼哭的出现较正常婴儿迟缓 | 存在大脑病变 |
| | |
| 从部位辨别 | 可能原因 |
| 因体位改变或触及某些部位而哭闹 | 婴儿身体某部位有病症，如外伤、骨头病变或过敏性疼痛等 |
| 牵扯耳郭哭闹 | 外耳瘘、中耳炎 |
| 转头或屈颈时啼哭 | 与脑膜刺激征或颅内压增高等有关 |
| 睡在床上就哭，抱起就不哭 | 不良睡眠习惯 |
| | |
| 从症状辨别 | 可能原因 |
| 啼哭并且伴有发热、流涕、咳嗽 | 多系呼吸道感染 |
| 啼哭并且伴有呼吸、心率增快 | 多系心、肺疾病 |
| 阵发性剧哭伴随呕吐或便血 | 肠套叠、肠梗死、出血坏死小肠炎、痢疾等 |
| 啼哭有多汗、易惊症状 | 佝偻病、营养不良等 |
| 啼哭伴面色苍白或肝、脾、淋巴结肿大 | 血液方面疾病 |

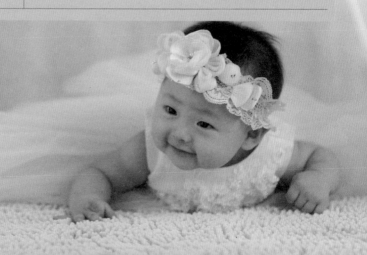

# 保护乳牙的好方法

## 萌牙和换牙的顺序

　　宝宝乳牙的萌出遵循着一定的生理规律：一般来讲，宝宝的乳牙是在宝宝7~8个月时开始长出的，也有的宝宝会在出生后4个月就开始长牙，有的会在出生后10个月开始长牙，这都属于正常现象。一般是左右牙对称发育，如果宝宝在1周岁时还没有长出乳牙，可能是身体出现了某种异常。

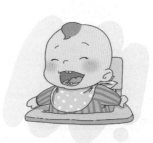

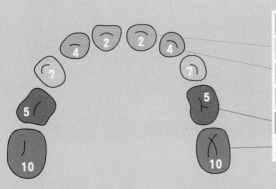

| 上颌 | 萌芽 | 换牙 |
| --- | --- | --- |
| 中门齿 | 8~12个月 | 6~7岁 |
| 侧门齿 | 9~13个月 | 7~8岁 |
| 乳犬齿 | 16~22个月 | 10~12岁 |
| 第一乳臼齿 | 13~19个月 | 9~11岁 |
| 第二乳臼齿 | 25~33个月 | 10~12岁 |

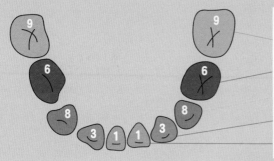

| 下颌 | 萌芽 | 换牙 |
| --- | --- | --- |
| 第二乳臼齿 | 21~31个月 | 10~12岁 |
| 第一乳臼齿 | 14~18个月 | 9~11岁 |
| 乳犬齿 | 17~23个月 | 9~12岁 |
| 侧门齿 | 10~16个月 | 7~8岁 |
| 中门齿 | 6~10个月 | 6~7岁 |

# 出牙前

## 母乳喂养有利于牙齿的正常发育

因为一般婴儿出生，其下颌骨相对处于稍稍后缩的状态，而在母乳喂养时，宝宝会反复做吮吸动作，可以使下颌调整到正常的状态。所以，如果条件允许，建议妈妈尽可能采用母乳喂养，锻炼宝宝自己吮吸母乳。

## 注意出牙的信号

在乳牙萌发前期，宝宝会因牙床不适而变得喜欢咬奶头或啃手指。这个时候，妈妈就要注意保护好宝宝的口腔黏膜，不洁的手指或任何一点的口腔外伤都可能会引起口腔的局部感染。一定要加强护理，不要让宝宝伤了口腔。

## 注意口腔卫生

这个阶段的宝宝，虽然还是主要以母乳或奶粉为主，但也应该开始重视口腔清洁了。妈妈可以在喂完奶或其他辅食后，给宝宝加喂几口白开水。这种漱口方式简单而有效，基本可以清除口腔里的乳渣或辅食残渣。

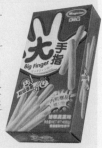

牙胶：又称磨牙棒、固齿器、练齿器，它由安全无毒的软塑料胶制成，有多种设计，能有效地减轻出牙所引起的不适感，帮助宝宝锻炼嚼、咬的动作，提高牙齿的坚固性。

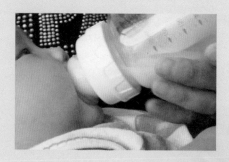

护齿湿巾：又称口手清洁湿巾。采用了100%的食物原料制成。可以专门用来清洁婴幼儿口腔内的舌苔，特别适合宝宝乳牙萌出前期的口腔清洁。

## 奶粉喂养应尽量模仿母乳喂养的姿势

一般来说，奶粉喂养比较容易导致婴儿的下颌前伸不足或前伸过度，从而造成下颌后缩或下颌前突的畸形。而模仿乳头形状的仿真奶嘴则比较有利于乳牙和口腔的正常发育。在喂奶时，要注意奶瓶的倾斜角度，使宝宝吮吸时下颌做前伸运动，就如吮吸母乳一般，这样就可以避免宝宝牙颌畸形。

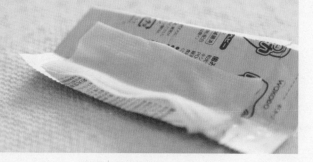

# 出牙期

## 帮助宝宝做适当的牙床锻炼

建议妈妈买一些磨牙饼或硅胶材质的牙胶，让宝宝咀嚼啃咬，这样既可以锻炼宝宝的颌部肌肉和牙床，也可以促使牙齿尽快长出且排列整齐。

## 给宝宝补充钙、磷及维生素

钙和磷等矿物质是组成牙骨质的主要成分，而牙釉质和骨胶的形成又需要大量的B族维生素和维生素C，牙龈的健康也离不开维生素A和维生素C的供给。长期缺乏这两种维生素，牙齿就会长得小而稀疏甚至参差不齐。因此，及时为宝宝提供充足的钙磷矿物质和各种维生素对于乳牙发育极为重要。

*指套牙刷：大多数用无毒硅胶制成，指套头部附有柔软而富韧性的刷头。在宝宝刚萌出一两颗小牙时，指套牙刷就是一个很方便的清洁工具。*

## 及时正确地添加辅食

6个月的宝宝就应该开始添加辅食了。辅食不仅为宝宝乳牙的生长提供了必要的营养，而且饼干、苹果条等食品还能有效地锻炼宝宝乳牙的咀嚼能力，有助于牙齿的健康发育。

## 新萌出的乳牙也会患龋齿

这是因为新萌乳牙表面的硬组织发育不完善，硬度也比较低，而此时宝宝的食物又仍以甜食为主，这就给龋齿细菌的生长繁殖提供了有利的条件。所以，妈妈尤其要重视新萌乳牙的清洁护理工作，保护好宝宝的第一颗牙！

*乳牙清洁棉棒：一般采用100%天然棉球，可专门用于清洁宝宝的口腔，干净卫生且简单方便。*

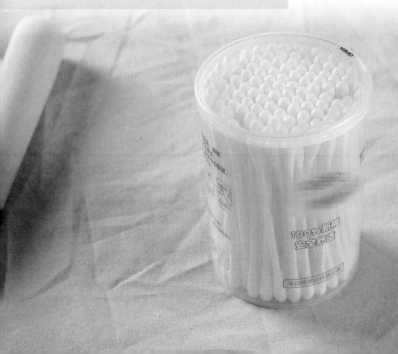

## 固齿期（出牙后）

### 控制多糖食物的摄入

尽量少给宝宝喝一些糖分高的饮料，即使是喝果汁也应适量，还是建议给宝宝多喝白开水。在睡前最好不要给宝宝吃东西或喝奶，尤其不要让宝宝喝着奶或糖水入睡。如果宝宝有睡前喝奶的习惯，可以让他喝奶后喝一些水漱口。

### 定期做牙齿检查

宝宝的乳牙是恒牙生长的基础，而很多宝宝的乳牙疾病在早期症状并不明显，如龋齿、牙齿反颌错位等，而到后期发现时已经错过了最佳的预防和治疗时机。所以，保护牙齿要防患于未然，建议在宝宝出牙后就可以定期做牙科检查，做好预防和早治工作。

### 充分锻炼口腔肌肉的功能

在日常生活中，妈妈应多为宝宝提供坚硬耐磨的食物（如新鲜水果、馒头干等）来帮助宝宝练习咀嚼。咀嚼时间越长，分泌的唾液也就越多，而这些多分泌出来的唾液就会把牙齿清洗干净。而且宝宝多锻炼咀嚼动作，还可以有效提高牙齿的坚固性呢。

婴幼儿牙膏：一般清洁口腔的工具还是以牙刷为主，牙膏则起到了辅助的作用。6岁之前宝宝不能使用成人含氟牙膏。

## 牙齿知识小课堂

### 培养良好的刷牙习惯

在宝宝出齐了最前面的八颗牙后，妈妈就可以尝试让宝宝接触用牙刷刷牙。一把硅胶质手指牙套或一把柔软刷毛的小牙刷可以让宝宝开始认识刷牙的功能。但刷头大小要适合宝宝的口腔大小，刷牙的时间应为2～3分钟，每天坚持至少早晚分别刷一次。这样，等宝宝2岁以后乳牙出齐，就能很快适应并学会自己刷牙了。

### 多喝母乳有利于乳牙的生长

乳牙即使长时间浸泡在母乳里也不易被蛀坏。而且，母乳还可抑制牙齿上细菌的繁殖，有效防止龋齿的产生。另外，母乳中还富含宝宝生长发育所需的钙质，而且这种乳钙的形式也更容易被宝宝所吸收！

### 每天坚持口腔和牙齿的清洁

除了帮宝宝养成在进食后用淡盐水和茶水漱口的习惯外，建议妈妈可以用干净的纱布包裹自己的食指，沾些许淡盐水或白开水，轻轻擦拭乳牙及牙床上的附着物，清洗宝宝口腔，这种口腔护理方法简单有效，可以持续到宝宝乳牙全部萌出为止。

婴幼儿牙刷：婴幼儿牙刷刷头的毛质在柔软度、坚韧性和刷头的打磨处理方面都更加适合婴幼儿口腔的特点，能有效清洁宝宝的乳牙和口腔。

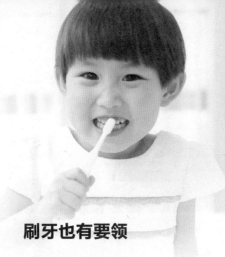

## 刷牙也有要领

到了出生后12个月，上下牙就会各长出4颗，前面的8颗牙都会长出来，所以可以真正地开始通过刷牙来保护牙齿了。从这一时期起，也可以试着开始使用幼儿专用牙膏了。

### 针对不喜欢躺着的宝宝

不要强迫宝宝躺下，可以先养成用面对面的姿势刷牙的习惯。让宝宝靠着墙坐着，因为头部正好可以固定，所以刷牙也会比较方便。让宝宝坐在椅子上也是很好的方法。

1.拿牙刷的方式要方便刷牙。稍微向前握住牙刷柄会更利于掌握力度。

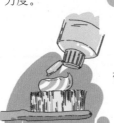

2.将少量牙膏挤在牙刷上。

### 针对长出臼齿的宝宝

屈腿坐着，让宝宝躺在两腿中间的位置，把宝宝的脑袋牢牢地夹在两腿之间。特别是在刷臼齿的时候，要夹紧宝宝的腋窝，这样拿着牙刷的手即使不用太用力，也可以顺畅地刷牙了。

3.先刷门牙的前部分。

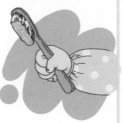

4.里侧的牙龈也要用牙刷轻轻地擦拭。

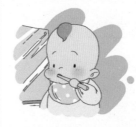

5.为了将口腔内残留的牙膏去除，将牙刷用清水清洗。

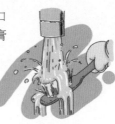

6.用牙刷将口腔内的牙膏清洗干净，然后再清洗牙刷。如此反复三四次。

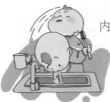

日常的牙齿护理非常关键，这是对宝宝一生都有好处的事情。

# 宝宝的排便训练

## 如厕训练的准备

如厕训练一般是在宝宝18～36个月大时进行。有的孩子可能在20个月时就能在白天控制大小便了，但是大多数孩子是在2～3岁学会控制大小便的。当然，究竟什么时候开始训练孩子如厕，要视孩子的情况而定。

### 说话准备

首先要让孩子听懂大人口中的"尿尿""便便""嘘嘘"是什么意思，能够听懂父母的命令，然后再学会用语言或者手势、动作来告诉父母他们要上厕所了。不要要求孩子一定要用大便、小便这样的规范字眼，只要能让大人明白他的意思就行。

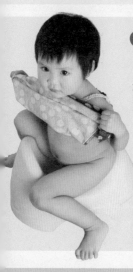

### 生理准备

和孩子讲解身体的简单构造，告诉孩子身体的一些重要部位以及它们的功能，特别是排泄的器官，让孩子了解大小便是如何产生的，然后是通过哪里排出体外的。

养成良好的排便习惯，对宝宝的消化系统也非常有好处。

### 心理准备

要和孩子建立起良好的亲子关系，让孩子对家长和环境有基本的信任感，愿意配合父母学习控制排便。如果孩子因为独立意识作祟，不愿意听从家长的指令时，不要强迫孩子，要学会运用选择性的语言来和孩子商量，如你想再去玩一会儿再来尿尿呢？还是尿完了再去玩啊？

| 可以开始如厕训练的信号 | |
| --- | --- |
| 定时大便 | 宝宝每天都在固定的时间内大便 |
| 不在尿布上小便 | 宝宝包的尿布可以好几个小时都保持干净，睡觉醒来时尿布也没有湿 |
| 语言表达 | 当尿布湿了以后，宝宝会主动要求换尿布 |
| 模仿 | 宝宝对其他人上厕所的行为表示感兴趣，甚至还会在马桶上坐一会儿 |
| 有独立意识 | 宝宝开始喜欢自己的事情自己做，独立意识开始抬头 |
| 大小便前的表情有变化 | 在尿尿前的短时间内，宝宝能够意识到并有一定的表情或反应 |

## 分阶段的排便训练

从宝宝两个月起就应该训练良好的排便习惯，使他按时排便，排便最好在清晨或晚上临睡前，早晨排便最好，晚上大便则可使宝宝夜里睡得踏实。

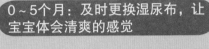

### 0~5个月：及时更换湿尿布，让宝宝体会清爽的感觉

宝宝弄湿了尿布后，要及时地更换尿布，使宝宝的臀部保持清洁、干爽的状态。换尿布的时间是妈妈和宝宝交流感情的重要时刻。换尿布时，应该经常跟宝宝说"来，我们换尿布吧"或者"换尿布的感觉怎么样啊？"

### 6~12个月：必须掌握排便节奏

在这个时期，宝宝膀胱的容量会不断增大，可以容纳一定量的尿液，因此排尿的间隔会逐渐增加，与此同时，排出大便的次数会愈来愈少。当宝宝有排尿感时，脸部表情大都会改变，当不小心尿裤子时，还会经常哭闹。在这个时期，应该仔细观察宝宝的表情，准确地掌握宝宝大小便的排便节奏。

让宝宝将换尿布的过程当作一种游戏，在与妈妈交流和玩耍的过程中完成换尿布的步骤。

### 13~18个月：让宝宝坐到排便器上

如果宝宝的排便节奏有一定的规律，就应该按时让宝宝坐到排便器上，或者带宝宝上洗手间。刚开始，不能急着进行排便训练，应该先让宝宝习惯排便器。另外，刚开始时不能急着让宝宝坐到排便器上，应该让宝宝把排便器当成玩具，逐渐习惯。

当宝宝想要排尿时，就应该让宝宝体验在排便器上"唰"地排尿的感觉，这样宝宝很快就能自理大小便。但是，不能让宝宝长时间坐在排便器上。如果宝宝想从排便器上起来，就应该顾及宝宝的情绪，立刻带宝宝离开排便器。如果宝宝成功地排便，就应该保持愉悦的心情夸奖宝宝。只要宝宝能够控制排便节奏，自觉地到洗手间解手，那么排便训练就圆满成功了。另外，还必须培养宝宝排便后洗手的习惯。

### 19~24个月：全面进行排便训练

在这个时期，宝宝的排尿感愈来愈敏感。如果宝宝排尿后跟妈妈说"嘘嘘"，或者用肢体语言表达排尿的感觉，就应夸奖宝宝。有些宝宝在排便器上不排尿，等到离开排便器时就尿裤子，在这种情况下，绝对不能生气，要耐心地教他。

# 教宝宝上厕所

## 发出"排便信号"

教宝宝如厕,应先教会宝宝事先发出"排便信号",可以是身体的,如两腿夹紧,也可以是口头的"嘘嘘""便便",这时就可以带宝宝进厕所了。

2.训练用的坐便器,让他自己选择喜欢的座椅式坐便器,这有利于激发宝宝自己如厕的兴趣。选择坐便器时应注意,坐便器应该牢固、舒适、高低适宜,宝宝坐上去时,双脚应正好着地。

3.如果是大一点的孩子,可以教他在大人的坐便器上排便。排完便后,教宝宝盖好马桶盖,再放水冲,养成良好的卫生习惯。

## 坐在坐便器上

领宝宝到坐便器旁,让宝宝自己或大人协助把裤子脱下,退到脚部的位置,然后让宝宝坐到坐便器上。

1.刚开始训练时,最好给孩子穿有松紧带的内裤和外裤,方便孩子拉上拉下。如果孩子做得好,父母要及时地表扬和鼓励,这样等他掌握脱松紧带裤子的技术以后,就可以练习脱复杂一些的衣服了。

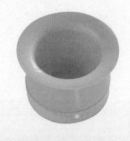

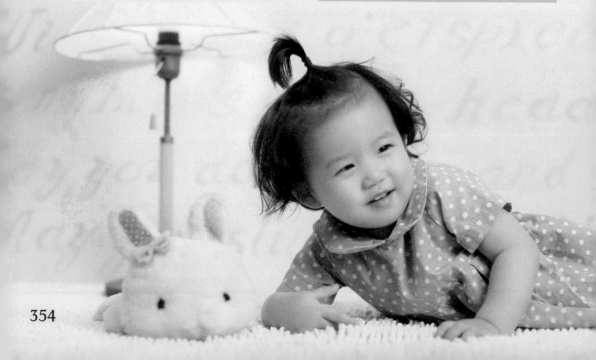

## 排 便

把水龙头打开，让孩子听着"哗哗"的水声排便。

1.如果是男宝宝训练如厕，可以在便池中放一个彩色塑料环，让孩子以环为靶心排便，这样会使训练更像游戏，孩子会不断练习，争取提高命中率。久而久之，在便池中排尿也就习以为常了。

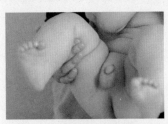

2.父母要告诉不同性别宝宝如厕的方法：男孩子排尿时要鼓起小肚子，这样才不会弄湿裤子；女孩子则双手扶住座架两旁，以保持身体的平衡。

去公共卫生间的时候，要让宝宝看懂男女不同的标识。

## 清洁屁屁

孩子排完便后，要清洁小屁屁；也可以让孩子翘起屁股，方便大人给他清洁屁屁。

2岁半时，可以培养孩子用纸擦屁股。大人先把纸裁成方形，然后让孩子对折两次，用右手拿着纸从前面往后擦。一定要告诉孩子从前面往后擦，让孩子养成这个习惯。也许孩子会奇怪："为什么要从前面往后擦？"你可告诉他："因为后面的便便很脏，从前面往后擦就不会把屁屁弄脏了。"

## 穿上裤子

让孩子把内裤和外裤拉上，大人可以帮助孩子整理一下裤子。

## 洗 手

把孩子带到水池边，打开水龙头，让孩子自己洗手，然后用擦手毛巾把手擦干。

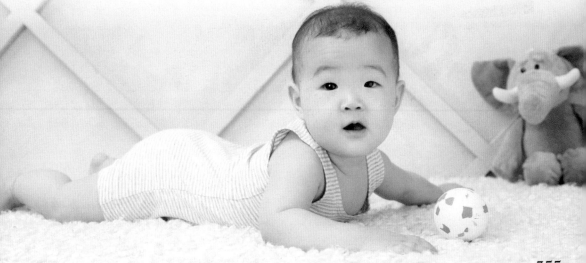

## 洗头发

给宝宝洗澡的第一步就是洗头发，妈妈可以坐在小板凳上，让宝宝仰卧在妈妈的左侧大腿上，用前臂将宝宝的臀部夹在妈妈的左腰部，要让宝宝的面部朝上，头部微微向下倾斜，用左手托住宝宝的头部和颈部，左手的拇指和中指捏住宝宝双侧的耳朵，将耳孔堵住，以防止水流入耳道，再用右手为宝宝洗头。

洗头用的洗发液最好是无泪配方的，以免流入眼睛中引起疼痛，按顺时针方向柔和地揉搓。妈妈可一边替宝宝清洁头部，一边用右手指腹轻轻按摩。洗完后一定要用清水冲洗干净，并用毛巾轻轻擦干头发。

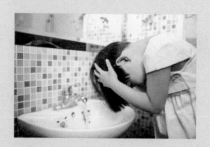

物品准备：浴盆、沐浴椅、毛巾、浴棉、婴儿沐浴液、婴儿无泪洗发露、爽身粉、护臀霜、浴巾、干净衣服、尿布。一定要把洗澡、擦干身体和穿衣服时的用品都准备好，放在手边。

## 洗　脸

洗完头发之后就可以开始洗脸了。可以先清洁眼睛，用半干的小毛巾或纱布从眼睛的内侧向外侧轻轻擦拭，眼屎较多时要擦拭干净，接着清洗鼻子周围的皮肤和耳朵后面及耳郭内外皮肤，注意毛巾不能太湿，否则容易将水弄进外耳道中。最后清洗口鼻周围、脸颊和前额皮肤。每擦一个部位之后，都要重新清洗毛巾，防止感染。

## 洗身体

妈妈往澡盆中先加凉水再加热水，总的水量约占澡盆的一半，再将宝宝的衣服脱去。如果是出生7天内的新生儿，他的脐带还没有脱落，因此，不能将全身浸泡在水中洗澡，而是应当将上下身分开来洗。大一点的宝宝就没有问题了，可以先洗颈部和上半身，用浴盆中的水依次清洗颈部、腋下、前胸、后背、双臂和双手，然后洗下半身。最后给宝宝的身上涂些沐浴液，轻轻搓洗后冲洗干净即可。

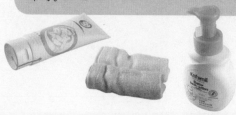

## 洗屁股

不要分开女婴的阴唇清洗，会妨碍可杀灭细菌的黏液流出。为女婴清洗外阴时，注意从上到下、从前到后的顺序，预防来自肛门的细菌蔓延至阴部引起感染。用软毛巾或细纱布轻轻清洗尿道口、阴道口外部和肛门周围的脏东西，肛门皱褶里残留的粪渣也要清洗干净，千万不要洗阴道口里面。洗后要及时擦干水分，让外阴保持干爽。

要先把肛门周围擦干净，用软毛巾蘸温水清洗，擦净肛门皱褶里的脏东西。用拇指和食指轻轻捏着阴茎的中段，朝宝宝腹壁方向轻柔地向后推包皮，让龟头和冠状沟露出来，再用温水清洗，然后把阴茎扶直，轻轻擦拭根部和周围皮肤，动作一定要轻柔，否则易撕伤或损伤包皮。因阴囊表面的皱褶很容易藏污纳垢，可用手指将皱褶展开后再轻轻擦拭。

## 洗完之后

妈妈将宝宝从水中抱出，用干而柔软的浴巾轻轻地将水擦干，特别要注意有皱褶的地方，如耳朵、颈部、腋窝、肚脐、外生殖器、手指和脚趾间等。在婴儿的身上扑上些痱子粉，套上干净的纸尿裤，并给宝宝穿上干净的衣服。

洗浴时间：可选择在两次喂奶的中间时段，也就是喂奶后1～2小时洗澡为宜。洗澡的总时间最好控制在10分钟之内，否则宝宝会因体力消耗而感到疲倦。

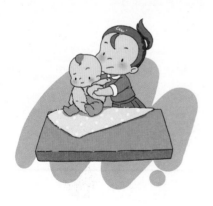

室温和水温：室温应保持在26～28℃，适宜的水温为42℃。

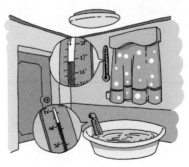

# 抱宝宝的方法

## 脖子不能竖起时

### 抱 起

1.如果宝宝仰卧在床，把你的一只手轻轻放在他的下背部或臀部下面。

2.另一只手轻轻置于宝宝的头、颈下方。

3.轻轻地、慢慢地抱起宝宝，这样宝宝的身体有靠傍，头就不会往后耷拉。

4.把宝宝的头小心转放到你的肘弯或肩膀上，使头有依附。

## 颈部结实以后

### 抱在手臂里

妈妈靠在椅背上，悠闲地抱着宝宝，这是宝宝颈部结实以后最适合的抱法。颈部结实后，不用手支撑着头部也没有关系。

### 靠着肩膀抱

妈妈一只手拖着宝宝的臀部，另一只手护着宝宝的腰部，让宝宝的头搭在妈妈的肩膀上。

尽量给宝宝充足的拥抱。在妈妈的肚子里就和妈妈一直亲密接触的宝宝，出生后也希望与妈妈在一起。见到妈妈就希望妈妈能抱一抱，正是这阶段的特点。

### 放 下

1.把一只手置于宝宝的头颈部下方，然后用另一只手托住其臀部，慢慢地、轻轻地放下他，手一直扶住他的身体，直到其重量已落到床褥上为止。

2.从宝宝的臀部轻轻抽出最靠近你的那只手，用这只手稍稍抬高他的头部，使你能够轻轻抽出另一只手；然后轻轻地放低他的头，不要让头向下触到床上，太快抽出你的手臂。

### 坐在腿上抱

妈妈坐在椅子上，宝宝背冲着妈妈坐在妈妈的腿上。宝宝很喜欢看到周围宽阔的环境，也很喜欢妈妈摆弄他的手和脚。

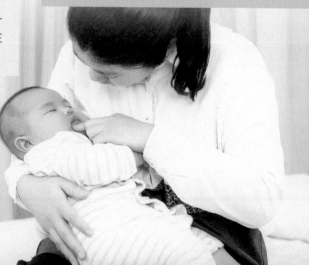

# 为宝宝防晒

## 如何预防宝宝晒伤

1.不要让宝宝在强光下直晒，应在树荫下或阴凉处活动，同样可使身体吸收到紫外线，而且还不会损害皮肤。每次接受阳光照射的时间以1小时左右为宜。

2.外出时要给宝宝戴宽沿、浅色遮阳帽，撑上遮阳伞，穿上透气性良好的长袖薄衫和长裤。

3.选择婴幼儿专用防晒品，在外出前30分钟把防晒品涂抹在暴晒的皮肤部位，每隔2小时左右补擦一次。

4.防晒用品要在干爽的皮肤上使用，如果在湿润或出汗的皮肤上使用，防晒用品很快便会脱落或失效。

5.尽量避免在上午10时至下午3时外出，因为这段时间的紫外线最强，对皮肤的伤害也最大。

## 晒伤的居家护理方法

1.将医用棉蘸冷水在宝宝晒伤脱皮部位敷10分钟，这样做能安抚皮肤，迅速补充皮肤表皮流失的水分。

2.用冷水冰一下晒伤处，以减轻灼热感，或是将晒伤处浸泡于清水中，起到让皮肤镇静、舒缓的作用。

3.让宝宝处于通风的房间里，或洗一个温水澡，这些方法都能让宝宝感觉舒服。洗澡时，不要使用碱性肥皂，以免刺激患处。

4.如果宝宝出现明显发热、恶心、头晕等全身症状应及时就诊，在医生的指导下，口服缓解此症状的药剂，重症者则需给予补液和其他处理。

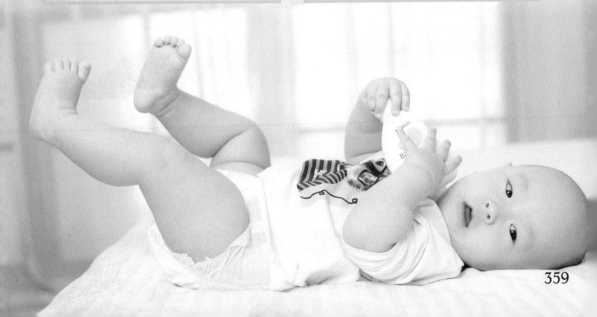

## 眼 睛

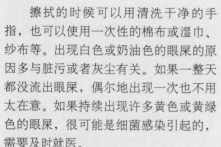

主要是用干净的手指或者小的软布擦去眼屎。

擦拭的时候可以用清洗干净的手指，也可以使用一次性的棉布或湿巾、纱布等。出现白色或奶油色的眼屎的原因多与脏污或者灰尘有关。如果一整天都没流出眼屎，偶尔地出现一次也不用太在意。如果持续出现许多黄色或黄绿色的眼屎，很可能是细菌感染引起的，需要及时就医。

1.固定宝宝的头部

为固定头部，可以先支撑起颈部后，再用手摁住额头。

2.从眼角到眼梢的顺序擦洗

用蘸湿的棉布从眼角到眼梢的顺序擦洗眼屎。

3.使用一次性的棉布

每次使用过的棉布都要及时扔掉。

4.向上拉眼睑，取下脏物

妈妈用手指向上牵拉眼睑，取下脏物。

5.向下拉眼睑，取下脏物

换过棉布之后，妈妈用手指向下牵拉眼睑，取下脏物。

## 鼻 子

鼻孔里分布着黏膜，清洗时要特别注意。擦鼻涕时，仅清理流出来的部分即可。通常来说，鼻子外部只要通过平时的清洗即可，一般不需要特别的护理。而鼻子内部由于不是皮肤而是黏膜，所以特别脆弱。健康的黏膜不需要接触，即便要清洗，也只能将从外边看得很清楚的部分清洗干净，而为了安全起见，棉签等尽量不要伸进鼻孔里面，只要把流到外面的鼻涕及时清除掉即可。

1.紧紧拿住棉签的根部小心操作。

2.看清鼻孔，仅清除流出的鼻涕，棉签伸到鼻孔里是很危险的，一定不要这样做。

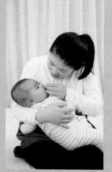

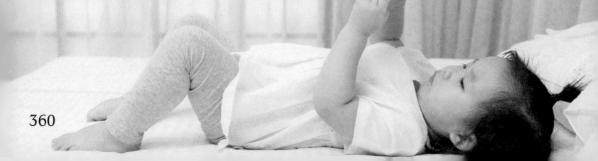

# 耳 朵

洗完澡擦干水珠后，进行耳部的护理。耳朵的内外两侧都要仔细地清洗。

在平时，耳朵主要用水清洗即可。在洗澡的时候，要用起泡的香皂仔细地清洗耳后及耳周围，用浸湿的纱布或者浴巾小心地擦拭。特别要注意用纱布或浴巾仔细地擦洗耳沟或耳孔。正常来说，耳垢会随着身体的移动自行脱落出来，而宝宝的耳垢，即使不去清理，也不会对宝宝的听力造成任何影响。

1.让宝宝侧卧

为了不让宝宝感到紧张，要边跟他说话，边使其侧卧。

2.仔细清洗宝宝耳郭周围

妈妈将打有香皂的纱布或浴巾缠在手指上，仔细地擦洗耳郭及周围。

3.稍稍用力地擦拭

用浴巾或者棉签轻轻用力清除残留在耳部的水珠。这样，残留在褶皱里面的水也能很好地被清除。

# 脐 部

容易藏污纳垢之处，要仔细清洗。隐藏的脏物，可以用油浸洗。

干燥的脐部同身体其他部位的皮肤一样，清洗次数多少都没有问题。不同的是，此处的脏物隐藏得很深，不易清洗。每次在洗澡的时候可以用香皂清洗。如果在洗澡的时候脏物不能清洗干净，下次再洗澡之前，可以先用橄榄油或者宝宝润滑油滴到脐部浸泡片刻再洗澡，这样，脏物就会清洗得一干二净。

## 未完全干燥的脐部护理

1.准备消毒液

用棉签蘸取消毒液（75%酒精）。

2.用消毒液消毒

轻轻地将未脱落的脐带拿起，用蘸有消毒液的棉签仔细地擦洗周围。尤其是脐带的根部，要用消毒液擦洗一遍。

## 完全干燥的脐部护理

1.用香皂清洗脐部

洗澡时可以用妈妈的手指或者浴巾，使用香皂清洗脐部，强度同洗肚子时类似。

2.用浴巾仔细清洗脐部的周围

洗澡之后，将身体及脐部擦拭干净，再用纹理细致的浴巾或纱布吸干脐部的水分。

3.擦净脐孔中的水分

将浴巾或纱布缠绕于手指上，擦除脐孔里残留的水滴。注意用力要轻。

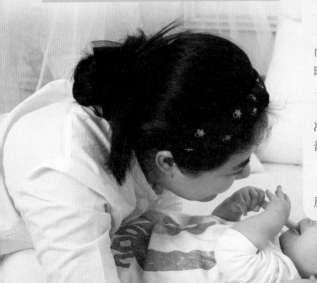

## 手指甲

　　手指长出的指甲容易抓伤脸部等，最好是长出来就剪或者至少要一周修剪一次。宝宝在很小的月龄就会开始不断地长出手指甲，而脚趾甲却要在6个月左右才能不断地长出来。在修剪的时候，沿着白色部分1毫米的位置剪出个圆弧，注意不要剪得太短。

### 睡觉时剪指甲

　　妈妈可以把宝宝放在身体的旁边，也可以抱着。

### 一个手指剪2~3下

　　剪得要一致，不要剪得太深。最好是一个手指剪几下，以确保安全。

### 牢牢地固定住手指尖儿

　　妈妈可以用拇指和食指牢牢地夹住宝宝的手指尖儿。

## 脚指甲

　　把宝宝的小脚向上放到妈妈的手中，稳稳固定住，在皮肤和趾甲之间留出一定间隔后再剪。妈妈用手指掌握好皮肤和趾甲之间的间隔后，用剪刀剪下脚指甲。

　　剪指甲最好选择白天来剪，晚上灯光不好，容易误伤宝宝。

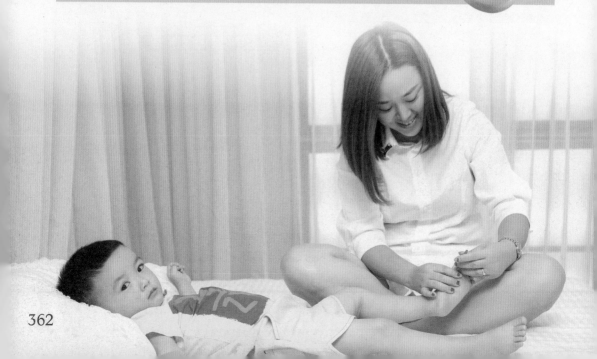

| 外出时间表 | | |
|---|---|---|
| 新生儿 | 该阶段不允许外出活动 | 刚刚出生的宝宝身体还没有硬朗之前，不能适应气温的变化，该时期不适宜到户外活动 |
| 1~2个月 | 每天呼吸30分钟新鲜空气 | 宝宝满月以后，就可以打开窗户让户外空气进入或者抱到阳台或庭院中，呼吸30分钟的新鲜空气。呼吸新鲜空气时要注意避免阳光直射 |
| 3~6个月 | 散步以宝宝不感到疲劳的强度为宜 | 由于颈部已经结实，可以带宝宝到户外散步。大约2个小时以内的户外活动是宝宝能承受的 |
| 7~11个月 | 一天两次户外活动 | 宝宝的体力已经很好，到户外活动的兴趣也高了，每天可以有两次户外活动 |
| 12个月 | 一天两次户外活动 | 该阶段宝宝的饮食规律及作息规律基本已经养成。每天要主动地去户外活动，最好每天两次。但要注意防紫外线的措施，最好避开阳光直射的时间段出行。但为不打乱宝宝白天睡觉的规律，每天出去的时间最好是固定的、有规律的。如果平常要外出，也可以给宝宝选择正规厂家出品的宝宝防晒乳液，出门前30分钟，在暴露的皮肤上涂抹防晒乳液，并戴好遮阳帽，穿稍厚的、颜色比较深的、全棉的衣裤，轻便宽松透气的汗衫裤比较适合；在户外活动，为了凉快让男孩子穿背心，女孩子穿吊带裙不是个好主意。从户外回到室内后要用温水洗澡，晒红的部位，可薄薄涂抹一些清爽的婴儿护肤乳液。 |

按自己制订的时间表去户外游玩，有利于养成良好的生活规律。

户外游玩及外出是调节生活情趣的好方式，妈妈和宝宝也都可以因此呼吸到户外的新鲜空气。

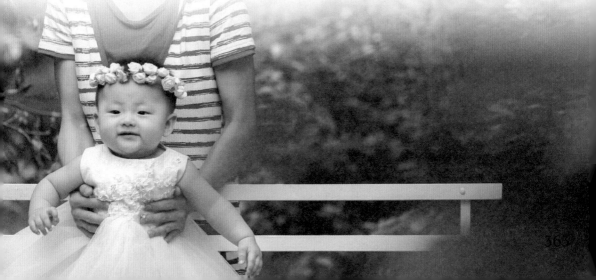

# 外出的注意事项

## 注意外面的天气情况

与宝宝一起出门时要先注意外面的天气情况，宝宝的体温调节能力还不发达，对天气会有比较敏感的反应，最好选择比较暖和的下午外出比较好。如果是夏天，最好避开紫外线照射最强的上午10点到下午2点的时间段。还有，天气过冷或过热，风大或过于干燥的天气都要尽量避免外出。

## 确定宝宝的身体状况

如：有无任何不明的发烧、腹泻、呕吐等现象？一旦行前发现异样，切勿贸然上路，以免延误治疗时间，加重宝宝的病情，或异地无处寻医。即使宝宝行前一切没问题，也难保途中不会出状况，因此，细心的父母应先行打听好当地的医疗设备，再行上路。

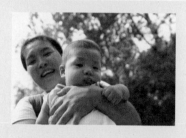

1~3岁：可选近地旅游，最好是乘车4小时以内能到。

3~6岁：可以远游了，不过，不宜长时间坐车，旅游地点选择也很重要。

## 避开上下班高峰期

最好不要在上下班高峰期使用公共交通工具。如果乘坐公交车，在堵车的时候很难从车上下来或休息。所以，对于1周岁以前的宝宝，尽量不要乘坐公交车。火车的情况，2周岁以后的宝宝可以尝试一下。对于能走路的宝宝来说，最大的优点是能在车厢里走动。如要乘坐火车，则一定要提前买好座票。

1岁以内：不适合远游，因为他们还不会走路，父母抱着他们长途跋涉可不容易。而且宝宝还小，抵抗力也弱，万一得了病也是很伤脑筋的。

## 回来后要仔细清洗

宝宝对外部环境是比较敏感的，所以外出回来后要给宝宝仔细清洗。用温热的水给宝宝洗澡，去除宝宝身上的细菌和灰尘。为了宝宝的脸不被凉风吹得过于干燥，最好给宝宝涂一些润肤油或润肤霜。宝宝一天的活动丰富多彩，不断变化的环境很容易引起疲劳，所以洗澡后给宝宝喝一些果汁和水等饮品补充水分，然后再让宝宝美美地睡上一觉。

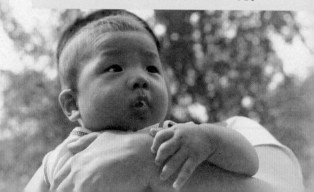

# 交通工具的选择

| 适合旅程 | 短程旅游 |
|---|---|
| 优点 | 机动性大，可随时（约一小时）停车休息，让大人与小孩同时获得调适 |
| 缺点 | 活动空间小，容易疲劳。晕车的孩子也不适合乘坐 |

大人下车休息时，切勿将宝宝独自留于车内，以免发生危险。

基于安全考量，应让小孩坐后座，且最好使用婴幼儿汽车专用座椅，系上安全带将宝宝固定好。

车速应控制在平稳的速度上，且避免车身过大的震动。让孩子在频率恒定的车声与晃动中安睡。

宝宝多半好动，切勿让他坐前座，以免干扰驾驶员。

此外，为防宝宝把头、手、脚伸出车外，或玩弄车门把手，最好将车窗、车门都锁上。

刚学会坐或站的宝宝，由于骨骼尚软，易因紧急刹车或车震而跌落椅下受到撞击，因而必须使用安全座椅。

## 大客车、火车

| 适合旅程 | 中、短程旅游 |
|---|---|
| 优点 | 活动空间相对较大，可以让孩子活动手脚 |
| 缺点 | 此类交通工具乘客混杂、尘土大、通风不好、垃圾处理不及时、热水供应没保证以及噪声污染等 |

一定要选择环境相对好的特快列车，贵一点也值。乘车四个小时以上的旅程就需订卧铺。搭乘时，如果要打开车窗透气，也应让宝宝处于背风处，以免正面吹风而受凉。

若经济上许可，也可为宝宝买一个座位，方便途中换尿布，或放置婴儿专用座。

好动的宝宝，可以把他放在父母之间方便照顾，或是大人以手紧抱着，让他跨坐在大人腿上，以防紧急刹车时受到撞击。

## 飞 机

耳鸣时，可以让宝宝吃奶或啼哭，只要让他把嘴巴张开，就可以平衡内外耳的压力。

在订机位时，可预先告知划位员，让他们事先为您做特别的准备。

搭乘当日，行李尽可能托运，如此方可腾出双手以充分照顾宝宝。

| 适合旅程 | 远程旅游 |
|---|---|
| 优点 | 环境较好，空气质量较好。因为飞机绝大多数是全程禁烟的。通常，航空公司在机上都备有婴儿特别座、尿布或冲泡牛奶的开水，以供乘客不时之需，甚至有些服务周到的空乘人员，还会主动为您冲奶 |
| 缺点 | 候机时间较长，幼儿容易产生烦躁情绪。搭乘飞机难免会有耳鸣现象产生 |

# 宝宝出门所需物品

## 带一辆婴儿车

轻便儿童车：适合半岁之前的宝宝。

前置式婴儿背包：可放开你的双手。并且使陌生人的细菌不接触宝宝的面部。

带有扣带的后置式婴儿背包：最适于刚会行走的儿童。

## 尿片类

纸尿片若干、小包装湿纸巾、抽取式卫生纸、小瓶护臀霜，防水软垫。

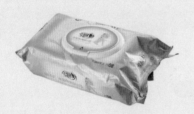

这种消耗性物品，出门要多准备一些。

## 备用品

备用空塑料袋2个、奶瓶、有盖的杯子、小包装奶粉若干袋、奶瓶保温袋。

## 喂辅食用品

小包装米粉、小饭盒、勺子、有盖的杯子。

## 衣物

1件外套、替换衣服2件、裤子多带几件、围兜2件。

## 医药卫生类

护肤防晒用品：婴儿润肤霜、婴儿防晒霜、太阳镜、遮阳帽。

急救类：创可贴、纱布、折叠剪刀、卫生棉球、温度计、医用胶布。

药品：退烧药、红花油、用于清洁鼻腔的盐水滴鼻液、止痛药、防晕药、抗菌消炎药、防蚊虫药。

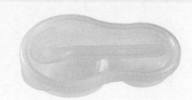

## 玩具

小绒布玩具、可摇响的玩具、婴儿图书、球。

宝宝平时比较喜欢的玩具一定要带着，在宝宝闹情绪的时候非常有用。

# 给宝宝做抚触

## 头 部

双手固定宝宝的头，两手拇指由下颏中央分别向外上方滑动，止于耳前。

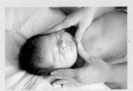 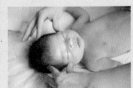 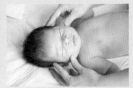

## 胸 部

右手从胸部中线开始弧形抚触向上滑向宝宝左肩，并避开宝宝乳头，再复原，左手以同样方法到对侧进行。可舒缓呼吸循环。

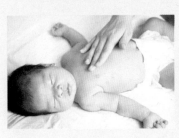 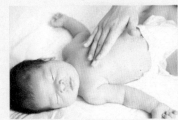

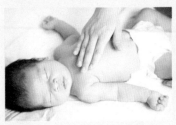 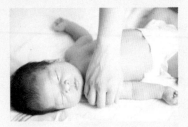

# 选择适合宝宝的玩具

## 玩具要适合宝宝的发育特点

| 月龄 | 玩具 | 特点 |
|---|---|---|
| 0~2个月 | 摇铃、床铃、红色绒线球、印有黑白脸谱、黑白的条纹及同心圆图形的硬纸卡片、彩色气球、小摇铃、能发出悦耳声音的音乐盒、彩色旋转玩具等 | 应该为新生儿选择能促进视觉、听觉发育的玩具，一些外形优美、色彩对比度强的玩具，能引起宝宝的兴趣和注意 |
| 3个月 | 摇铃、小皮球、金属小圆盒、不倒翁、小方块积木、小匙、吹塑或橡皮动物、绒球或毛线球、拨浪鼓、小闹钟、八音盒、可捏响的塑料玩具 | 这个月龄的宝宝已经可以抓住眼前的玩具，而且对周围的环境产生了浓厚的兴趣，妈妈可以选择些能够吸引宝宝注意力的玩具 |
| 4个月 | 彩圈、手镯、脚环、软布球和木块、五颜六色的图画卡片、摇铃、乒乓球、核桃、金属小圆盒、不倒翁、小方块积木、小匙、吹塑或橡皮动物、绒球或毛线球 | 这个月龄的宝宝正处在感知、触摸、品尝这个世界的时期，喜欢有人逗他玩，还喜欢自己用手去触摸，再放到嘴里咬一咬 |

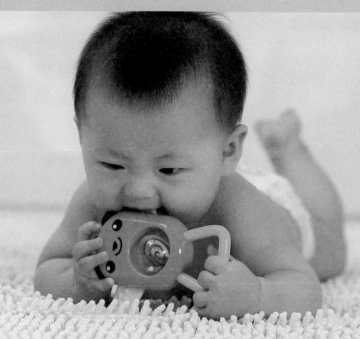

| 月龄 | 玩具 | 特点 |
|---|---|---|
| 5个月 | 毛绒积木、毛绒公仔，还有不倒翁、浮水玩具、图片可爱的布书 | 这个月龄的宝宝更加活泼了，手眼的协调能力得到了进一步发展，会摇动和敲打玩具，并能记住不同玩具的不同玩法 |
| 6个月 | 脸谱、镜子、洗澡玩具、塑料书、图片、小动物玩具、毛绒娃娃、床头玩具、积木、海滩玩的球 | 这个月龄的宝宝能看清东西并能记住它们，听到声音就会转过头去看。这时他的手已经能自由地活动，能够主动抓东西，能用手拍东西。这时妈妈可以借助生活中一些常用的东西来当作玩具和宝宝一起玩 |
| 7个月 | 可拖拉的玩具、玩具电话、小木琴、小鼓、音乐拉绳拉铃、槌鼓、积木 | 这时的宝宝身体比半岁前更加灵活，对周围事物的兴趣浓厚，笑声也越来越多，对周围世界的认识能力又前进了一步 |
| 8个月 | 能发出声音的玩具、大的洋娃娃和芭比娃娃、填充的动物玩具、可推可拉的玩具，如小型汽车、耐用的塑料杯和塑料碗 | 这个月龄的宝宝能够随意地运动，眼睛和手的协调性逐步发展。能明确地表示自己的意愿，看见喜欢的东西，会爬过去拿 |
| 9个月 | 充气玩具、小筐、小盒、五颜六色的塑料玩具、镜子、图片、小动物玩具 | 这个月龄的宝宝各种动作都有目的性，能够独立完成，爬行也很自如。身体移动范围的扩大也使得宝宝探索的范围扩大了 |
| 10个月 | 套叠玩具、洋娃娃、小型汽车、吱吱叫的橡皮玩具及不易撕坏的布书 | 这个月龄的宝宝正是蹒跚学步的时候，非常好动。他们手的动作也更加灵活了，运动能力增强也使他们能够做出简单的模仿动作 |
| 11个月 | 涂抹的颜料、简单的游戏拼图、简单的建筑模型、旧杂志、篮子、带盖的容器、橡皮泥、活动玩具、假想的劳动工具和厨房用品、各种角色的木偶 | 这个月龄的宝宝有的能够自如地扶着东西站立，有的能扶着东西走，有的甚至什么也不扶就能独自站立。宝宝的情绪变化也丰富了很多，已经能理解父母说的话 |

| 月龄 | 玩具 | 特点 |
|---|---|---|
| 12个月 | 滑梯、小排球、小足球、羽毛球、积木 | 开始学站立、走路。有一定的独立意识，好奇心逐渐增强，很多事更愿意自己去做。逐渐懂得周围人与人之间的关系，喜欢模仿大人的动作，能听懂很多话，还喜欢听大人的赞扬 |
| 13～16个月 | 套塔、皮球、画笔和画板、各种形状立体插孔玩具、吹泡泡的玩具 | 这个阶段宝宝的运动和感觉能力提高，会模仿做操，跟着节拍舞动手脚和身体。基本上宝宝都会走路了，活动能力也大为加强。有的宝宝能说一些简单的词语。虽然此时的宝宝还不会拿笔，但是已经很喜欢画画 |
| 17～18个月 | 能推拉的小车、球类、沙包、套环、套筒、积木、串珠、小动物、交通工具、娃娃、生活用品、图书 | 宝宝开始能看图片、看电视、玩玩具、念儿歌、听故事等，但是，集中注意力的时间较短。虽然这个年龄对大人的依赖性还很强，但宝宝的自我意识和独立行动倾向正逐渐发展起来 |
| 19～20个月 | 可拆装的玩具、排序玩具、小橡皮球、大蜡笔、玩具铲子、玩具车、小木马 | 这段时期为宝宝选择的玩具应着重锻炼宝宝动作的灵活性和反应速度，加强对宝宝手眼协调能力和精细动作能力的培养 |
| 21～24个月 | 颜料、简单的游戏拼图、简单的建筑模型、篮子、橡皮泥、厨房用品、木偶、玩具娃娃 | 这个阶段的宝宝大动作和精细动作的能力发展很快，手眼配合能力、手的操作能力明显提高，会用积木搭起两三层，走和跑更加自如，喜欢模仿大人的各种动作 |
| 25～36个月 | 拼图玩具、毛绒玩具、玩具餐具、玩具家具、小汽车、卡车、救护车、大皮球、小皮球、儿童自行车、三轮车、套环、电动飞机、小汽车、轨道火车、小桶、小铲、小漏斗、小喷壶 | 这个阶段的宝宝已经能基本控制自己身体的各个部位了，手、眼、脚的动作协调性、掌握平衡和控制能力也进步很快，手和手指也越来越有劲，这个时期可加强力量的锻炼 |

## 选购玩具的注意事项

1.购买玩具首先要查看玩具上标注的推荐年龄，检查玩具的适龄范围。

2.3岁以下宝宝的玩具要避免含有小部件和配件，以防宝宝误食。

3.要检查玩具是否有松动，接缝是否严实，毛绒玩具是否干净。

4.购买力量型或者技巧型的玩具，不能只看自己的宝宝是否在适合的年龄范围内，还要衡量自己家宝宝的发育情况是否适合。

5.购买正规厂家生产的信得过的安全玩具，不要选择假冒伪劣产品。玩具必须有"3C"认证标志，才能上市销售。3C意为"中国强制认证"，证明是符合国家安全标准的。欧洲生产的玩具，注有CE标志，证明符合欧共体玩具安全指导标准。

等宝宝的活动能力越来越强，他玩耍的范围也越来越大，那么他手中玩具的卫生情况就需要特别注意，不要让宝宝把玩具塞到嘴里，否则宝宝容易患上蛔虫病。

## 清洁玩具的方法

### 塑胶玩具

先以流动的清水冲洗、擦拭，去除玩具表面附着的污垢，再用消毒液清洗消毒，确保玩具的清洁卫生，然后用流动的清水冲洗、擦拭，去除消毒剂。最后再进行10～20分钟的紫外线杀菌。

### 毛绒玩具

如果是可以拆开的玩具，就要把里面的填充物拿出来单独清洗，如果是一体的可以把玩具放进洗衣机或在肥皂中浸泡、清洗。

### 木制玩具

这类玩具不可清洗，但是最好能经常在阳光下暴晒一下。

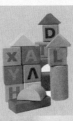

### 电子玩具

这类玩具也不可清洗，但是可以用干净的布蘸水擦拭。

# 给宝宝挑张好凉席

## 凉席容易带来的疾病

### 过 敏

用绳、苇、草编成的凉席，比较容易使宝宝过敏，尤其是有皮肤过敏史的宝宝。

预防方法：最好不要选用这类本身容易成为过敏源的凉席，而选择用竹、藤、亚麻等不太容易过敏的凉席。一旦发生过敏，首先要换掉凉席，脱离过敏源，同时在医生的指导下给宝宝治疗。

### 皮 炎

宝宝受席子里螨虫叮咬导致的皮肤炎症，常常可以看见针头大小的淤点。

在每年首次使用凉席前，对凉席进行高温消毒(开水烫洗)，再放到阳光下暴晒，这样才能将肉眼不易看见的螨虫及其虫卵杀死。在使用过程中，要做到"一天一擦洗，一周一晾晒"。一旦发生"凉席皮炎"，不可随意搔抓，应带宝宝去医院就诊。

### 拉肚子

小儿抵抗力较差，用凉席不当易引起感冒、腹痛或腹泻。

小孩子最好不要使用过凉的麻将席，如果使用，那就不要开空调。在天气稍凉时，及时撤掉凉席，或在宝宝睡觉时盖上小被子，再穿上薄长裤，以免受凉拉肚子。

### 扎 刺

宝宝在玩耍蹬腿时，凉席可能损伤宝宝的皮肤，俗称"扎刺"。

预防方法：挑选质地好、正面光滑无刺的凉席；凉席需经常擦洗。发现宝宝皮肤被凉席擦伤划伤，首先要检查伤口处是否有毛刺留在皮肤里，如果有，要先挑掉毛刺，再用酒精棉球进行消毒，以防皮肤感染。

## 各类凉席的挑选方法

### 丝竹席

选择竹节长、竹节平、纤维细、质地柔软坚韧的"头青席"，"头青"即头道篾，最为凉爽柔韧。在选择尺寸上也要注意与家中床的大小一致，宁可稍短窄些，也不要过宽过长，以防折断。

### 草 席

查看席面是否光滑，色泽是否一致，编织是否紧密时可以把席子打开，对着光线看，质量好的草席色泽均匀一致，无断草和穿错草，不露径，不透光，宽窄一致，边沿整齐无松边。如果夹有黑色、霉变或枯萎黄草，则说明质量差。

### 亚麻席

纯麻席用力握有明显褶皱，手感比较凉爽，席面有天然的竹节状和云状的斑纹。好的亚麻席纹路清晰，表面光洁，抗撕扯强。洗涤后不会变硬。

# 安全使用塑胶地垫

## 塑胶地垫含有哪些有害物质

### 甲苯

室内装潢时，常使用黏着剂或作为泡棉发泡溶剂、架桥剂的甲苯等成分类似的有机溶剂，属于神经毒。高浓度的暴露，会导致人的脑部神经元损伤。严重的还会造成肾脏电解质不平衡，以及心律不齐甚至是猝死等危险。

### 乙醛

乙醛主要的影响是伤肝，如果吸入会产生脸部潮红、血管扩张等类似酒醉的情形。

### 乙苯

乙苯具有中枢神经毒，吸入这些物质会刺激脑部，导致头痛、恶心、喉咙痛及流眼泪或流鼻涕等症状。

### 甲醛

即低浓度的福尔马林，为致癌物质，而且会增加罹患呼吸道癌的机会。

### 二甲苯

主要是对肝肾功能产生影响，而产生尿蛋白、肾脏电解质不平衡。

## 如何正确使用塑胶地垫

父母在买回塑胶地垫拆封之后，最好先放在户外通风处七天以上，避免孩子吸入苯等有毒化学物质。而根据日本检测报告得知，如果把塑胶地垫放在通风处二十八天以上，甲苯等化学物质即可全部挥发掉。

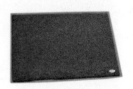

生活中还有哪些地方会有类似的有害物质：装潢的房子、新车内的塑胶地垫、新添购家具、宝宝贴身内衣、干洗剂。

# 如何给宝宝挑选护肤品

## 宝宝皮肤特性

### 皮脂

出生后不久的宝宝，总皮脂含量与成人的相当接近，出生后一个月，总的皮脂量开始逐渐减少。幼儿时期，由于激素受控，皮脂分泌量少，所以婴幼儿皮肤较为干燥。但到了青春期，性激素开始活跃，分泌皮脂的能力提高，皮肤干燥情况就获得了改善。

### pH

皮肤pH一般在4.2～5.5。新生儿出生两周内是接近中性的，胎盘的pH为7.4。由此可知，生儿的皮肤不能有效地抑制细菌繁殖，即抗感染能力较低。

### 出汗

新生儿与成人的汗腺数是一样的，但在每单位面积上的汗腺数是不同的。如成人平均为120/平方厘米，而宝宝为500/平方厘米。汗腺虽然在新生儿皮肤上生长，但此时它分泌汗的能力是很低的，要到2周岁后功能才会健全。

### 含水量

皮肤无保留水分的作用，它的最外层的角质层能保护皮肤不受外界物理和化学因素的影响。从皮肤护理的观点出发，角质层含水量变化是个很重要的因素。新生儿皮肤含水量为74.5%，婴幼儿为69.4%，成人水分最低为64%。

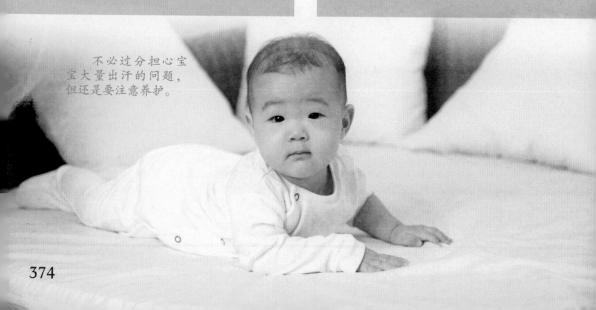

不必过分担心宝宝大量出汗的问题，但还是要注意养护。

| 宝宝护肤品的特点 | |
| --- | --- |
| 稀 | 宝宝的护肤品要比成人的护肤品稀一点 |
| 泡沫少 | 宝宝的护肤品虽然稀稀的，但是有一定的黏度，泡沫不是很多。泡沫越多越不好，因为泡沫全部是有刺激的 |
| 洗后滑 | 洗了之后，感觉还是滑滑的，好像没有洗，实际是已经起到作用了。宝宝大量排水没有太大的污垢。总而言之，不能用大人的眼光来要求宝宝 |

## 护肤品挑选方法

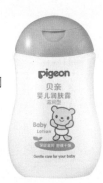

1.选用宝宝不容易开或弄破包装的护肤品，以防摄入或吸入。

2.由于宝宝护肤品每次用量较少，一件产品往往要用相当长的时间才能用完，因此产品稳定性要好，购买时除注意保质期外，还应尽量购买小包装产品。

3.避免购买和使用有着色剂、珠光剂的产品。同时，宝宝护肤品应尽量少加或不加香精，因配制香精用的有些原料往往对皮肤有刺激。

很多妈妈喜欢代购国外品牌的护肤品。但是代购的进货途径不好把握，一定要注意观察是否是真品。

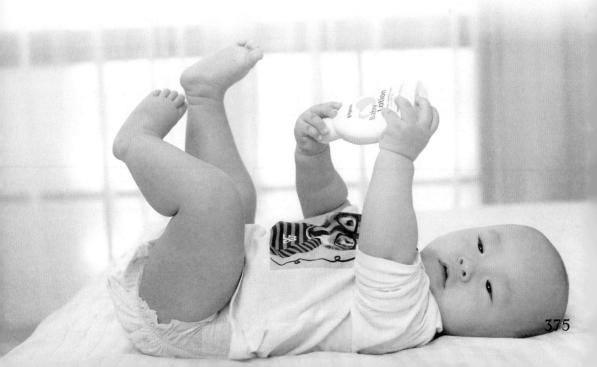

# 给宝宝挑选用品的注意事项

## 婴儿用品要耐用和功能要全

买一个可以拆卸的婴儿床，如可以在去掉围兜之后变成幼儿车的婴儿推车，这些商品很不错，类似的东西可以适当地买几件。不要购买婴儿枕头和床围等一些不实用的东西。这些东西宝宝根本用不上，并且如果使用不当，反而有造成宝宝窒息的可能。

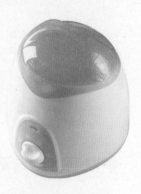

## 用品清单

婴儿用品包括日常用品、洗护用品和哺喂用品：

| 日常用品 | |
|---|---|
| 1 | 婴儿指甲刀：剪指（趾）甲 |
| 2 | 棉签、棉球：清洁耳垢、肚脐等 |
| 3 | 电子体温计：显示温度快，安全准确 |
| 4 | 婴儿梳刷组：按摩头部 |
| 5 | 退热贴、鼻喉通爽贴：为宝宝的突然发热做准备 |
| 6 | 吸鼻器、小镊子：清除婴儿鼻涕、鼻垢 |
| 7 | 奶粉盒：用于外出携带奶粉使用 |
| 8 | 软勺：喂食宝宝流质食物 |

| 洗护用品 | |
|---|---|
| 1 | 婴儿洗发液 |
| 2 | 婴儿沐浴露 |
| 3 | 润肤产品：主要有润肤油、润肤乳液、润肤霜三种 |
| 4 | 婴儿爽身粉 |
| 5 | 婴儿护臀霜：防尿疹、湿疹 |
| 6 | 护肤湿巾：柔湿巾适合擦拭婴儿身体的各个部位，手口巾含酒精适合擦手 |
| 7 | 水温计：显示沐浴适宜温度 |
| 8 | 浴网：扣在澡盆上，方便、安全地洗澡 |
| 9 | 大浴巾：洗澡后擦拭宝宝身体 |

| 哺喂用品 | |
|---|---|
| 1 | 奶瓶：准口径、宽口径；材质分为玻璃、PC塑料、PA；容量分为120毫升、200毫升、300毫升等，应配2～6个备用 |
| 2 | 奶嘴：分为硅胶、乳胶；在第一次购物时至少应配全2个阶段 |
| 3 | 奶瓶刷：材质分为尼龙刷、海绵刷；尼龙刷适合清洗玻璃材质的奶瓶，海绵刷适合清洗PC塑料材质的奶瓶 |
| 4 | 奶瓶夹：用于消毒后拿取奶瓶等用品 |
| 5 | 奶瓶清洗液：植物原料，清洗得安全彻底 |
| 6 | 奶瓶消毒锅：用于消毒奶瓶、奶嘴 |

# 如何为宝宝清洗、收纳衣物

## 衣物的选择

　　1～2个月的宝宝，其衣服要选择全棉的或者丝绸的。颜色宜以浅色为主，材质要选容易洗涤的棉质衣料。穿连裤衫比较方便，穿上衣和裤子分开的衣服也可以，就是要小心有时候上衣会缩上去，露出肚子会着凉，抱的时候也要小心。衣服还是以开襟系带的为主，不要穿套头的衣服，只有过了3个月以后才可以穿套头的衣服，并且衣服的领子要开得大一点。平常出门时，可戴一顶帽子，最好是棉制且透气性好的帽子，但在家不要戴帽子。

## 衣物的清洗

　　洗涤婴幼儿衣物时，不可与成人的衣服同洗，因为这样做会将成人衣物上的细菌传到宝宝衣服上，稍不注意就会引发宝宝的皮肤问题，或感染其他疾病。婴幼儿衣物在洗涤时一定要用婴幼儿衣物专用洗涤剂，不能用增白剂、消毒剂等来清洗宝宝的衣物。洗完衣物后，要放在阳光下曝晒，这样可有效地杀菌消毒，防止细菌残留。

## 衣物的收纳

| | |
|---|---|
| 1 | 衣物洗干净后一定要晾晒干透后再收纳 |
| 2 | 宝宝的内衣、外衣应分区放好 |
| 3 | 用干净、透气的专用收纳箱收纳 |
| 4 | 宝宝的衣服哪怕只穿了一次，也要洗涤晾晒后，才能放回衣橱 |
| 5 | 穿过的衣服和干净的衣服不要混在一起 |
| 6 | 选择质量好的木质衣柜，避免宝宝的衣服吸附甲醛，导致过敏 |

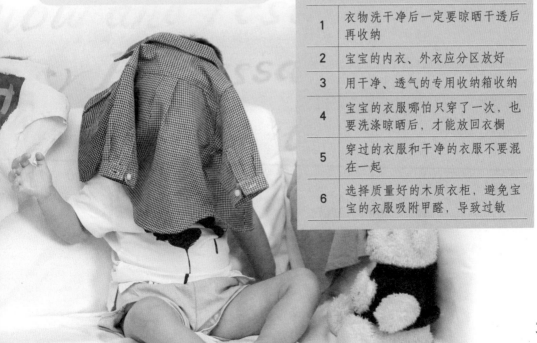

# 宝宝哪种睡姿好

## 仰 卧

　　仰卧是宝宝和成人经常采取的一种睡姿。仰卧便于全身肌肉放松，同时对肺脏、心脏、胃肠和膀胱等重要器官压迫最小，使这些器官能在负担较小的情况下进行正常工作。但是仰卧可能使已经放松的舌根后坠，阻塞呼吸道，成人则会发出阵阵鼾声，直至憋醒，小宝宝则会出现呼吸费力。仰卧情况下溢奶有一定危险，有发生乳液呛入气管而产生窒息的可能。

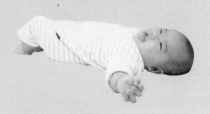

　　始终保持仰卧的睡眠姿势对于新生儿和小宝宝是不适宜的。

## 侧 卧

　　侧卧位睡眠既对重要器官无过分压迫，又利于肌肉放松，同时万一婴幼儿溢乳也不至呛入气管，是一种应该提倡的宝宝睡眠姿势。但新生儿、婴幼儿的睡眠和静卧姿势，必须经常变换，否则会发生一些不应有的后果。如长期仰卧并睡硬枕头，会使宝宝头型扁平。

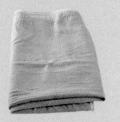

　　一定要在有人观察照顾下实行，否则有发生窒息而死的可能。

## 俯 卧

　　俯卧位睡眠，对心、肺、胃肠均构成一定的压迫，而且口腔内分泌物不易下咽，造成口水外流。由于新生儿和小宝宝不会转动头及翻身，枕头及被褥极易阻塞口鼻，有发生窒息的可能，因此，俯卧位睡眠在宝宝时期常遭到大家的反对。

# 给宝宝清理鼻腔的方法

## 纸捻比棉棒更合适

这么小的宝宝最好不要用棉棒，因为棉棒比较硬，宝宝受刺激猛然转头时会被棉棒弄疼。最好自制纸捻，并预备点温水。纸捻做法：用适量卫生纸捻成条状，要刚好能保持条状又不太硬。

## 清理鼻腔要小心

| | |
|---|---|
| 1 | 应在明亮的光线下，看清楚宝宝鼻腔内鼻屎的大致位置和堵塞的状况 |
| 2 | 在宝宝情绪稳定时（若是他不让你碰他的小鼻子，只能等他睡着以后了），怀抱宝宝，用纸捻蘸温水，在宝宝鼻孔入口处轻微转转 |
| 3 | 让水充分滋润鼻腔，最好让水滴沿鼻腔壁往内流进一点，切记水不可多，纸捻不要伸往鼻孔深处，以免水滴直接流入鼻腔引起呛咳 |
| 4 | 这时，鼻屎已沾水，只要用手轻揉宝宝的鼻翼，就能让水均匀滋润，鼻屎就能湿润脱落 |
| 5 | 如果宝宝这时打喷嚏了最好，一般软鼻屎很容易打出 |
| 6 | 如果不打喷嚏，过一会儿用新的纸捻在鼻腔内转一下，就很容易把鼻屎粘出来了 |

## 给宝宝清理鼻子的最好时刻

| | |
|---|---|
| 每天早上洗脸的时候 | 可用蘸有生理盐水的棉条清洗鼻子 |
| 洗澡的时候 | 因为潮湿和面部湿润，有利于鼻子黏液的自然流出 |
| 饭前 | 呼吸通畅能让宝宝更好地吃饭，而且可以避免宝宝因为黏液流到嗓子里引起反胃呕吐 |
| 睡觉之前 | 鼻子通畅了，宝宝才更容易入睡。但要吃过睡前餐之后至少30分钟后再清洗，以免出现胃反流 |

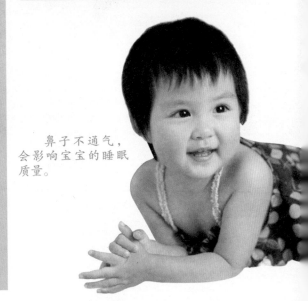

鼻子不通气，会影响宝宝的睡眠质量。

379

## 实用的宝宝吸鼻器

将吸鼻器的圆头放在宝宝的鼻孔处，轻轻捏动吸鼻器，将黏液吸出来。对2个月以下的宝宝要特别小心，因为宝宝鼻腔壁非常脆弱，放入和拿出时动作要非常轻柔。

## 吸鼻器的选择

购买吸鼻器的时候，要注意吸鼻器的材质，不要买材质比较硬的，会伤害宝宝的鼻黏膜。吸鼻器的吸头应该与鼻子下方的接触面贴合。

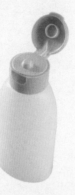

## 用生理盐水清洗

如果宝宝鼻涕比较多，可以用生理盐水一天多次地清洗宝宝的鼻子。让宝宝躺下，站在他的一侧，让宝宝的头斜对着你。左手抓住宝宝的胳膊，右手用小吸管或小棉签吸满生理盐水，滴入鼻孔里面几滴。然后用同样的方法处理另一只鼻孔。不要将吸管里剩余的盐水再挤入瓶里，否则会把细菌带进溶液里。

药店里有卖这种处理鼻涕的用具，妈妈可以向药店里的服务员请教使用方法。

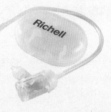

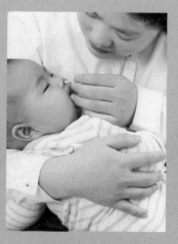

## 每天用小棉条清洗鼻子

宝宝出生后，可以每天用蘸有生理盐水的棉条给宝宝清洗鼻子。把棉条放入一个鼻孔，轻轻地转几下，然后拉出来。即使什么东西都没有带出来，这种方法也会引起宝宝打喷嚏，可为他擤出鼻涕。棉条不要太细，生理盐水也不能过多，否则不利于清洗出小的鼻屎。

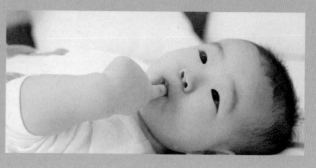

# 小小围嘴帮大忙

## 流口水的卫生护理

一般宝宝都会流口水。原因是由于唾液腺的发育和功能逐步完善，口水的分泌量逐渐增多，然而此时宝宝还不会将唾液咽到肚子里去，也不会像大人或大小孩一样，必要时将口水吐掉，所以，从3~4个月开始，宝宝就会出现流口水的现象。由于小宝宝的皮肤虽然含水分比较多，但比较容易受外界影响，如果一直有口水沾在下巴、脸部又没有擦干的话，容易出湿疹，所以建议家长尽量一看到宝宝流口水就擦掉，但是不要用卫生纸一直搓，只需要轻轻按干就行了，以免破皮。

围嘴要选择材质比较柔软的，宝宝戴在脖子上面才会舒服。

## 围嘴的大作用

宝宝的口水流个不停，又喜欢啃咬东西，妈妈忙着擦还是不能避免沾染到衣领上，这时小小围嘴就能帮上大忙了。小围嘴不仅能够避免口水直接沾染衣服，还能在接下来宝宝添加辅食期间发挥更大的保护作用，让宝宝更卫生、更漂亮。

### 选款式挑面料

市场上有不少种类的围嘴，有背心式的，也有罩衫式的，有的领部后面是系带的，可以调节松紧，更适合长期使用。买围嘴时妈妈要好好选择，给宝宝买一个穿戴方便又大小合适的。而且，围嘴不要太重，四周也不需要装饰过多花边什么的，大方实用就可以了。

纯棉的表面更能吸水，而且柔软透气，如果底层能有不透明的塑料贴面就更好了。戴上围嘴，宝宝喝水、吃饭时再多的口水也不会沾到衣服上了。妈妈要注意，不要给宝宝用橡胶、塑料或者油布做成的围嘴，又不舒服，又易引起宝宝过敏。

| | |
|---|---|
| 1 | 围嘴不要系得过紧，尤其是领后系带式的围嘴，在宝宝独自玩要时最好摘下来，以免宝宝拉扯造成窒息 |
| 2 | 围嘴的作用主要是防脏，不要拿它当手帕使。擦口水、眼泪、饭菜残渣时要用纸巾或手帕 |
| 3 | 围嘴应该经常换洗，保持整洁和干燥，这样宝宝才会舒适 |

## 两种流口水的区别

### 生理性流口水

　　三四个月的婴儿唾液腺发育逐渐成熟，唾液分泌量增加，但此时宝宝的吞咽功能尚不健全，口腔较浅，闭唇与吞咽动作尚不协调，所以会常流口水。宝宝六七个月时，正在萌出的牙齿刺激到口腔内神经，加上唾液腺已发育成熟，唾液大量分泌，流口水的现象更为明显。

### 病理性流口水

　　当宝宝患某些口腔疾病如口腔炎、舌头溃疡和咽炎时，口腔及咽部十分疼痛，甚至连咽口水也难以忍受，唾液不能正常下咽而不断外流。这时，流出的口水常为黄色或粉红色，有臭味。家长发现这种情况后，应带宝宝去医院检查和治疗。唾液呈酸性，对皮肤有刺激作用。口水外流，经常浸渍颊部、下颌乃至颈部皮肤，会使皮肤局部发红、肿胀甚至糜烂、脱皮。因此，无论是生理性还是病理性流口水，家长都应及时用柔软的手巾轻而快地擦去流下的口水，湿衣服也应及时更换，并常用温水清洗宝宝的下颌及颈部，局部涂上润肤液，以保护皮肤。

# 宝宝应该选择什么样的鞋

## 光脚好处多多

| | |
|---|---|
| 1 | 在宝宝尚未走路前，是没有必要给宝宝穿鞋的，虽然有时他的小脚丫摸起来凉凉的，但是光着脚对他没什么影响 |
| 2 | 即使当他能站立和行走后，光着脚对他也有很多好处。宝宝的脚底生来是平的，如果在站立和行走时有力地使用双脚，会逐渐使脚底略拱起来——以利于他在粗糙的表面行走，还能促进脚部和腿部肌肉的使用。如果总是把脚裹在鞋子里，特别是鞋底过硬的鞋子，那就会使宝宝的脚底肌肉松弛，变成我们常说的平足 |
| 3 | 如果以后能让宝宝继续光着脚在室内走动，或者在室外，比如在温和的海滨、沙滩或其他安全的地方光着脚走路，对他是十分有益的，脚底得到丰富的刺激，会促进全身的健康发育 |

## 如何为宝宝选鞋

| | |
|---|---|
| 1 | 鞋的质量要柔和舒适，这是第一重要的。最好选鞋帮和鞋底均较轻的布鞋，鞋面应柔软、透气 |
| 2 | 鞋底要软硬合适。底面应有花纹可增加摩擦力，防止太光滑的鞋底造成宝宝摔伤，鞋底前1/3可弯曲，后2/3则固定不动，这样的鞋子便于宝宝自由活动 |
| 3 | 鞋的大小要稍大一指。在购买时，可以让宝宝脚的大拇指顶到鞋子的最前端，脚后跟和鞋子的距离以能放入大人的食指为宜。这样小宝宝每次走路时，才有足够的空间 |
| 4 | 若是扁平足，则考虑能够放置矫治鞋垫 |

## 半软底的鞋更合适

如果室内温度低或是地板特别凉，就有必要给宝宝穿上一双鞋子，在这个时候，鞋子主要具有保暖、保护和装饰的作用。

鞋子要略大一些，大得不使脚趾感到挤压，但也不能大得几乎一抬脚就掉下来，这一点非常重要。如果穿袜子，袜子也要略大一点。

宝宝的脚长得非常快，因此妈妈应该每隔几周就要摸摸宝宝的鞋子，看看到底还能不能穿——在宝宝站起来的时候，脚趾前应该有半个拇指宽的空隙。

注意让宝宝穿防滑鞋，方便宝宝练习站立和行走。如果鞋底较滑，可以用粗砂纸磨一磨。

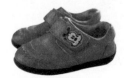

不要太晚给宝宝穿鞋，太晚的话会使宝宝的足弓变矮，将来容易变成扁平足。

# 让宝宝乖乖吃药的好办法

## 喂药的准备

宝宝的吞咽能力还不强，只能咽下流质药物，所以喂药水时首先要摇匀；如果是粉剂、片剂，要用温水把药化开调匀后再喂。

给宝宝喂药时身体周围要收拾妥当，以避免宝宝挣扎时被周围的东西撞伤。

## 喂药方法

抱起宝宝，上半身竖起，防止药物呛入气管。妈妈可以用轻松的语气对宝宝说"哎呀，真好吃""吃了药，病就好了"，宝宝慢慢就会消除恐惧，吃药就痛快了。也可以先给宝宝喂一勺他爱喝的糖水或橘味水，再喂一勺药就容易了。

如果宝宝一直又哭又闹，只好采取灌药的方法。灌药时要一人用手将宝宝的头固定，另一人左手轻轻捏住宝宝的下巴，右手拿一小勺盛起药水沿着宝宝的嘴角灌入，等宝宝完全咽下后，固定的手才能放开。注意不要从嘴中间沿着舌头往里灌，因为舌尖是味觉最敏感的地方，宝宝会感到更苦。

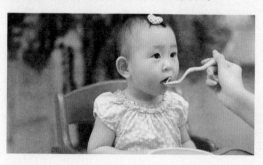

## 其他注意要点

| | |
|---|---|
| 1 | 宝宝的用药量与年龄及身体重量有关，也与其生理特点及病情的轻重有关，因此最好由医生确定 |
| 2 | 喂药前先看包装说明，先确定是否是所服药物，剂量多少，饭前吃还是饭后吃，每日几次，两次用药时间间隔多长，核对时间是否正确 |
| 3 | 查看药品的质量，如果是片剂，发霉和变色的不能用，如果是水剂，混浊和变色的不能服用。另外，那些放置时间过久和已过期失效的药也不能服用 |
| 4 | 最好使用原装的滴管服药，以确保药量的准确 |
| 5 | 酸性环境利于铁剂的吸收，所以服铁剂时常与维生素C同服；而牛奶中含有大量的磷酸盐，它可以使铁剂发生沉淀，妨碍铁的吸收，所以含铁剂不要用牛奶冲服 |
| 6 | 注意观察宝宝服药后的情况，如皮肤是否有红疹，病情有无缓解或是否出现其他不适症状。一旦出现这些情况要立即与医生联系 |

# 学步车的危害

## 避免学步车带来的危害

在宝宝8~9个月时，大多数已开始蹒跚学步了。这时很多父母会给宝宝买学步车来帮宝宝学走路，这样宝宝在学步车里走动，甚至可以不求助别人，走进自己感兴趣的陌生之地看个究竟，获得许多经验。但是学步车在为宝宝学走路提供了便利的同时，也会给宝宝带来一些安全问题。比如学步车碰到一些障碍物会翻车，会摔伤或磕伤宝宝等等。所以宝宝在使用学步车时，大人要加强保护。

学步车将婴儿固定在其内，使婴儿失去了运动锻炼的机会。因为学步是需要力气的，而在学步车里的孩子需要活动时，可以借助车轮毫不费力地滑行，缺乏真正的自主锻炼。由于学步车会给宝宝带来危险，所以如果让宝宝用学步车，家长一定要紧跟在宝宝身边。

## 安全防范措施

学步车的各部位要坚牢，以防在碰撞过程中发生车体损坏、车轮脱落等事故，学步车的高度要适中，车轮不要过滑。为防止翻倒，学步车至少应该有6个轮子。为获得最大的稳定性，轮子所在的底部应该比步行器的高度高。要经常检查学步车的每一个车轮，确保它们能360°地旋转。

宝宝双手能触摸到的地方必须保持干净，防止"病从口入"。要为宝宝创造一个练习走路的空间，这一空间地面不要过滑，不要有坡度，不能有带棱的东西，不能有凹形凸形的家具，不能有宝宝随手够得到的小物品（以防宝宝将异物放入嘴里），更不能有门槛或其他阻碍物等。宝宝不应该去的地方应有一障碍物阻挡。不要把学步车当成宝宝的"临时保姆"，在宝宝学步期间家长切不可掉以轻心，要随时保护。

宝宝学步的时间不宜过长，因为宝宝骨骼中含钙少，胶质多，故骨骼较软，承受力弱，易变形。宝宝在学步车中不能穿得太多，以免过于拥挤。宝宝排尿后再练习，可撤掉尿布，减轻下身的负担。佝偻病患儿、过胖儿、低体重儿不要急于学步，如果需要用学步车，时间宜适当缩短。

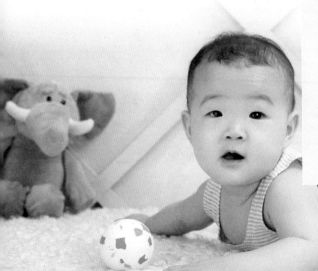

# 你可能会遇到的问题

## 小孩误服了大人的药品怎样处理

误服药物后，应紧急处理：

（1）立刻给予催吐处理。应尽快用筷子、勺子等刺激咽喉壁（舌根）引起呕吐，将误服的药物吐出。

（2）带好误服的药物及时就近就医，以便医生根据药物特性进行救治。

## 洗胃对孩子有影响吗

一般对孩子无影响。因为洗胃是为了清除胃内未被吸收的毒物或者清洁胃腔的一项重要抢救措施。洗完胃偶尔会有鼻子轻微出血的现象，这是由于胃管从鼻子里面插入时，可能会造成鼻黏膜损伤，但可自行修复。

## 急性食物中毒该怎么处理

若进食时间在4小时之内，可用催吐或者洗胃的方法让不洁的食物尽快从体内排出，但是若进食时间已经 超过6小时，应及时到医院进行相应的血液化验，了解食物对全身脏器的影响，同时给予抗生素输液、静脉补液等治疗。其他的化学药品或者特殊的食物可能要针对性地选用相应的解毒药。

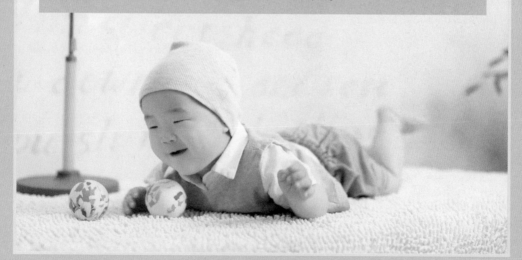

# 第 五 章

# 必知的急救基本知识

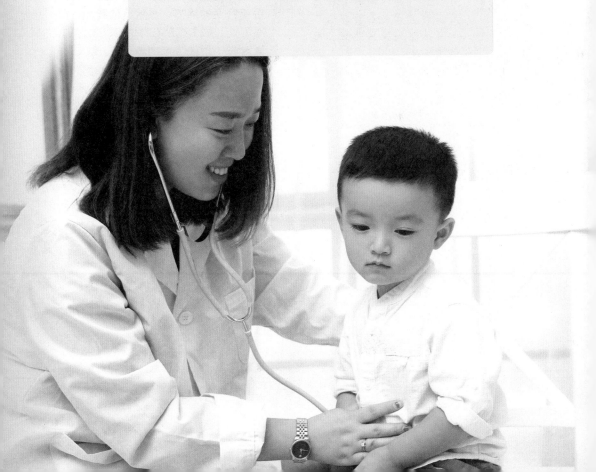

# 家庭急救的基本措施

## 如何进行人工呼吸

| 应对方法 | |
|---|---|
| 如果宝宝不到1岁 | 盖住宝宝的嘴和鼻子，注意吹气的频率，按照3秒1次，持续1分钟 |
| | 20次的频率口对口吹气 |
| 如果宝宝1岁以上 | 捏着宝宝的鼻子，口对口以4秒1次，1分钟15次的频率吹气 |
| | 每次吹气的时候都要注意宝宝的胸部是否有膨胀，一直持续到宝宝能独立自然呼吸为止 |

先确定宝宝是否还有呼吸：将脸靠近宝宝的嘴边，确认宝宝是否还有呼吸。

## 注意心跳

身体有轻微动作，突然咳嗽，有要自己呼吸的举动，对于1岁以上的宝宝还可以用食指和中指共同按在宝宝的脉搏上，对于1岁以下的宝宝可以放在他的静脉上感觉。

## 如何使用心脏起搏术

对于1岁以上的宝宝

用力按住他的胸骨下端往上两个手指宽度的地方，也就是他胸部下凹3厘米处。频率控制在1分钟100次左右，同时左手捏住宝宝的鼻子以1次人工呼吸，5次心脏起搏术的频率同时交替进行，直到宝宝恢复知觉，心脏开始跳动为止。

对于1岁以下的宝宝

找准他左右乳头的中间点，这个点往下一个手指的宽度从正上方向下按。因为宝宝的新陈代谢比成人要快，所以脉搏跳动也比成人快，所以要以1分钟100次的频率进行抢救。压的深度为从正上方向下压2厘米。

# 急救必备品的检查和保管

## 医疗用品

温度计、创可贴、绷带、纱布、棉球、冰块、剪刀、小镊子。

## 常用药列表

消毒水、过氧化氢、红药水、紫药水、蚊虫喷剂。

| 家长自备急救电话表 | |
|---|---|
| 医院名称 | 医院电话 |
| | |
| | |
| | |

家里准备一些医疗用品和联系方式，以备不时之需。

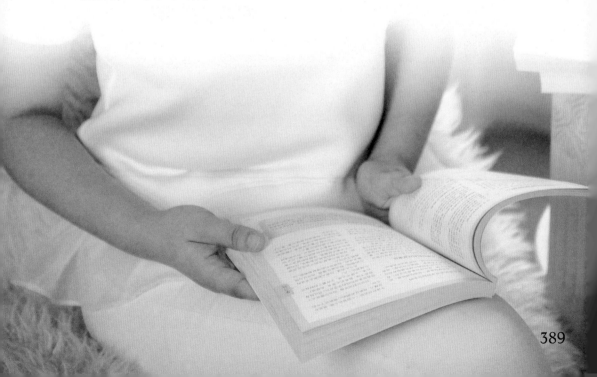

# 擦 伤

## 紧急救护措施

### 冲洗伤口

可以用自来水或者生理盐水清洗伤口上的泥沙。请注意，千万不能用力揉搓。

### 如果出血，请先止血

止血时要用干净的纱布多叠几层，用力压住出血的伤口来止血（不要过于用力）。

宝宝受伤后会哭闹，他们不懂得表达，这个时候家长一定要镇静。

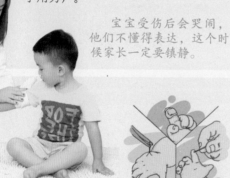

### 对伤口消毒

可以用消毒液或者是过氧化氢直接消毒伤口。在消毒伤口时会有沙子等脏东西随着泡沫一起浮出伤口，这个过程中可能会有些疼痛，要安慰宝宝的情绪，同时用纱布擦干净伤口，可以防止伤口感染。

### 涂预防化脓的药物

在伤口上为宝宝涂上防止化脓的药物，把纱布多叠几层敷在伤口上保护伤口，再缠上绷带固定纱布。如果是一般的小伤口，只要贴上创可贴就可以了。

### 当伤口比较浅时

先用清水或者过氧化氢消毒，然后用纱布多叠几层，敷在伤口上帮助宝宝止血。消毒之后，贴上创可贴就可以了。

### 当伤口比较深时

用重叠几层的消毒纱布敷住整个伤口，并用力压住伤口（但是千万不能过于用力），同时将宝宝的伤口抬到比心脏更高的位置，这样可以把血止住。如果这些方法仍然不能把血止住的话，要立刻叫救护车或者带宝宝去医院。

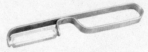

家长要将剪刀、刀片等一些锋利危险物品放在宝宝够不到的地方，及时检查家里的设施（门、窗、柱子）是否有木头断裂、起皮的地方。

### 应对刺伤的方法

如果扎刺，首先要拔刺。如果刺是露在外面的话，可以借助用具拔出来。如果刺是陷入肉中的，要用消毒过的针挑出来。做以上处理时，一定要给宝宝一边拨弄伤口一边消毒。如果使用针挑出刺，要先压住伤口的周围，将血及脏东西挤出后接着消毒。伤口处理后，用创可贴贴上伤口就可以了。

## 需送医院处理的情况

### 脸上有严重擦伤

脸上的皮肤比较细嫩，而且宝宝发生擦伤时常常会头部先着地，这时眼睛周围或脸上的伤口可能会留下瘢痕，为了保险起见，简单处理后应该带宝宝去小儿外科、眼科就诊。

### 伤口会引起化脓

如果伤口一直潮湿不干，特别当宝宝是在水沟或者不干净的地方擦伤，细菌会侵入皮肤，所以要特别提防伤口的化脓，要带他去外科就诊。

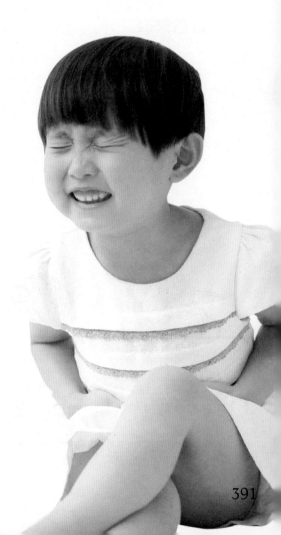

### 如果发生跌伤

擦伤的同时经常伴随着跌伤，宝宝幼小的身体被强烈撞击后，可以采取冰敷的办法消肿，如果宝宝感觉疼痛难忍的话，就要带他去看外科或骨科。

### 宝宝一直疼

有时候的情况是，当伤口好了宝宝却还是疼痛难忍的话，很可能是伤口中留有玻璃或者是石头等。因此，千万不能大意，要到医院外科就诊。

### 伤口有异物无法取出时

当家长处理伤口时，伤口中如果留有泥沙、玻璃碎片等小东西，如果用水或者是生理盐水冲洗还拿不出来的话，千万不要硬性拿出或者使劲揉搓伤口，这样反而会十分危险，这时要迅速带宝宝去医院外科就诊。

## 预防常识

时常叮嘱小朋友，将预防意识灌输给宝宝。比如选择适合小宝宝玩的玩具，叮嘱他玩完玩具要收拾好。特别是在户外活动时，要时时提醒他注意安全，不要因逞能而伤害自己，还要时常检查宝宝的游戏用具是不是有损伤或者是否有障碍物影响宝宝玩耍。这要求家长们从宝宝的角度去观察，在游戏过程中不要突然发出什么指令而吓到宝宝。

如果宝宝还是很疼，家长一定不要大意，要去医院找医生处理。

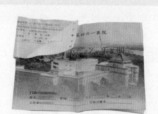

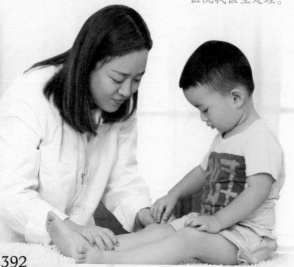

# 头部撞伤

## 撞伤当时的紧急处理

### 把宝宝抱到安静的地方，让他平躺

如果宝宝的意识清醒，在受伤后立刻哭出来的话，就没有大问题。家长需要做的是首先稳定宝宝的情绪，以防他伤后受到惊吓，把他抱到安静的地方，让他平躺下来，用枕头把他的头部垫高。

### 伤口出血

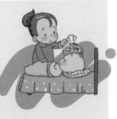

当宝宝伤口出血过多，要稳定住宝宝的情绪，也要保持自己情绪的镇定，冷静地确认伤口，找些厚纱布或者是干净的毛巾用力压住伤口（但是不要过于用力）。如果宝宝一直流血，要立即叫救护车！

### 检查有无穿刺伤

先查看伤口是否为穿刺伤，假如流血了，就应该立刻就医。

### 冰敷肿块

如果伤后宝宝的身体出现红肿的话，先用湿毛巾冰敷伤处，但是如果肿块越来越大，而且肿得很明显的话，就要立即送往医院就诊。

### 当宝宝感觉想吐时

让宝宝平静下来后，观察他是不是有想吐的感觉，如果呕吐比较厉害，要立即带宝宝去医院。

### 触摸前、后囟门

孩子头骨的前、后囟门，是头骨最晚闭合的部位，在正常的状况下触摸这个部位，感觉上应该是柔软的。但若是大脑有脑肿或出血的情况时，虽然头骨会因为可略撑开而不会急速恶化，但此时触摸其前、后囟门部位，会感觉硬硬的甚至有些外凸。所以在宝宝撞伤后可以触摸其前、后囟门，感觉柔软则表示无碍，感觉硬硬的或是有些外凸就得尽快就医诊治。

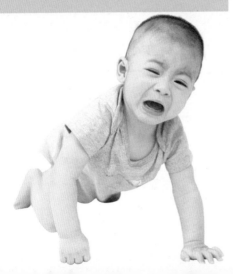

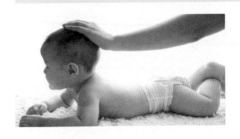

## 立即叫救护车的情况

### 头部凹陷

当宝宝被撞到头部出现凹陷时，要立刻叫救护车！

### 对于1岁以下的宝宝

当宝宝头部的伤口止不住血时，要立刻叫救护车！

### 叫宝宝名字却没有反应

等待的过程中，为了防止失血过多，可以用厚厚的纱布用力压住宝宝的头部。如果宝宝昏过去了，可以试着在他的耳边叫他的名字，轻轻拍打他的肩膀，如果他没有任何反应，要把他的脸侧转，防止呕吐食物堵住气管。

### 呕吐不止

当宝宝撞到头部后出现反复呕吐的情况时，要立即叫救护车。在等待救护车的过程中，可以将宝宝的脸侧转，这样可以防止呕吐出来的东西堵住气管。

### 痉 挛

当宝宝出现痉挛的情况时，立即叫救护车！

### 失去意识

马上叫救护车并确认是否有呼吸机，失去意识时需要马上进行人工呼吸。有呼吸时在脖子下枕上枕头，将下颌抬高，以免呕吐物进入气管。

## 紧急处理后观察三日

### 活动力变化

观察宝宝的活动力是否比平常差，是否会手脚无力。假如答案是"是"，就必须要小心了。

### 有无昏睡

观察宝宝有无昏睡的状况，假如宝宝变得嗜睡，且虽然叫得醒，却在叫醒后又很快地继续昏睡，可能就是有问题，还是去医院检查一下吧。

### 有无呕吐

观察宝宝是否呕吐。假如宝宝在头部碰撞后连续呕吐了3次，且时间越来越密集时，须立即到医院就诊。

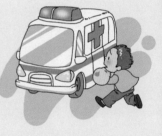

### 瞳孔对光的反应

你还可以观察宝宝的瞳孔状况，方法是用手电筒照射宝宝的双眼，检查瞳孔的光反射是否正常。正常的状况下瞳孔会在亮处缩小，在暗处放大，且左右两边的大小一致，假如瞳孔一边大一边小，则必须赶快送医才行。

### 食欲好坏

观察宝宝的食欲状况。撞击之后食欲降低并不是好现象，得要小心观察才行。

# 烫 伤

## 紧急救护措施

### 用自来水冲洗伤处

宝宝一旦被烫伤后，一定不能直接触摸伤口，可以先不脱去他的衣服，赶紧用水冲洗伤口处。如果宝宝只是身体的小部分被烫伤，要先给宝宝多穿些衣服，再往烫伤处浇水。

### 给伤口降温

可以给宝宝的伤口敷上凉毛巾，也可以用淋浴头冲洗伤口。如果天气不冷的话，也可以在浴缸内放满水，直接浸泡全身。

### 脱去衣物

当给宝宝用冷水冲到一定程度时，可以脱掉伤处的衣物或者是袜子。如果衣服黏住了伤口，可以把伤口周围的衣服剪掉，保留伤口处的衣物。

### 伤口处理包扎

包扎时先用消毒的纱布覆盖住伤口，这时一定要注意，千万不能刺激到患部，然后用绷带帮宝宝包扎。包扎的过程中，纱布一定不能过于紧绷。做完以上简单处理后，一定要带着宝宝去医院，特别严重时一定要立刻叫救护车。

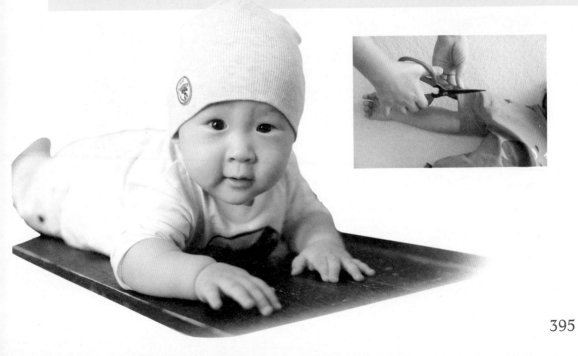

## 需送医院处理的情况

### 大面积烫伤

如掉进装有热水的浴缸中等引起的大面积的烫伤虽然属于轻微的烫伤，但是也很危险，要立刻用湿浴巾包裹全身后马上去医院。

### 深度烫伤

出现水泡或皮肤颜色变白或烫得发黄时说明烫得很严重了。即使烫伤的部位只有成人的手掌那么大也很危险，需要降温后马上去医院。

### 脸部烫伤

影响到脸部肌肉，张嘴或睁眼会比较困难，表情也会很僵硬。头部或手脚的关节、阴部、肛门等也是容易出现后遗症的部位。采取应急措施后要马上去医院。

### 低温烫伤

即使温度不高，但如果长时间接触可能会出现低温烫伤。即使外表看起来好像只是稍微红一点，但也有可能已经伤到了皮肤深处。如果觉得宝宝的状态有异常就需要去医院。

## 错误做法

一些民间的做法会对宝宝造成伤害，比如说，用芦荟、软膏、牙膏、酱油、大酱等涂在患部上，以减轻疼痛，这是绝对不可取的。因为这样很可能会引起细菌的感染，使宝宝的症状进一步恶化，而延缓复原的时间。

## 预防常识

饮水机要摆放在合适的位置，时常叮嘱小朋友们在接饮用水的时候一定要小心，不要被热水伤。宝宝们在吃饭的时候要及时提醒他们不要嬉闹，吃饭时给宝宝安排固定的座位，有些热的东西不要急于进食，比如粥、汤等。宝宝的皮肤很稚嫩，非常容易受到细菌的感染，即使是我们触摸时觉得是正常的温度，也会不小心给宝宝造成烫伤，所以家长一定要特别地注意。

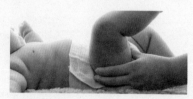

不论以何种方式处理，一旦宝宝觉得冷的话，就要停止给他冲水。因为冷水可以防止细胞因为太热而遭到破坏，而且能使血管收缩、缓解疼痛。

# 手指受伤

## 指甲脱落

1/4~1/3的指甲脱落的时候还不用太担心。先将患处消毒，掀起来的部分要像贴回去似的紧紧按压，然后贴上创可贴观察一段时间。如果脱落了一半以上，则要马上去医院。

手指甲或脚趾甲的一半以上或完全裂开时，即使指甲没有脱落，裂口处如果出血不止的话也要马上去医院。

*手指受伤是非常疼的，家长一定要尽快处理。*

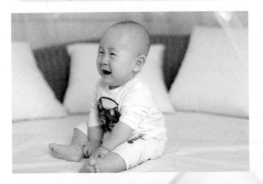

在医院处理完回家之后也要特别注意对宝宝手指的护理。

## 夹到手指

手指夹到门缝的时候要马上帮宝宝把手指拿出来，帮助宝宝活动手指。如果宝宝没觉得怎么疼，而且可以自己活动手指，就说明没什么大碍。如果有稍许的疼痛感，可以用流水或冷水包敷一敷患处。一般情况下，就会有所好转。如果敷过了以后肿得更厉害了，就说明有可能是内出血或出现了骨折，这时要马上去医院。

想活动夹到的手指时疼痛难忍，无法活动或手指扭向奇怪的方向时，很有可能是骨折了。垫上木板之类的东西固定后要马上去医院。患处肿胀发黑的话，即使不是骨折也有可能是韧带断了。虽然没有骨折那么痛，但是过几天后会肿起来，所以还是去医院比较好。

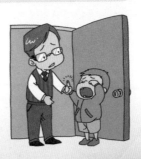

## 宝宝还有意识

如果宝宝还有意识的话，脱掉他身上的湿衣服，先给他把水擦干，再给他保暖，用干燥的毯子或者被子把他包裹住，帮助他升高体温，可以用手掌为他按摩全身后再送往医院。

## 有脉搏，但无呼吸

心脏还在跳动，但是没有呼吸时也不能乐观。马上叫急救车，并且在等急救车的时间不断进行人工呼吸，直到有呼吸为止。

## 有呼吸，但是身体瘫软

把毛巾或衣服卷起来垫在脖子下面，然后用双手拉下巴。用毯子包住身子，以免丢失体温，然后马上叫急救车。

## 几小时后出现异常

从水中刚救出来时，会啼哭，有意识，又有呼吸，但是过了一段时间后发现呼吸不畅、脸色苍白、反应迟钝或打瞌睡的现象时就要马上去医院。

如果宝宝不会游泳，就别带他去有水的地方，或者玩的时候要有家长专门陪同看护。如果是稍大点的宝宝，会游泳，也要了解宝宝的健康状况，比如他的身体素质，他最近的食欲等。

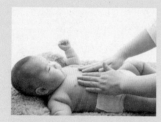

## 宝宝没有意识

如果宝宝没有意识的话，立即叫救护车。在等待救护车的过程中，如果宝宝有呼吸，为他做好保暖，并且保证他呼吸的顺畅；如果宝宝没有呼吸，要立刻给他做人工呼吸和心脏起搏。

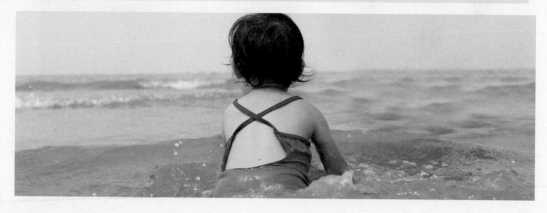

# 鱼刺卡喉

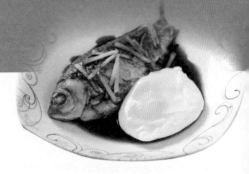

## 判断宝宝被鱼刺卡喉的标准

先确认是否有鱼刺卡喉，有时会因为孩子进食过快，鱼刺擦伤黏膜，造成鱼刺卡住喉咙的假象。给宝宝喂些温开水，观察他吞咽的情况。如果宝宝吞咽时有痛苦的表情，甚至有反胃、呕吐的现象，就表明的确有异物卡在孩子喉部。

## 鱼刺卡喉的家庭处理方法

### 1.尽量咳吐出

如果鱼刺比较小，扎入比较浅，可以让孩子做呕吐或咳嗽的动作，或用力做几次"ha、ha"的发音动作（注意咳吐时不要咽口水），利用气管冲出来的气流将鱼刺带出。

### 2.用手电筒查找鱼刺位置

如果鱼刺咳吐不出，先让孩子尽量张大嘴巴，然后用手电筒照亮孩子的咽喉部，观察鱼刺的大小及位置。

### 3.用镊子取出鱼刺

如果能够看到鱼刺且所处位置较容易触到，父母就可以用小镊子（最好用酒精棉擦拭干净）直接夹出。往外夹的时候父母要配合完成，一人固定宝宝的头部并用手电筒照明，另一人负责夹出鱼刺。

鱼刺夹出后的两三天内也要注意观察，如宝宝还有咽喉痛、进食不正常等表现，一定要带宝宝到医院的耳鼻喉科做检查，看是否有残留异物。

## 需送医院处理的情况

### 做间接喉镜

到了五官科，医生先给孩子做间接喉镜，简单地说，就是用这种仪器看一下孩子的喉部有没有鱼刺，这鱼刺到底有多大，或者看看有没有鱼刺划伤的创口。

### 取鱼刺

如果能看到鱼刺，医生就会用长长的镊子把鱼刺拔出来，如果没有看到，很可能是鱼刺的位置较深的缘故，可以到放射科去做食道钡剂造影，不过这种情况很少，大部分鱼刺都会出现在喉咙口。

### 检查

不是所有的鱼刺去除以后就百事大吉，还需要检查宝宝是否被鱼刺划伤，如果有划破出血的现象，就需要服药，以防感染。

## 误食小物件

### 小的固体异物

如果宝宝年龄很小，让他的头朝下，在背部的中间朝上就是肩胛骨中间，用手掌拍打。如果是年龄稍大的宝宝，可以在后面抱住他，压迫心窝附近，让他把东西吐出来。

### 气球或者塑料

不透气的材料堵在气管或者喉咙是非常危险的，必须马上拿出来，如果拿不出来，要立刻呼叫救护车。

### 一些特殊的化学药剂

如果宝宝误食了强酸、强碱性清洁剂、灯油和汽油，不能让宝宝吐，要直接叫救护车。

## 误食危险物品

### 固体异物

如果宝宝吞食了少量的、危险性小的异物，先拿出宝宝嘴里剩余的东西，然后观察宝宝的状态，如果很有精神，或者把吞咽的东西都吐出来了，就不需要担心了。

### 清洁剂

让宝宝喝少量的牛奶或水后，再把手指伸到宝宝的舌根处，让小朋友把东西吐出来。

平时对宝宝的安全教育是非常重要的，不能吃的东西要放在高处。

了解安全急救常识，对家人是一种负责任的态度。

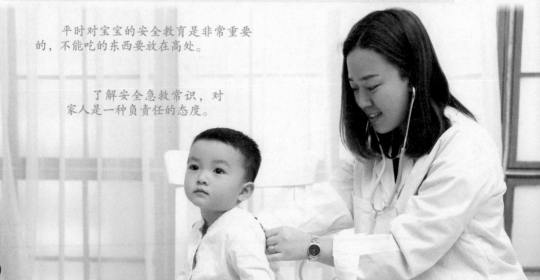

# 误食药物

## 药品放在宝宝拿不到的地方

药品不可和其他物品混放在一起，也不能放在杯子或其他容易拿取的容器内，需放在宝宝看不到也摸不到的地方，最好是上了锁的橱柜或储藏室内。

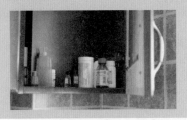

## 不要把药叫作"糖果"

平时喂宝宝吃药时，不要骗他们说这是糖果，而应该告诉他们正确的药名与用途。否则，他们会真的相信药是糖果可以随时吃。如果你告诉宝宝，他的咳嗽药水是好吃的糖水，初看起来挺有效的，宝宝很乐意把咳嗽药水喝下去，但是，它的害处是——当宝宝以后再看到咳嗽药水的瓶子时，他很可能会把这好吃的"糖水"一口气全部喝下去。

## 避免在宝宝面前吃药

宝宝模仿力强，最爱仿效大人的动作，如果大人当着宝宝的面吃药，好奇的宝宝就会想方设法模仿，一旦有机会他就会毫不犹豫地尝尝大人的药。尤其是现在的宝宝由祖辈们带着的居多，而老人难免有些病痛，往往每天都要吃药，宝宝更会觉得药是每天必吃的"食物"，因此妈妈要记得提醒老人们，吃药的时候要避开宝宝。

## 对宝宝异常表现要留意

要尽早发现宝宝吃错药后的反常表现，如误服安眠药或含有镇静剂的降压药，会表现出无精打采、昏昏欲睡的情况。遇到此事，要马上检查大人用的药物是否被宝宝动过。总之，若无明显诱因，而宝宝却有异常情况发生时，妈妈需要仔细排查一下宝宝是否误吃了药。

## 尽量诱导宝宝自己吐出药物

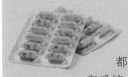

一旦发现宝宝误服了药物，切莫惊慌失措，指责或打骂都容易令3岁以内的宝宝受惊。越打骂，他越不肯吐出药片，也越说不清楚他吃过了什么。正确的做法是：若发现药片还在宝宝的口中，就拿宝宝平时喜欢吃的东西，诱惑他张开嘴巴，然后乘机挖出药片。千万不要硬撬宝宝的嘴巴，这样只会让宝宝加速把嘴巴里的药片吞下去，甚至因哭闹令药片滑入气管引起窒息。

## 尽快弄清宝宝吃了什么药

若药已经进了宝宝的肚子，那要尽快弄清宝宝误服了什么药物，服药时间大约有多长和误服的剂量有多少。如让宝宝说出多少时间前吃了哪个药瓶里的药，或是妈妈自己检查哪种药被挪动过，并且数量明显减少，以便大人及时地掌握情况，制订下一步治疗方案。

### 自行处理危害小的药物

如果宝宝服药的时间不长，在4～6小时之内，可以在家里立即采用催吐方法，使宝宝把存留在胃内尚未消化吸收的药物吐出来。方法是：用一根筷子轻轻触碰宝宝的嗓子后部(咽后壁处)，宝宝会感到恶心而引起呕吐。为了更好地催吐，可以让他喝些清水，反复催吐几次，这样可以尽量减少药物的吸收，避免引起药物中毒。

### 误服危害大的药物后需及时就医

如果宝宝服入的药量过大，或时间过长，或副作用大(如误服避孕药、安眠药等)，特别是当宝宝已经出现中毒症状时，必须立即将其送到医院抢救治疗，切忌延误时间。在送往医院急救时，应带上宝宝吃错的药，或有关的药瓶、药盒、药袋，供医生抢救时参考。如果不知道宝宝服的是什么药，则应将宝宝的呕吐物带往医院，以备检验。

## 紧急情况

### 呼吸异常

异物进入气管，宝宝一直咳嗽，或者呼吸异样，需要及时送往医院。

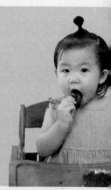

### 进食异常

如果他一直不愿进食或者一直流口水，甚至出现呼吸困难的情况，这是吞食的异物跑到了食管里，这时要立即送到医院救治。

| 误食紧急措施一览 | | | |
| --- | --- | --- | --- |
| 误食物 | 是否可以通过催吐法吐出 | 呕吐后如何处理 | 是否需要立即前往医院 |
| 香烟 | 催吐 | 可以喝少量水、母乳、牛奶 | 误食物在2厘米以上 |

| 误食溶有香烟或烟灰的水要立即前往医院 | | | | 误食溶有香烟或烟灰的水要立即前往医院 | | | |
| --- | --- | --- | --- | --- | --- | --- | --- |
| 线状蚊香 | 催吐 | 可以喝水、母乳、牛奶 | 在家观察 | 漂白剂洁厕剂 | 不能催吐 | 可以喝点水、母乳、牛奶 | 立即前往医院 |
| 液体蚊香 | 催吐 | 可以喝水、母乳、牛奶 | 立即前往医院 | 纽扣型电池 | 不能催吐 | 不能喝任何东西 | 立即前往医院 |
| 杀虫剂 | 不能催吐 | 不能喝任何东西 | 立即前往医院 | 酒精类饮品 | 催吐 | 可以喝少量水、母乳、牛奶 | 立即前往医院 |
| 肥皂 | 催吐 | 可以喝少量水、母乳、牛奶 | 立即前往医院 | | | | |

# 骨　折

## 紧急救护措施

### 如果出血先止血

先用清水冲洗并对伤口进行消毒，然后用纱布轻按住伤口2～3分钟来止血。

最好马上去医院进行检查，照个X光片。

### 安抚情绪

想办法让宝宝安静下来，并送往医院。这个过程中不能移动患部，如果医院较远，可以先给他绑上夹板，或者直接拨打120。

### 痛得动不了

外表看起来虽然没有变化，但是宝宝痛得无法站立时，或者动不了，就可能是发生了骨折，要前往医院就诊。

### 如果伤处骨头外露

形成开放性骨折，要立即叫救护车。

夹板是为了固定受伤部位、保护患部。给宝宝上夹板千万不能勉强固定，并且一定要让宝宝觉得舒服。为了避免上石膏的时候发生宝宝流汗造成身体不适的情况，还可以一边为宝宝上石膏，一边拍打石膏。

## 需送医院处理的情况

### 移动特定部位就觉得痛

只要一动特定的部位宝宝就很痛，可能是发生了骨折，要前往医院就诊。如果怀疑是骨折，先用木板固定住患处，然后马上去医院。关节肿大，因为内出血、皮肤为红紫色时，错位的可能性很高。用绷带等按压固定患处，同时充分冷却患处，按摩或活动患处是绝对不可以的。

### 出现变形

出现了明显的变形，或是时常发生不自然的弯曲，要立即到医院就诊。

### 皮肤变肿

当小孩跌倒站不起来，一直喊疼，受伤部位由肉眼就能辨认出发生变形，或者移动某个部位时，宝宝十分的痛苦，受伤的部位肿得非常厉害，而且皮肤开始逐渐变黑，这些都是骨折的症状。

### 大出血时

大出血时要以不移动宝宝的患处为原则止血，并叫救护车。

# 流鼻血

## 流鼻血的原因

孩子鼻腔内的血管和黏膜之间会有数条血管交会于此，并且都是动脉。所以，当孩子鼻子受伤时就会大量出血。

## 紧急救护措施

### 让宝宝坐起来并捏住鼻子

首先，让宝宝坐下并将身体稍稍前倾，用手将宝宝的鼻子稍用力地捏住，这样可以初步止血，如果鼻腔中的血流到口腔中，要让他马上吐出来。

千万不能让宝宝抬头拍打他的后脑勺或是让他平躺，以免造成他鼻腔中的血流入喉咙而被呛到。使流鼻血的鼻孔朝下，这样鼻血就不容易流入他的喉咙或口腔里了。

### 塞入纱布

将棉球或纱布卷起来塞入宝宝的鼻口（不能塞得过于往里，要留一段在外面）。

### 冰　敷

以冷毛巾覆盖整个鼻子的部分。

## 需送医院处理的情况

### 经常流鼻血

如果宝宝没有原因经常性地流鼻血，要带他去耳鼻喉科做一次全面的检查。

### 撞到头后流鼻血

如果是因为撞到头流鼻血的话，要马上送医院。

### 长时间不能止血

宝宝流鼻血时，通常在处理后5分钟左右就基本可以控制，如果超过10分钟还不能止血，就要立即带着宝宝前往医院就诊。

## 预防流鼻血的生活方法

孩子流鼻血时家长不要惊慌失措，只要妥善处置，都可恢复正常，但最重要的还是预防这种症状的发生。如果孩子感冒，家长应立即带孩子就医并让孩子多休息；有鼻过敏的孩子需长期控制过敏的发作；对于习惯抠鼻子的孩子，家长应及时劝止；如果家长怀疑孩子有血液疾病，须尽快去医院检查。

挖鼻孔也是导致宝宝流鼻血的原因之一，家长要注意观察宝宝是不是有挖鼻孔的习惯。

# 跌　伤

## 紧急救护措施

### 当手脚跌伤时

如果有伤口，先用清水或者是过氧化氢来冲洗伤口，接着消毒并覆盖上纱布，再绑上绷带，以保护伤口，最后可以再冰敷伤口以减轻宝宝的疼痛。

可以用冰袋敷在伤口上，如果没有伤口，以冷水弄湿毛巾，直接冰敷患部就可以了。如果是用冷敷，皮肤较敏感的宝宝可能会发炎，所以可以使用冰毛巾或是冰袋帮宝宝冰敷患部。

### 当撞到腹部时

首先，让宝宝平躺，帮宝宝把腹部紧裹他身体的衣服脱下，然后，让宝宝抱着膝盖侧躺，或是平躺并把脚抬高，躺着时尽量让宝宝舒服。如果这样能使宝宝疼痛逐渐地消失，而且过一会儿宝宝也能像平常一样行走的话，宝宝的身体应该没有什么问题了。当撞到胸部时可以让宝宝靠在墙壁上，避免压迫到胸部，并且能保持轻松呼吸的姿势。如果是左右有一边感到疼痛的话，可从疼痛的那一边朝下横躺，这样可以减缓他的疼痛。

## 需送医院处理的情况

### 伤口肿大

当宝宝的伤口已经冰敷，但是却不见好转而且越来越严重的话，要立即带着宝宝去医院外科就诊。

### 两天后依然疼痛

当宝宝跌伤后两三天仍然不好，一直喊疼，或者是伤口不见好转而且恶化的话，可能是骨折了，所以要立即带着宝宝去医院就诊治疗。

### 从高处跌落

撞击脖子或者背部的力量很大。

### 宝宝腹部感到疼痛时

宝宝摔伤后感到腹部疼痛，出现冒冷汗、呕吐等症状，如果有强烈或者多次呕吐的症状时，要立即就医。

### 胸部受伤时

如果是胸部疼痛难忍，可能是肋骨骨折；如果宝宝剧烈地咳嗽，或者是出现咯血、咳痰，这时可能是伤到了肺部，要立刻叫救护车。

### 丧失意识

剧烈咳嗽，并有血丝。

## 紧急救护措施

### 确认部位

判断伤处的过程中动作一定要轻缓，不要用力弯曲宝宝的关节。

### 夹板固定

可以用夹板绷带轻轻地将患处固定，保护脱落的关节。

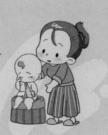

### 冰　敷

在去医院的过程中，为了缓解宝宝的疼痛，可以继续为他冰敷患处。

## 需送医院处理的情况

### 手脚异样

如果宝宝的手脚抬不起来，或者即便抬起来也很费劲，或者两手、两脚不一样长的情况就需要及时到医院就诊。

### 手脚无法移动时

当宝宝突然疼痛，并且伴有手腕或脚痛得动不了，这极有可能是扭伤或脱臼，应及时到医院就诊。

### 用夹板固定

如果宝宝受的伤十分严重，或者肿的部位越来越厉害，请先用夹板对伤处进行固定，再前往儿童骨科或外科就诊。

关节的一再脱臼会造成习惯性脱臼，家长要随时提醒宝宝千万不要让小朋友拉扯他已经受伤的部位，帮助宝宝预防再次脱臼。

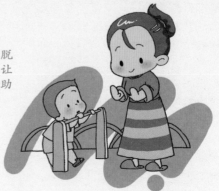

# 扭 伤

## 孩子容易扭伤

扭伤的部位以活动较多的关节为多，如踝关节、腕关节、膝关节等，扭伤后局部会肿胀，孩子更会因疼痛而哭闹。如果此时马上给扭伤的小脚进行按摩，不但没有止痛的效果，反而会加重损伤。

## 扭伤的表现

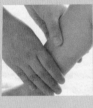

1.疼痛与触痛随着患部的活动而增强。

2.受损的关节肿胀，限制活动。

3.肌肉痉挛(肌肉发紧，由非主观性收缩引起)。

4.如果波及腿，就会出现跛行。

5.几天后伤处还会出现青肿。

## 紧急救护措施

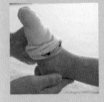

### 脱下鞋子举起伤脚

如果足部肿胀无法脱鞋或脱袜时，就用剪刀剪开脱掉。

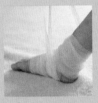

### 固定受伤部位

用弹力绷带扎紧扭伤部位。方法为先在足踝部绕1圈，接着绕至足背和脚底后绕回足背，再在足踝部多绕一圈扎紧。

### 迅速冷敷受伤部位

用冷水毛巾或冰袋放在伤部或将伤脚放进盛满冰块的桶内，其效果会更好。

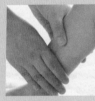

### 进一步检查

固定3～5分钟后，再取下绷带检查有无骨折或脱臼。注意疼痛点的位置、肿胀的程度、关节是否出现畸形，若只是轻度的扭伤，可冰敷20分钟，并给予压迫性的包扎，抬高患部。

### 抬高患部

把受伤的踝关节抬高，至少要比腰部更高一些才行。

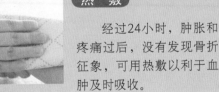

### 热 敷

经过24小时，肿胀和疼痛过后，没有发现骨折征象，可用热敷以利于血肿及时吸收。

## 紧急救护措施

### 沙子进入眼睛

#### 1.清洗眼部

可以用自来水或生理盐水为宝宝冲洗眼睛。

#### 2.挤压眼角

家长帮助他轻轻压住眼角，使灰尘伴随着眼泪流出。

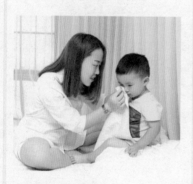

#### 3.用脸盆洗眼睛

如果灰尘还不出来，可以让宝宝在装满清水的脸盆中眨眼睛。

#### 4.用棉花棒将灰沾出

如果以上方法都不可行的话，还可以帮助宝宝翻眼皮，用清水弄湿棉花棒或纱布取出沙粒。

### 尖锐的东西刺到眼睛

如果宝宝的眼睛是被碎玻璃片或者尖锐物品刺到时，立刻叫救护车。而且千万不能让宝宝揉眼睛，也千万不能试图用其他办法帮他取出异物，这时一定要用毛巾覆盖住他的双眼，尽量使他的情绪平稳下来，而且不要让他转动眼球。

### 热水或热油进入眼睛

撑开眼皮，用清水冲洗5分钟，不要乱用化学解毒剂，同时立即叫救护车送往医院。

当宝宝眼睛进入异物时，父母会想到为孩子使用眼药水。但眼药水不是治疗眼病的万能药，不对症使用会走入误区。在异物未取出时，滴用眼药水是无效的，部分眼药水有收缩血管的作用，滴用后会减轻患眼的充血症状，影响父母的判断。

## 需送医院处理的情况

### 眼睛出血

如果发现眼睛红肿或有出血的情况发生，要马上送往眼科医院就诊。

### 眼睛睁不开，疼痛伴有流泪

宝宝的眼睛睁不开，他感觉有东西磨得十分疼痛而且不停地流眼泪，或者是眼睛十分疼痛伴随流泪的感觉，这些都是有异物（化学药品、热汤、热油、碎玻璃片、眼睫毛等等）进入了眼睛。可以先试着用水为他清洗，如果还不好可送往眼科医院就诊。

# 鼻子或耳朵进异物

## 紧急救护措施

### 耳朵进水时

**1.单脚跳**

如果小孩耳朵进水，可以帮助他将进水的耳朵朝下然后单脚跳。有异物的情况也一样。

**2.将水吸出**

用棉签、卫生纸轻轻伸入耳中将水吸出来。伸入的过程中一定要把握分寸，宝宝的耳道浅，且非常细嫩，所以很容易受伤。

### 耳朵进入虫子

**1.用手电筒照**

让耳朵在暗处稍微朝上，然后用手电筒照射。

**2.用橄榄油杀虫**

可以将1~2滴橄榄油滴入耳朵里杀虫，然后去医院检查。

### 鼻子进入异物

**1.用力擤鼻子**

异物在鼻孔附近时，让宝宝压住另一个鼻孔，闭上嘴用力擤。

**2.用卫生纸搔鼻子**

要是擤不出，就用卫生纸搔鼻子，让宝宝打喷嚏。要是异物还不出来，就要到医院处理。

## 错误做法

家长千万不能擅自拿着夹子为宝宝夹出异物，因为不小心可能会把异物塞进鼻腔里，给宝宝造成伤害。

## 需送医院处理的情况

1.进入异物：当一些小东西，例如弹珠、小积木、大头针等进入宝宝的鼻子或耳朵里，却拿不出来的时候，千万不能勉强，应该立即带着宝宝去耳鼻喉科就诊。

2.进入昆虫：在采用常规应急处理后，如果昆虫还是无法清除，则应尽快带小宝宝去医院耳鼻喉科就诊。

## 预防常识

家里有很多非常小的物件，例如：玩具的零件，包装的配件，图钉等，家长要特别小心这些东西，把它们放到宝宝拿不到的地方，以免发生意外。

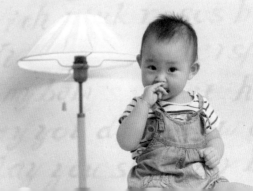

## 被蚊子叮咬

仅需擦些花露水、风油精等止痒剂即可。芦荟具有中和昆虫的毒素及杀菌作用，所以对治疗虫咬非常有效。当被蚊虫咬出现痒或疼痛时，将鲜芦荟连皮一起磨成汁，用纱布蘸汁贴于患部；如果发生红肿，可将芦荟核实部分切薄后直接贴于患部。不管上述哪种方法，只要芦荟水干了，就要耐心地替换。

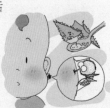

## 被毛虫蜇伤

通常3月后，毛毛虫开始大量活动。毛毛虫分布很广，庭院、校园及公园里的树木上多生有这种小毛虫。毛毛虫的毒毛进入皮肤后会断落并流出毒素，被蜇伤的部分会有小丘疹，皮肤会有刺痛烧灼感，直至瘙痒、溃烂，甚至还会出现荨麻疹等症状。

如果孩子被毛毛虫蜇伤，父母应仔细观察伤处，并用刀片顺着毒毛方向刮除毒毛，然后在伤处涂擦3%氨水；也可用橡皮膏贴在被蜇部位，再用力撕下，毒毛即可被粘出。

如果是在郊外游玩，父母还可以寻找新鲜的马齿苋捣烂外敷。

## 被蚂蟥叮

蚂蟥又称水蛭，一般栖于浅水中。在我国南部的丛林地带较为常见；还有一种旱蚂蟥常成群栖于树枝和草上。蚂蟥致伤是以吸盘吸附于暴露在外的人体皮肤上，并逐渐深入皮内吸血。被咬部位常发生水肿性丘疹，不痛。因蚂蟥咽部分泌液有抗凝血作用，所以伤口流血较多。

当发现蚂蟥已吸附在孩子的皮肤上，父母可用手轻拍，使其脱离皮肤；也可用食醋、酒、盐水、烟油水或清凉油涂抹在蚂蟥身上和吸附处，使其自然脱出。不要强行拉扯，否则蚂蟥吸盘将断入皮内引起感染。

蚂蟥脱落后，伤口局部的流血与丘疹可自行消失，一般不会引起特殊的不良后果，只需要在伤口涂抹碘酒预防感染即可。

如果孩子出现荨麻疹等症状，必须去医院让医生对症处理。

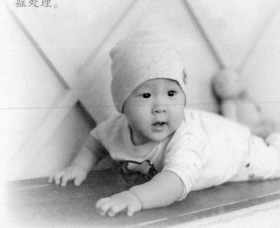

## 被蜂蜇伤

一般常见的蜂有蜜蜂、黄蜂和马蜂，这几种蜂都有尾刺，蜂蜇人是靠尾刺把毒液注入人体，只有蜜蜂蜇人后把尾刺留在人体内，其他蜂蜇人后会将尾刺收回。当幼儿被单个蜂蜇伤，一般只表现局部红肿和疼痛，数小时后可自行消退；若被群峰蜇伤，可出现头晕、恶心、呕吐、呼吸困难、面色苍白，严重者可出现休克、昏迷甚至死亡。

当发现蜜蜂蜇伤孩子后，要仔细检查孩子伤口，如果伤口上有一小黑点，就说明尾刺尚在伤口内，可用镊子、针尖挑出。在野外无法找到针或镊子时，父母可用嘴将刺在伤口上的尾刺吸出。不可挤压伤口以免毒液扩散，也不能用红药水、碘酒之类药物涂擦患部，这样只会加重患部的肿胀。因蜜蜂的毒液呈酸性，所以可用肥皂水、小苏打水或淡氨水等碱性溶液洗涤涂擦伤口中和毒液，也可用生茄子切开涂擦患部以消肿止痛。伤口肿胀较重者，可用冷毛巾湿敷伤口。

若孩子是被黄蜂蜇伤，因其毒液呈碱性，所以用弱酸性液体中和，如食醋涂擦患部可止痛消痒；妈妈用母乳擦拭也有同样的效果。

若孩子被马蜂蜇伤，父母不妨将马齿苋菜嚼碎后涂在患处，可起到止痛作用。对于蜂蜇后局部症状严重、出现全身性过敏反应的孩子，除了给予上述处理外，如带有蛇药可口服解毒，并立即送往医院救治。

## 被蜈蚣咬伤

蜈蚣有一对中空的螯，咬人后毒液经此进入皮下。蜈蚣咬人后局部表现为疼痛、瘙痒。幼儿被咬伤后，会出现不同程度的头晕、头痛、呕吐、视物不清，甚至发生昏迷、抽搐而危及生命。蜈蚣越大，症状也就越重。

发现孩子被蜈蚣咬伤后，立即用弱碱性液体如肥皂水、淡氨水洗涤伤口，如在野外，父母可将鲜蒲公英或鱼腥草嚼碎捣烂后外敷在伤口上。

不必用碘酒或消毒水涂擦伤口，因其毫无用处。可将蛇药片用水调成糊状，敷于伤口周围。如果发现宝宝症状严重，应立即送往医院治疗。

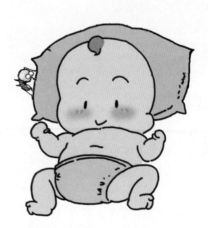

# 植物过敏

## 紧急救护措施

### 更换衣物

如果发现小朋友已经发生了植物过敏的情况，即使是在室外，也要立刻帮他更换所有衣物，因为有些容易造成过敏的植物，容易附着在身体或者是衣服上，脱下来的衣裤要放在塑料袋里，避免再次碰到它。

### 用清水清洗过敏处

过敏处一般都会非常痒，小朋友的抓挠会使过敏的范围进一步扩大，为了避免这种情况的发生，可以先帮他用清水冲洗患部，清洗的过程中千万要注意不要让洗过患处的水溅到他身体的其他部位。

### 用冷毛巾冰敷患处

为了减轻患部的瘙痒，可以用冷毛巾帮助小朋友冰敷。

### 涂上止痒药物

将蚊虫止痒软膏涂在患部，尽可能不要让小朋友去抓挠，如果已经出现水疱，千万不能让他弄破。

*对于宝宝曾经有过的过敏史，家长一定要记住。*

## 需送医院处理的情况

### 1.出水疱，皮肤溃烂

有的小朋友皮肤对一些植物很敏感，碰到一些植物后皮肤会出现湿疹甚至红肿、有水疱，严重的皮肤还会溃烂。

### 2.症状两三天不消减

如果过了两三天，症状一直不消的话，要带他去医院皮肤科就诊。

对于那些过敏后出现水疱、皮肤开始溃烂的小朋友，应先在患部覆盖上干净的纱布，避免小朋友用手去抓而弄破水疱，然后再带他去医院皮肤科就诊。

## 预防常识

对小朋友建立一个健康档案袋，其中记录小朋友以前是否有过植物过敏的情况。如果他有过过敏的历史，带他出去时要尽量给他穿上长衣裤，尽量让他远离那些容易引起皮肤过敏的植物。

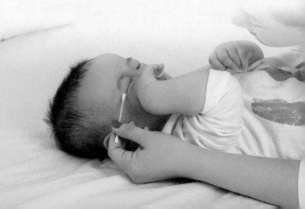

# 淤 青

## 淤青的症状

1.撞伤的前一两天会疼痛或压痛。

2.较严重的撞伤，可能出现硬块。

3.皮肤会出现深紫色的淤斑，随着皮下血液重新被吸收颜色会变成褐色、绿色而后黄色，最后自行消失。

4.若发生骨骼的撞伤，可能会出现肿胀症状。

## 淤青的持续时间

如果是因为外力碰撞而产生的淤青，一般在2~5天内可以消退。而因疾病产生的淤青，则要视伤情发展而定。

*淤青是由皮下出血造成的红肿，会慢慢消退。*

## 产生淤青的原因

大多数宝宝产生淤青是因为摔伤或撞伤以后，表皮下脆弱的毛细血管受到挤压而破裂，血液流到血管外而出现淤血、肿胀，并压迫刺激神经，使宝宝感到疼痛。乌青块里的淤血是鲜红色的，可是，光线通过皮肤组织被反映出来的就是青黑色的肿块。

*淤青最初看上去是蓝色或是紫黑色的，以后慢慢消退，变成棕色、绿色或黄色。家长对此不必担心。*

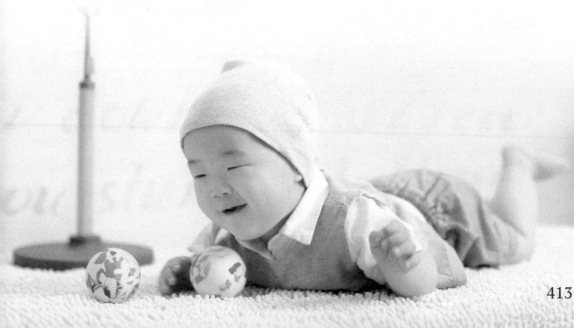

## 淤青最容易产生的部位

淤青块通常出现在肌肉上的比较少，比较容易出现在缺乏缓冲作用"皮包骨头"的部位，如头顶、前额、膝盖、脚背等处。

## 正确处理淤青的步骤

### 局部按压

用手掌按住撞伤的部位，同时安抚孩子的情绪，以减轻他的不安与焦虑。此时，家长千万不可用手去揉，以免加重局部的症状，甚至造成更严重的皮下出血。

### 初期冷敷，两天之后温敷

因为淤青是由于血管破裂造成的，所以在出现淤青的24～48小时内，要用冰敷20～30分钟，使血管收缩。出现淤青的48小时以后，可采用热敷并辅助一定的按摩，以促进血液循环。

### 休息

让宝宝减少运动量，尽量避免再次碰到有淤青的部位，保证宝宝得到充分的休息。

### 按摩

热敷时，可以辅助一定的按摩，以促进血液循环。

## 冷敷材料的制作

### 冰毛巾

毛巾浸泡冰水，每隔10分钟更换，以保持冷度。

### 冷冻蔬菜

如果没有冰块，也可以用冰箱冷冻室的冷冻豌豆或冷冻蔬菜，外面包上毛巾就可以用来冰敷。

### 冰袋

塑胶袋内装2/3的冰块，再加一点盐，可以减慢冰块融化的速度，双手挤掉过多的空气后，绑紧并包上毛巾就可以使用。

### 使用冰敷时的注意事项

1.不要让冰袋直接放于宝宝皮肤上的时间过长，一般20分钟左右就应该更换一下位置，避免宝宝受到过分的冰凉刺激。

2.如果宝宝身上的淤青面积较大，不宜用冰敷，以防加重微循环障碍，引起组织坏死。

3.如果宝宝受伤部位是枕后、耳郭、阴囊等处，不能用冷敷，以防冻伤；宝宝腹部也同样不宜冷敷，以防引起肠痉挛或腹泻。

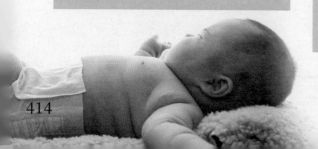

# 中　暑

## 紧急救护措施

### 有意识

移到阴凉通风处,当宝宝还有意识时,先把他抬到阴凉处休息,让他平躺着的同时垫高他的头部,为了让他顺畅地呼吸,可以解开他的衣扣。

### 降　温

可以帮助宝宝扇风或者用凉毛巾帮他降温,如果做了这些后宝宝还不见好转,要立刻叫救护车。

### 补充水分

如果宝宝流了很多汗,可以帮助他补充水分,这样还能够使体温下降(也可以为他补充生理盐水、运动饮料等)。

### 没有呼吸时

如果怎么叫宝宝他都不答应的话,首先要确认他是不是还有脉搏和呼吸。在救护车来之前,要先进行人工呼吸,但是要保证他呼吸道的通畅。做人工呼吸的同时,还要帮他做心脏起搏。

## 需送医院处理的情况

### 1.经常中暑

如果宝宝经常中暑,或者中暑之后精神不佳、食欲缺乏,就应该及时带他去医院检查。

### 2.呼吸不正常

嘴唇、指甲或者皮肤出现青紫色。

### 3.出现痉挛或者昏迷不醒

体温降不下来,反而越来越高。

## 户外活动预防中暑

户外活动之前一定要计划好在外游玩的时间,如果是酷暑时节,尽量避免在下午两点左右带宝宝出去玩,外出游玩的时候也要注意给宝宝带上一把遮阳伞或戴上太阳帽。

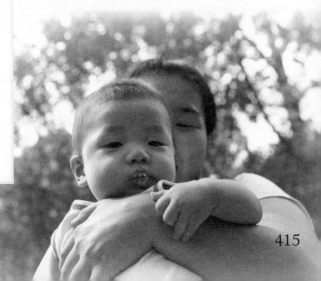

# 你可能会遇到的问题

## 添加辅食后出现消化不良或过敏怎么办

应马上停止添加新的辅食，并且减少目前已添加的辅食的量及品种，大多数轻症的消化不良或者过敏的表现会自行消除，如果症状严重应在专业医生的指导下服用药物治疗。等到宝宝的胃肠道功能恢复及过敏的症状消失后，再逐渐恢复之前已经食用过的辅食，每次摄入辅食的量应由少到多，逐渐过渡至正常饮食。

## 宝宝吃的食物里能放盐吗

盐存在于各种食物中，1岁以内的宝宝的食物中含有的盐已经能满足宝宝身体的需要。早期宝宝的味觉对咸味十分敏感，而咸味可增加食物的香味和口感，但是过早的在食物中添加盐或其他调味品，会使宝宝对淡味的食物失去兴趣，长期过多地食用含盐的食物会加重宝宝的肾脏和心脏的负担，也可增加宝宝长大成人后罹患高血压的风险。所以，1岁以内的宝宝不需要在辅食中额外添加盐。但如果婴儿有出汗多、腹泻、呕吐等情况，会导致钠盐丢失，可适当在辅食中补充钠盐。

## 宝宝吃的食物能加糖吗

早期最好不要给宝宝喝果汁之类太甜的饮料，更不要在宝宝的辅食里加糖，因为糖除了增加食物中的能量外没有其他营养价值，而早期给宝宝吃较多含糖食物可能会养成宝宝对甜食的偏好，从而可能导致宝宝长大后易出现龋齿和肥胖等问题。

## 宝宝多大可以喝酸奶

酸奶中含有丰富的双歧杆菌等益生菌，对细菌性腹泻和便秘有一定的预防作用。但是，酸奶中的含钙量要低于母乳或配方奶，并且酸奶的酸度高，含有的蛋白质分子较大，不利于宝宝的消化吸收。另外，酸奶的味道偏甜，容易导致宝宝对甜食的偏爱。所以，1岁以内的宝宝不建议喝酸奶，1岁以后可以给宝宝喝适量的酸奶，一般为每天50~100毫升，并且要避免空腹服用。

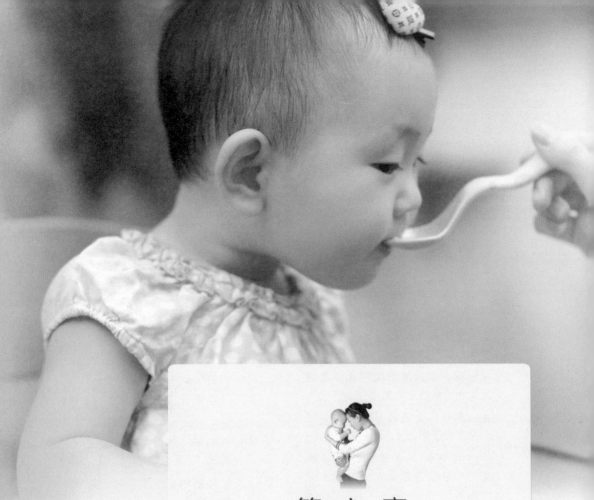

第六章

# 辅食喂养
# 很关键

# 4～6个月宝宝的变化

## 4个月宝宝

| | |
|---|---|
| 1 | 扶宝宝坐起来时，他的头可以转动，也能自由地活动，不摇晃 |
| 2 | 可以用两只手抓住物体，还会吃自己的脚 |
| 3 | 能意识到陌生的环境，并表现出害怕、厌烦和生气 |
| 4 | 哭闹时，成人的安抚声音会让他停止哭闹或转移注意力 |
| 5 | 能从仰卧位翻滚到俯卧位，并把双手从身下掏出来 |
| 6 | 让宝宝站立，宝宝的臀部能伸展，两膝略微弯曲，支持起大部分体重 |
| 7 | 宝宝能一手或双手抓取玩具 |
| 8 | 宝宝会将玩具放到嘴里，明确做出舔或咀嚼的动作 |
| 9 | 会注意到同龄宝宝的存在 |

## 5个月宝宝

| | |
|---|---|
| 1 | 已经出牙0～2颗 |
| 2 | 双手支撑着坐 |
| 3 | 物体掉落时，会低头去找 |
| 4 | 能发出4～5个单音 |
| 5 | 会玩躲猫猫的游戏 |
| 6 | 能熟练地以仰卧自行翻滚到俯卧 |
| 7 | 坐在椅子上能直起身子，不倾倒 |
| 8 | 成人双手扶宝宝腋下，让宝宝站立起来，能反复屈伸膝关节自动跳跃 |
| 9 | 宝宝能用双手抓住纸的两边，把纸撕开 |
| 10 | 爱照镜子，常对着镜中人出神 |
| 11 | 可以双手堆积积木 |

## 6个月宝宝

| | |
|---|---|
| 1 | 宝宝平卧在床面上，不需帮助能自己把头抬起来，将脚放进嘴里 |
| 2 | 不需要用手支撑，可以单独坐5分钟以上 |
| 3 | 能伸手够取远处的物体 |
| 4 | 成人拉着宝宝的手臂，宝宝能站立片刻 |
| 5 | 能够自己取一块积木，换手后再取另一块 |
| 6 | 能发出"ba""ma"或者"ai"的音 |

# 确定初期辅食添加的信号

## 何时添加辅食

### 辅食最好开始于6个月之后

宝宝出生后的前5个月基本只能消化母乳或者奶粉，并且肠道功能也未成熟，进食其他食物很容易引起过敏反应。若是喂食其他食物引起多次过敏反应后，可能引起消化器官和肠功能成熟后也对食物排斥。所以，换乳时期最好选在消化器官和肠功能成熟到一定程度的6个月龄为宜。

### 辅食添加最好不晚于6个月龄

6个月大的宝宝已经不满足于母乳所提供的营养了，随着宝宝生长速度的加快，各种营养需求也随之增大，因此通过辅食添加其他营养成分是非常必要的。6个月的宝宝如果还不开始添加辅食，不仅可能造成宝宝营养不良，还有可能使得宝宝对母乳或者奶粉的依赖增强，以至于无法成功换乳。

## 过敏宝宝晚一些添加辅食

宝宝生长的前五个月，最完美的食物就是母乳，因此母乳喂养到8个月也不算太晚，尤其是有些过敏体质的宝宝。由于添加辅食过早可能会加重过敏症状，所以这类宝宝可8个月后开始换乳。

## 换乳开始的信号

一般开始添加辅食的最佳时期为宝宝6个月时，但是最好的判断依据还要根据宝宝身体的信号。以下就是只有宝宝才能发出来的该添加辅食的信号：

1.首先观察一下宝宝是否能自己支撑住头，若是宝宝自己能够挺住脖子不倒，还能加以少量转动，就可以开始添加辅食了。如果连脖子都挺不直，为宝宝添加辅食还是过早了。

2.背后有依靠，宝宝能坐起来。

3.能够观察到宝宝对食物产生兴趣，当宝宝看到食物开始垂涎欲滴的时候，也就是开始添加辅食的最好时间。

4.如果当4~6个月龄的宝宝体重比出生时增加一倍，证明宝宝的消化系统发育良好，比如酶的发育、咀嚼与吞咽能力的发育、开始出牙等。

5.能够把自己的小手往嘴巴里放。

6.当成人把食物放到宝宝嘴里的时候，宝宝不是总用舌头将食物顶出，而是开始出现张口或者吮吸的动作，并且能够将食物向喉间送去形成吞咽动作。

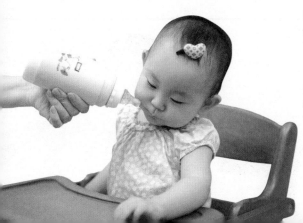

419

# 初期辅食添加的原则和方法

## 初期辅食添加的原则

由于生长发育以及对食物的适应性和喜好都存在一定的个体差异，所以每一个宝宝添加辅食的时间、数量以及速度都会有一定的差别，妈妈应该根据自己宝宝的情况灵活掌握添加时机，循序渐进地进行。

### 添加辅食不等同于换乳

当母乳比较多，但是因为宝宝不爱吃辅食而用断母乳的方式来逼宝宝吃辅食这种做法是不可取的。因为母乳毕竟是这个时期的宝宝最好的食物，所以不需要着急用辅食代替母乳。对于上个月不爱吃辅食的宝宝，可能这个月还是不太爱吃。要有耐心等到母乳喂养的宝宝到了6个月后会逐渐开始爱吃辅食了。因此，不能因为宝宝不爱吃辅食就采用断母乳的方法来改变，毕竟母乳是宝宝最佳的营养来源。

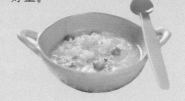

### 留意观察是否有过敏反应

待宝宝开始吃辅食之后，应该随时留意宝宝的皮肤，看宝宝是否出现了什么不良反应。如果出现了皮肤红肿甚至伴随着湿疹出现的情况，就要暂停喂食该种辅食。

### 留意观察宝宝的大便

宝宝大便的情况，妈妈应该随时留意观察。如果宝宝大便不正常，也要停止相应的辅食。等到宝宝的大便变得正常，也没有其他消化不良的症状以后，再慢慢地添加这种辅食，但是要控制好量。

辅食的添加可以慢慢地进行，家长不要操之过急。

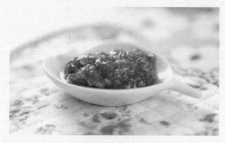

找到宝宝喜欢的食物，然后换着样子给宝宝逐渐添加其他食物。

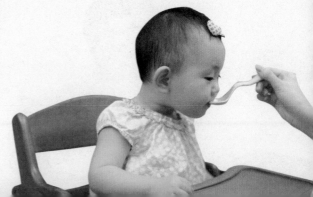

## 初期辅食添加的方法

　　妈妈到底该如何在众多的食材中选择适合宝宝的辅食呢？如果选择了不当的辅食会引起宝宝的肠胃不适甚至过敏现象。所以，在第一次添加辅食时尤其要谨慎些。

添加辅食的时间

　　因为这个阶段宝宝所食用的辅食营养还不足以取代母乳或奶粉，所以应该在两顿奶之间添加。最好在白天喂奶之前添加米粉，上下午各一次，每一次的时间应该控制在20～25分钟。

### 辅食添加的量

　　奶与辅食量的比例为4：1，添加辅食应该从少量开始，然后逐渐增加。刚开始添加辅食时可以从米粉开始，然后逐渐过渡到果汁、菜叶、蛋黄等。使用蛋黄的时候应该先用小匙喂大约1/8大的蛋黄泥，连续喂食3天；如果宝宝没有大的异常反应，再增加到1/4个蛋黄泥。接着再喂食3～4天，如果一切正常就可以加量到半个蛋黄泥。需要提醒的是，大约3%的宝宝对蛋黄会有过敏、起皮疹、气喘甚至腹泻等不良反应。如果宝宝有这样的反应，应暂停喂养，等到7～8个月大后再行尝试。

### 第一口辅食

　　月龄6个月的宝宝，最佳的起始辅食应该是婴儿营养米粉。这种最佳的婴儿第一辅食，里面含有多种营养元素，如强化了的钙、锌、铁等。其他辅食就没有它这么全面的营养了。这样一来，既能保证一开始宝宝就能摄取到较为均匀的营养素，且不会过早增加宝宝的肠胃负担。一旦喂完米粉以后，就要立即给宝宝喂食母乳或者奶粉，每个妈妈都应该记住，每一次喂食都该让宝宝吃饱，以免他们养成少量多餐的不良习惯。所以，等到宝宝把辅食吃完以后，就该马上给宝宝喂母乳或奶粉，直到宝宝不喝为止。当然，如果宝宝吃完辅食以后，不愿意再喝奶，就说明宝宝已经吃饱了。一直等到宝宝适应了初次喂食的米粉量之后，再逐渐地加量。

### 喂食一周后再添加新的食物

　　添加辅食的时候，一定要注意一个原则，那就是等习惯一种辅食之后再添加另一种辅食，而且每次添加新辅食的时候要留意宝宝的表现，多观察几天。如果宝宝一直没有出现什么反常的情况，才可以接着喂下一种辅食。

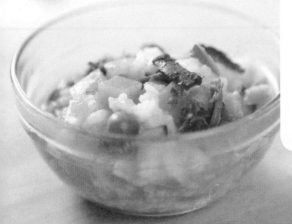

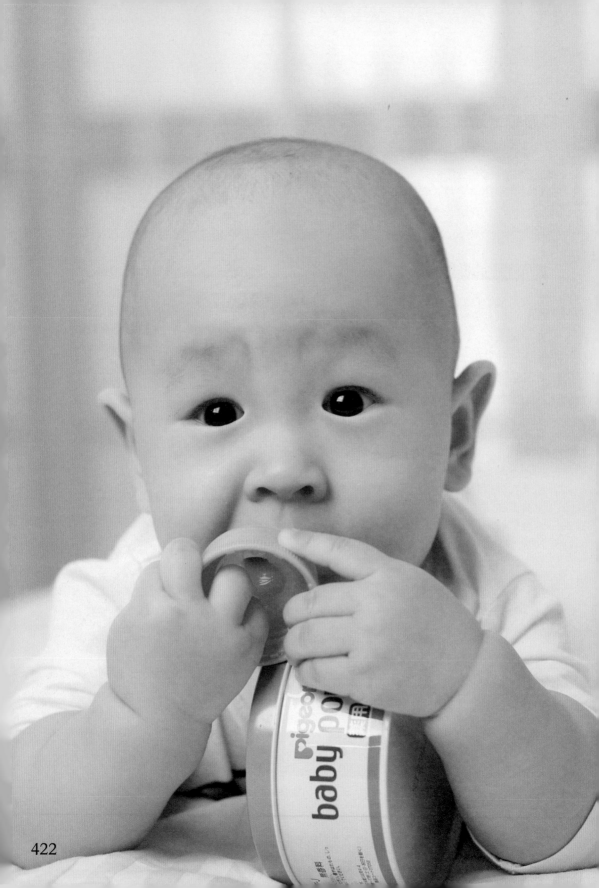

# 初期辅食食材

【南瓜】

富含脂肪、碳水化合物、蛋白质等热量高的南瓜，本身具有的香浓甜味还能增加食欲。初期要煮熟或者蒸熟后再食用。

【香蕉】

含糖量高，脂肪、酸含量低，可以在添加辅食初期食用。应挑表面有褐色斑点熟透了的香蕉，切除掉含有农药较多的尖部。初期放在米糊里煮熟后食用更安全。

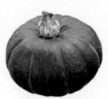

【萝卜】

富含对感冒、咳嗽有很好效果的消化酶。可以在宝宝5个月大的时候开始喂食。根部的辣味较为浓重，应该使用中间或者叶子部分来制作辅食。

【梨】

很少会引起过敏反应，所以添加辅食初期就可以开始食用。它还具有祛痰降温、帮助排便的功用，所以在宝宝便秘或者感冒时食用一举两得。

【苹果】

辅食初期的最佳选项。等到宝宝适应蔬菜糊糊后就可以开始喂食。因为苹果皮下有不少营养成分，所以削皮时尽量薄一些。

【西蓝花】

本身富含维生素C，很适合喂食感冒的宝宝。等到5个月后开始喂食，不要使用它的茎部来制作辅食，只用菜花部分，可磨碎后放至冰箱保存备用。

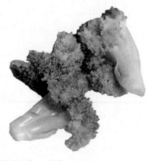

【甜叶菜】

富含维生素C和钙的黄绿色蔬菜。因为纤维素含量高不易消化，所以宜5个月后喂食。取其叶部洗净后开水汆烫，然后使用粉碎机捣碎后使用。

【菜花】

能够增强抵抗力、排出肠毒素，适合容易感冒、便秘的宝宝。把它和马铃薯一起食用既美味又有营养。去掉茎部后选用新鲜的菜花部分，开水汆烫后捣碎使用。

【西瓜】

富含水分和钾，有利于排尿。既散热又解渴，是夏季制作辅食的绝佳选择。因为容易导致腹泻，所以一次不可食用太多。去皮、去籽后捣碎，然后再用麻布过滤后烫一下喂给宝宝。

【油菜】

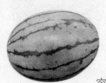

容易消化并且美味，是常见的用于制作辅食的材料。虽然富含铁，但因其阻碍硝酸的吸收，容易导致贫血，所以6个月前禁止食用。加热时间过长会破坏维生素和铁，所以可以用开水烫一下后搅碎，然后用筛子筛后使用。

【鸡胸脯肉】

含脂量低，味道清淡而且易消化吸收。这个部位的肉很少引起宝宝过敏。为及时补足铁，可在宝宝6个月后开始经常食用。可煮熟后捣碎食用，鸡汤还可冷冻后保存好下次使用。

【李子】

含超过一般水果3～6倍的纤维素，特适合便秘的宝宝。因其味道较浓可在宝宝5个月大后喂食。初时应选用熟透的、味淡的李子。

【桃、杏】

换乳伊始不少宝宝会出现便秘，此时较为适合的水果就是桃和杏。因果面有毛易过敏，所以要5个月后再开始喂食。有果毛过敏症的宝宝宜在1岁后喂食。

【大白菜】

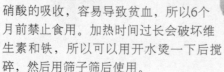

富含维生素C，能预防感冒。因其纤维素较多不易消化，并且容易引起贫血，故6个月后才可以喂食。添加辅食初期要选用纤维素含量少、维生素聚集的叶子部位。去掉外层菜叶，选用里面的菜心烫后捣碎食用。

【蘑菇】

含有蛋白质、无机物、纤维素等营养素，能提高免疫力。先食用安全性最高的冬菇，没有任何不良反应后再尝试其他蘑菇。开水烫一下后切成小块，再用粉碎机捣碎后食用。

【胡萝卜】

富含维生素和矿物质。虽然辅食中常用它补铁，但它含有易引起贫血的硝酸盐，所以一般6个月后食用。油煎后食用较好，换乳初期和中期应去皮蒸熟后食用。

【海带】

富含纤维素和无机物，是较好的辅食食物。附在其表面的白色粉末增加了其美味，易溶于水，故而用湿布擦干净即可。擦干净后用煎锅煎脆后再捣碎食用。

【卷心菜】

适用于体质较弱的宝宝以提高对疾病的抵抗力。首先去掉硬而韧的表皮，然后开水烫一下里层的菜叶后捣碎，最后再用榨汁机或者粉碎机研碎以后放入大米糊糊里一起煮。

## 常用食物的黏稠度

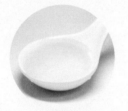

大米：磨碎后做10倍米糊，相当于母乳浓度。

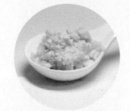

鸡胸脯肉：开水煮熟切碎，再用粉碎机捣碎食用。

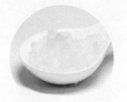

苹果：去皮和籽磨碎，用筛子筛完加热。

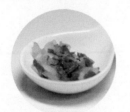

油菜：开水烫一下磨碎或捣碎，然后用筛子筛。

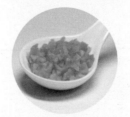

胡萝卜：去皮煮热后磨碎或捣碎，然后用筛子筛。

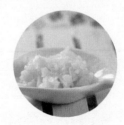

马铃薯：带皮蒸熟后再去皮捣碎，然后用筛子筛。

# 7~9个月宝宝的变化

## 7个月宝宝

| | |
|---|---|
| 1 | 能将腹部贴地，匍匐着向前爬行 |
| 2 | 能将玩具从一只手换到另一只手 |
| 3 | 能够坐姿平稳地独坐10分钟以上 |
| 4 | 可以自行扶着站立 |
| 5 | 能辨别出熟悉的声音 |
| 6 | 能发出"ma-ma"和"ba-ba"的音 |
| 7 | 会模仿成人的动作 |
| 8 | 已经能分辨自己的名字，当有人叫他的名字时会有反应，但叫别人名字时没有反应 |
| 9 | 对成人的训斥和表扬表现出高兴和委屈 |
| 10 | 开始能用手势与人交往，如伸出双手要人抱，摇头表示不同意等 |
| 11 | 会自己拿着条状饼干有目的地咬、嚼 |

## 8个月宝宝

| | |
|---|---|
| 1 | 爬行时可以腹部离开地面 |
| 2 | 能自发地翻到俯卧的位置 |
| 3 | 能自己以俯卧位转向坐位 |
| 4 | 能用拇指和食指捏起小丸 |
| 5 | 能够理解简单的语言，模仿简单的发音 |
| 6 | 语言和动作能联系起来 |
| 7 | 能用摇头或者推开的动作来表示不情愿 |
| 8 | 能自己拿奶瓶喝奶或喝水 |

## 9个月宝宝

| | |
|---|---|
| 1 | 能从坐姿到扶栏杆站立 |
| 2 | 爬行时可向前也可向后 |
| 3 | 扶着栏杆时能抬起一只脚，之后再放下 |
| 4 | 拇指、食指能协调较好，捏小丸的动作越来越熟练 |
| 5 | 会抓住小匙子 |
| 6 | 想自己吃东西 |
| 7 | 能区分可以做和不可以做的事 |
| 8 | 懂得常见人和物的名称 |
| 9 | 能有意识地叫"爸爸""妈妈" |

# 中期辅食添加的信号

## 中期辅食添加

一般来说，在添加初期的辅食后一两个月才开始进行中期辅食，因为此时的宝宝基本已经适应了除奶粉、母乳以外的食物，所以初期辅食开始于4个月的宝宝，一般在6个月后期或者7个月初期开始进行中期辅食添加较好。但那些易过敏或者一直母乳喂养的宝宝，还有那些一直到6个月才开始换乳的宝宝，应该在添加1~2个月的初期辅食后，再在7个月后期或者8个月以后进行中期辅食喂养为好。

### 较为熟练咬碎小块食物时

当把切成3毫米大小的块状食物或者豆腐硬度的食物放进宝宝嘴里的时候，留意他们的反应。如果宝宝不吐出来，会使用舌头和上牙龈磨碎着吃，那就代表可以添加中期辅食了。如果宝宝不适应这种食物，那先继续喂更碎、更稠的食物，过几日再喂切成3毫米大小的块状食物。

### 长牙开始，味觉也快速发展

此时正是宝宝长牙的时期，同时也是味觉开始快速发育的时期，应该考虑给宝宝喂食一些能够用舌头碾碎的柔软的固体食物。食物种类可以更多，用来配合咀嚼功能和肠胃功能的发育，同时促进味觉发育。注意不要将大块的蔬菜、鱼肉喂给宝宝，应将其碾碎后喂给宝宝。

### 对食物非常感兴趣时

宝宝一旦习惯了辅食之后，就会表现出对辅食的浓厚兴趣，吃完平时的量后还会想要再吃，吃完后还会抿抿嘴，看到小匙就会下意识地流口水，这些都表明该给宝宝进行中期辅食添加了。

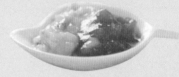

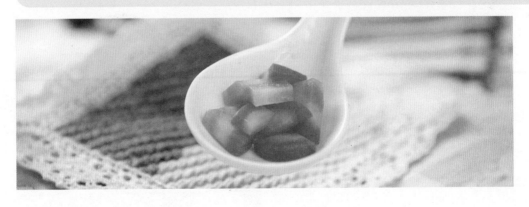

# 中期辅食添加的原则和方法

## 中期辅食添加的原则

　　7~9个月的宝宝，已经开始逐渐萌出牙齿，初步具有一些咀嚼能力，消化酶也有所增加，所以能够吃的辅食越来越多，身体每天所需要的营养素有一半来自辅食。

　　由于宝宝已经开始长牙，所以能吃很多东西。妈妈在这一阶段应该发挥的作用，是让辅食的种类在宝宝的胃肠能够接受的范围越多越好，扎扎实实地逐渐使辅食成为宝宝的主食。这一时期宝宝喜欢自己拿着吃，因此可以让宝宝自己拿着吃。

### 食物应由泥状变成稠糊状

　　辅食要逐渐从泥状变成稠糊状，即食物中的水分减少，颗粒增粗，不需要过滤或磨碎，喂到宝宝嘴里后，需稍含一下才能吞咽下去，如蛋羹、碎豆腐等，逐渐再给宝宝添加碎青菜、肉松等，让宝宝学习怎样吞咽食物。

### 7~8个月开始添加肉类

　　宝宝到了7~8个月后，可以开始添加肉类。适宜先喂容易消化吸收的鸡肉、鱼肉，随着宝宝胃肠消化能力的增强，逐渐添加猪肉、牛肉、动物肝脏等辅食。

### 让宝宝尝试各种各样的辅食

　　让宝宝尝试多种不同的辅食，可以使宝宝体味到各种食物的味道，但一天之内添加的两次辅食不宜相同，最好吃混合性食物，如把青菜和鱼做在一起。

### 给宝宝提供能练习吞咽的食物

　　这一时期正是宝宝长牙的时候，可以提供一些需要用牙咬的食物，如胡萝卜去皮让宝宝整根地咬，训练宝宝咬的动作，促进长牙，而不仅是让他吃下去。

### 开始喂宝宝面食

　　面食中可能含有导致宝宝过敏的物质，通常在6个月前不予添加。但在宝宝6个月后可以开始添加，一般在这时不容易发生过敏反应。

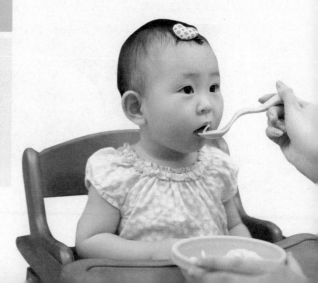

## 食物要清淡

食物仍然需要保持味淡，不可加入太多的糖、盐及其他调味品，吃起来有淡淡的味道即可。

## 养成良好的饮食习惯

7～9个月时宝宝已能坐得较稳了，喜欢坐起来吃饭，可把宝宝放在儿童餐椅里让他自己吃辅食，这样有利于宝宝形成良好的进食习惯。

## 进食量因人而异

每次吃的量要视宝宝的情况而定，不要总与别的宝宝相比，以免发生消化不良。

## 保持营养素平衡

在每天添加的辅食中，蔬菜是不可缺少的食物。可以开始少尝试吃一些生的食物，如西红柿及水果等。每天添加的辅食，不一定能保证当天所需的营养素，可以在一周内对营养进行平衡，使整体达到身体的营养需要量。

## 中期辅食添加的方法

每天应该喂两次辅食，辅食最好是稠糊状的食物。7～9个月主要训练宝宝能将食物放在嘴里后动上下颚，并用舌头顶住上颚将食物吞咽下去。

7～9个月食物由稀到稠和由细到粗的变化，可表现在由易于吞咽的稀糊状食物向较稠的糊状食品的转变，比如10倍粥到7倍粥；从细腻的糊状向略有颗粒食物的转变，比如菜泥至菜末，肉泥至肉末的变化。

| 添加过程 | 用量 |
| --- | --- |
| 蛋羹 | 可由半个蛋羹过渡到整个蛋羹 |
| 添加肉末的稠粥 | 每天喂稠粥两次，每次一小碗（6～8汤匙）。一开始可以在粥里加上2～3汤匙菜泥，逐渐增至3～5汤匙，粥里可以加上少许肉末、鱼肉、肉松、豆腐末等 |
| 馒头片或饼干 | 开始让宝宝随意啃馒头片（1/2片）或饼干，训练咀嚼及吞咽动作，刺激牙龈以促进牙齿的发育。母乳（或其他乳品）每天喂2～3次，吃辅食之前应该先喂母乳或奶粉，母乳吸尽了再喂辅食，中间最好隔开一点儿时间，以免添加的半固体辅食影响母乳中的铁质吸收 |

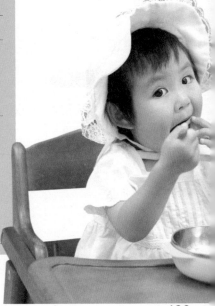

【粗米】

具有大米4倍以上的维生素B₁和维生素E的营养成分，但缺点是不易消化，故在7个月后才开始少量喂食。先用水泡上2~3小时后，再用粉碎机磨碎后使用。

【大枣】

富含维生素A和维生素C，因为新鲜的大枣容易引起腹泻，所以要在宝宝1岁后再喂食。用水泡后去核捣碎再喂食，等到泡水后煮开食用，剩余的要扔掉。

【鳕鱼】

最常见的用于辅食制作的海鲜类，富含蛋白质和钙，极少的脂含量，味道也清淡。食用时开水烫一下后，蒸熟去骨捣碎后即可喂食。

【大麦】

不建议在辅食添加初期食用这种坚硬并且易过敏的食物。可以在6个月大后喂大麦茶，但是至少得7个月后再食用大麦煮的粥。

【玉米】

富含维生素E，对于易过敏的宝宝，等到1岁以后喂食则较稳妥。要去皮磨碎后再行使用，使用时先用开水烫一下会更为安全。

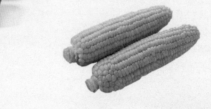

【洋葱】

因其味道较浓，宜在添加辅食中后期食用。熟了的洋葱带有甜味，富含蛋白质和钙，所以可在辅食中使用。使用时可切碎后放水中泡去其辣味。

【香 瓜】

　　富含维生素A、维生素B$_1$、维生素B$_2$。适合在多汗的夏季食用，是水分高的碱性食物。去掉不易消化的籽后去皮捣碎，一般可放粥里煮，8个月大的宝宝可生食。

【鸡 蛋】

　　蛋黄可以在宝宝7个月后喂食，但蛋白在1岁后喂食为佳。易过敏的宝宝也要在1岁后再喂食蛋黄，每周喂食3个左右。为了去除蛋黄的腥味，可以和洋葱一起配餐食用。

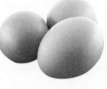
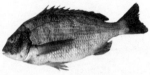

【黄花鱼】

　　富含易消化吸收的蛋白质，是较好的换乳食材。若是腌制过的可在一岁后喂食。为防营养流失，宜蒸熟后去骨捣碎食用。

【加吉鱼】

　　不仅含有丰富的蛋白质、容易消化吸收，腥味还少，是常用的换乳食材。蒸熟或煮熟后去骨捣碎即可食用。注意去骨时用卫生手套，既方便又保护自己。

【海带、莼菜】

　　富含促进新陈代谢的有机物，适合冬季食用的易吸收食材。因为含碘较高，故控制在一天一食。可去掉表面盐分，浸泡1小时后切碎放榨汁机搅碎后使用。

【大 豆】

　　富含蛋白质和碳水化合物，有助于提高免疫力。易过敏的宝宝宜在1岁后喂食，不能直接浸泡食用，应在水中浸泡半天后去皮磨碎再用于制作辅食的配餐。

【明太鱼】

　　含有大量的蛋白质和氨基酸，很适合成长期的宝宝食用。煮熟后去骨，然后和萝卜一起用榨汁机搅碎食用，鱼汤也可以用作辅食。

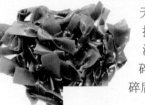

【刀 鱼】

　　避免食用有调料的刀鱼，以免增加宝宝肾脏的负担。喂食宝宝的时候注意那些鱼刺。制做前先用泡米水去其腥味，然后配餐。蒸熟或者煮熟后去刺捣碎即可食用。

【松　子】

对大脑发育有益的富含脂肪和蛋白质的高热量食品。其中丰富的卵磷脂对身体不适的宝宝很有帮助。易过敏的宝宝要在1岁以后食用。

【哈密瓜】

富含钾、无机物、维生素和水，鲜嫩的果肉吃起来味道香甜可口。9个月大的宝宝就可以生吃了。挑选时应选纹理浓密鲜明、下面部位摁下去柔软、根部干燥的。

【黑　米】

长期食用可以提高身体免疫力，也适合便秘的宝宝。因为它的营养素是来自黑色素中的水溶性物质，所以使用前不要用水泡，简单冲洗后放入榨汁机里搅碎使用。

【酸牛奶】

选用无糖的酸牛奶或者无脂奶粉。虽然奶粉本身没有食品添加剂，但如果宝宝过敏，也要在满周岁后再喂食。宝宝嫌味道淡的话，可添加西瓜或者哈密瓜等水果后再喂食。

【绿　豆】

具备降温、润滑皮肤等作用，对有过敏性皮肤症状的宝宝特别有益。先用凉水浸泡一夜后去皮，或煮熟后用筛子更易去皮。若买的是去皮绿豆可直接磨碎后放粥里食用。

【豆　腐】

辅食里常见的材料，具有高蛋白、低脂肪、味道鲜的特点。易过敏的宝宝要在满1岁后再喂食，可用麻布滤水后再使用。捣碎后和蘑菇或其他蔬菜一起使用，也可不放油煎熟后使用。

【黄豆芽】

富含维生素C、蛋白质和无机物。但需留意其头部可能引起过敏，应去掉，可喂食9个月大的宝宝。可去掉较韧的茎部后汆烫使用，因其不易熟透，要捣碎后喂食。

【牡　蛎】

各种营养成分如钙、维生素、蛋白质等含量都高，对于贫血非常有效。煮熟后肉质鲜嫩，冲洗时用盐水，然后用筛子筛后滤水放入粥内煮。

【芝 麻】

食用芝麻有助于大脑发育，野芝麻有益于咳嗽或者体质弱的宝宝。宝宝可能拒绝芝麻那浓浓的味道，所以开始时可少量添加。制作时洗净后放锅内炒熟，然后研碎放入粥内食用。

【葡萄干】

富含抗氧化成分和促进肠蠕动的果胶成分。但含糖较高，所以要适量喂食。因为它可能呛入气管，所以要切碎后喂食。用凉水泡一段时间后喂食，不仅可去除食品添加剂，还能增添口感。

【婴儿用奶酪】

富含蛋白质、维生素和脂肪。尤其是钙的含量高，蛋白质也容易被消化吸收。1岁前喂食的应该是含盐低、不含人工色素的婴儿用奶酪。若是易敏儿，则要1岁后再喂食。

【茶籽油】

可以帮助宝宝提高免疫力，增强胃肠的消化功能，促进钙的吸收，生长期的宝宝很是需要。其中的维生素E和抗氧化成分还可以预防疾病，可以低温烹饪或直接调用。

## 一眼分辨的常用食物的黏度

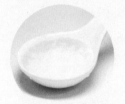

大米：有少量米粒、倾斜匙可以滴落的5倍粥。

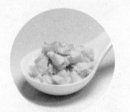

鸡胸脯肉：去筋捣碎后放粥里煮熟。

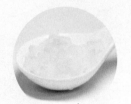

苹果：去皮和籽后，切碎成3毫米大小的小块。

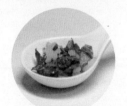

油菜：开水烫一下菜叶后，切碎成3毫米的段。

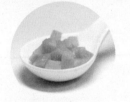

胡萝卜：去皮煮熟后，切碎成3毫米大小的小块。

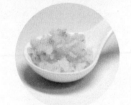

海鲜：去掉壳蒸熟之后捣碎。

# 10~12个月宝宝的变化

| 10个月宝宝 | |
|:---:|:---|
| 1 | 能独站10秒钟左右 |
| 2 | 成人拉着宝宝双手他可走上几步 |
| 3 | 穿脱衣服能配合成人 |
| 4 | 能用手指着自己想要的东西 |
| 5 | 喜欢拍手 |
| 6 | 可以打开盖子 |
| 7 | 宝宝会用手指着他想要的东西说"拿" |

| 11个月宝宝 | |
|:---:|:---|
| 1 | 体型逐渐转向幼儿模样 |
| 2 | 牵着宝宝的手他就可以走几步 |
| 3 | 可以自己把握平衡站立一会儿 |
| 4 | 可以自己拿着画笔 |
| 5 | 能用整只手掌握笔在白纸上画出道道 |
| 6 | 向宝宝要东西他会松手 |

| 12个月宝宝 | |
|:---:|:---|
| 1 | 宝宝能独自走，并且走得很好 |
| 2 | 能站着朝成人扔球 |
| 3 | 能自己从瓶中取出小丸 |
| 4 | 能用笔在纸上乱画 |
| 5 | 把图画书或者卡片给宝宝，宝宝能按要求用手指对一张图画 |
| 6 | 会自己用匙吃饭 |
| 7 | 能区分自己和别人的身体 |

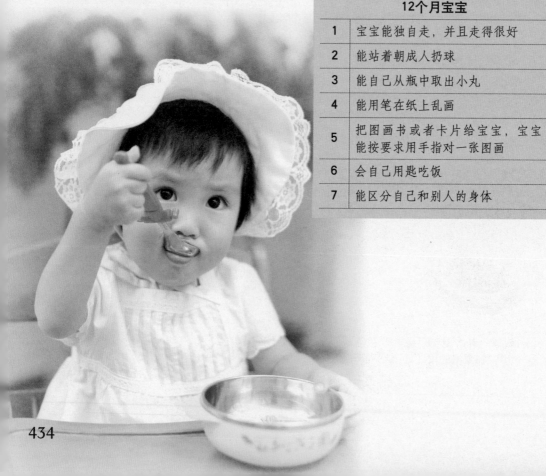

# 添加后期辅食的信号

## 加快添加辅食的进度

宝宝的活动量会在10个月大后大大增加，但是食量却未随之增长，所以宝宝活动所需的能量已经不能光靠母乳或者奶粉来补充了，这个时候应该添加一定块状的后期辅食来补充宝宝的营养了。

### 对于成人食物有了浓厚的兴趣

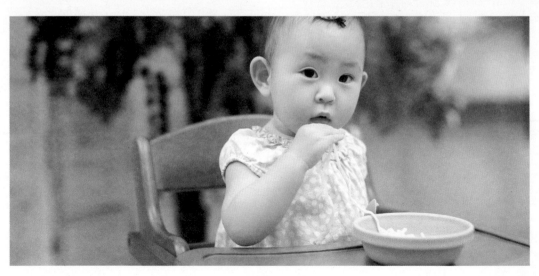

很多宝宝在10个月大后开始对成人的食物产生了浓厚的兴趣，这也是他们自己独立用小匙吃饭或者用手抓东西吃的欲望开始表现明显的时候了。一旦看到宝宝开始展露这种情况，父母应该使用更多的材料和更多的方法，来喂食宝宝更多的食物。在辅食添加后期，可以尝试喂食宝宝过去因过敏而未食用的食物了。

### 正式开始抓匙的练习

开始表现出独立欲望，自己愿意使用小匙。也对成人所用的筷子感兴趣，想要学使用筷子。即使宝宝使用不熟练，也该多给他们拿小匙练习吃饭的机会。宝宝初期使用的小匙，应该选用像冰激凌匙一样手把处平平的匙。

## 出现异常排便应暂停添加辅食

宝宝的舌头在10个月大后开始活动自如，能用舌头和上颚捣碾食物后吞食，虽然还不能像成人那样熟练地咀嚼食物，但已可以吃稀饭之类的食物。但即便如此，突然开始吃块状的食物还可能会出现消化不良的情况。如果宝宝的大便里出现未消化的食物块时，应放缓添加辅食的进度，先恢复喂食细碎的食物，等到大便不再异常后再恢复原有进度。

# 后期辅食添加的原则和方法

## 后期辅食添加的原则

1岁大的宝宝在喂食辅食方面已经省心许多了，不像过去那样脆弱，很多食物都可以喂了，但是妈妈也不可大意，须随时留意宝宝的状态。

### 这个时间段仍须喂乳品

宝宝在这个时期不仅活动量大，新陈代谢也旺盛，所以必须保证充足的能量。喝一点儿母乳或者奶粉就能补充大量能量，也能补充大脑发育必需的脂肪，所以这个时期母乳和奶粉也是必需的。奶粉可喂到1岁，而母乳的时间可以更长。建议母乳喂养可到2周岁，即使宝宝在吃辅食也不能忽视喂母乳，一天应喂母乳或者奶粉3~4次，总量在600~700毫升之间。

### 每天3次的辅食应成为主食

若是辅食中期已经有了按时吃饭的习惯，现在则是正式进入一日三餐按时吃饭的时期。此时开始要把辅食当成主食，逐渐增加辅食的量以便得到更多的营养，一次至少补充两种以上的营养群。不能保障每天吃足5大食品群的话，也要保证2~4天均匀吃全各种食品。

## 后期辅食添加的方法

要养成宝宝一日多餐的模式，每天需要进食6次左右：早晚各1次奶，辅食添加4次。不仅要喂食宝宝糊状的食物，也要及时喂固体食物，以便能及时锻炼宝宝的咀嚼能力，从而更好地向成人食物过渡。

### 先从喂食较黏稠的粥开始

宝宝对一天2~3次的辅食已经完全适应，排便也看不出来明显异常，足以证明宝宝做好了过渡到后期辅食的准备。从9个月大可开始喂食较稠的粥，如果宝宝不抗拒，改用完整大米熬制的粥。蔬菜可以切得比以前大些，切成5毫米大小，如果宝宝吃这些食物没有异常，证明可以开始喂食后期辅食了。

### 食材切碎后再使用

这个阶段是开始练习咀嚼的正式时期，不用磨碎大米，应直接使用。其他辅食的各种材料不用再捣碎或者碾碎，一般做成3~5毫米大小的块即可，但一定要煮熟，这样宝宝才容易用牙床咀嚼并且消化那些纤维素较多的蔬菜。使用那些柔嫩的部分给宝宝做辅食，这样既不会引起宝宝的抵抗，也不会引起腹泻。

### 使用专用餐椅

宝宝除了使用专用的儿童餐具以外，还要在固定的位置进餐。

436

# 后期辅食食材

【面　粉】

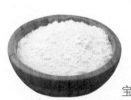

10个月大的宝宝可以喂食用面粉做的疙瘩汤，为避免过敏，过敏体质的宝宝应该在1岁后开始喂食。做成面条剪成3厘米大小放在海带汤里，宝宝很容易就会喜欢上它。

【西红柿】

其中含的维生素C和钙最为丰富，但不要一次食用过多，以免便秘。先去皮后捣碎，用筛子滤去纤维素，然后冷冻。使用时可取出和粥一起食用，或者当零食喂。

【虾】

富含蛋白质和钙，但尤其容易引起过敏，所以越晚喂食越好。过敏体质的宝宝最好1岁大以后喂食。去掉背部的虾线后洗净，煮熟捣碎喂食即可。

【葡　萄】

富含维生素$B_1$和维生素$B_2$，还有铁，均有利于宝宝的生长发育。3岁以前不能直接喂食宝宝葡萄粒，应捣碎以后再用小匙一口口地喂。

【鹌鹑蛋黄】

含有3倍于鸡蛋黄的维生素$B_2$，宝宝10个月大开始喂蛋黄，1岁以后再喂蛋白。若是过敏儿，则需等到1岁后再喂。煮熟后则较为容易分开蛋白和蛋黄。

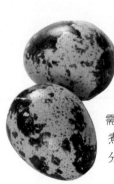

【红　豆】

若宝宝胃肠功能较弱，则应在1岁以后喂食，食用前一定要去除难以消化的皮，可以和有助于消化的南瓜一起搭配食用。

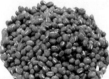

【猪 肉】

应在1岁后开始喂食油脂含量高的猪肉，它富含蛋白质、维生素B$_1$和矿物质。猪肉肉质鲜嫩，容易消化吸收。制作辅食时先选用里脊，后期再用腿部的肉。

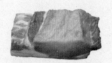

【鸡 肉】

有益于肌肉和大脑细胞的生长，可给1岁以后的宝宝喂食鸡的任意部位。

但油脂较多的鸡翅尽量推迟几岁后吃，可去皮、脂肪、筋后切碎，加水煮熟后喂食。

【面 包】

制作原料里的鸡蛋、面粉、牛奶等都容易导致过敏，所以1岁前最好不要喂食。过敏体质的宝宝更要征求医生意见后再食用，要去掉边缘后烤熟再喂，不烤直接喂食容易使面包黏到上颚。

【黄 油】

易敏儿应在其适应了牛奶后再行尝试喂食黄油。购买时选用天然黄油，不需担心摄入脂肪过多，选择白色无添加色素的。用黄油制作的辅食尤其适合体瘦或发育不良的宝宝。

## 一眼分辨的常用食物的黏度

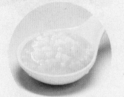

大米：不用磨碎大米，直接煮3倍粥，也可以用米饭来煮。

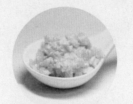

鸡胸脯肉：去掉筋煮熟后捣碎。

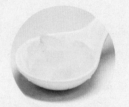

苹果：去皮切成5毫米大小的块。

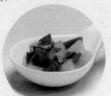

油菜：用开水烫一下后，菜叶切成5毫米的碎片。

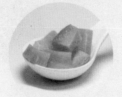

胡萝卜：去皮切成5毫米大小的块。

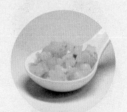

海鲜：去皮蒸熟，然后去骨撕成5毫米大小。

438

# 13～15个月宝宝的变化

## 13个月宝宝

| 1 | 遇到不喜欢做的事的时候会摇头 |
|---|---|
| 2 | 能够清楚自己的五官在哪儿 |
| 3 | 听到音乐会跟着扭动身体跳舞 |
| 4 | 晚上排尿的次数少了 |
| 5 | 能够把东西从小盒子里面取出来，然后还能够放回去 |
| 6 | 可以自己爬上一些矮的物体 |
| 7 | 能够自己蹲下，然后转为坐着 |

## 14个月宝宝

| 1 | 走起路来还不太稳，时而会摔跤 |
|---|---|
| 2 | 能够模仿一些动物的叫声 |
| 3 | 能够听懂更多的话了，认识的东西也更多了 |
| 4 | 有时生气了会打人 |
| 5 | 能够看成人的脸色了，对他严肃的时候他会害怕 |
| 6 | 会自己坐在自己的小腿上 |
| 7 | 当遇到成人说的话听不懂时，他会摇头 |
| 8 | 开始喜欢吃自己的小脚了 |

## 15个月宝宝

| 1 | 走起路来稳多了 |
|---|---|
| 2 | 能够自己从矮的床上爬到地上 |
| 3 | 宝宝对身体各个器官的位置更加了解了 |
| 4 | 开始学会飞吻了 |
| 5 | 能够自己拿小匙吃饭了，但会弄得到处都是 |
| 6 | 会自己拿着玩具电话打电话了 |
| 7 | 能够看懂一些儿童书了，还会模仿书中的故事做动作 |

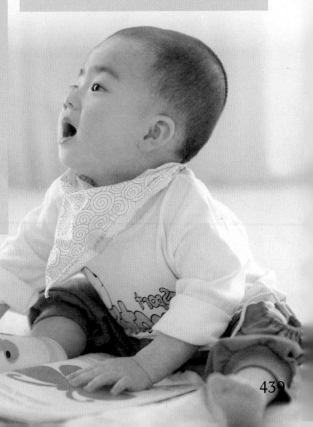

## 臼齿开始生长

臼齿一般在宝宝1岁后开始生长，已经可以咀嚼吞咽一般的食物了。类似熟胡萝卜硬度的食物，就能够完全消化了，稀饭也可以喂食了。随着消化器官的逐渐成熟，各种过敏性反应开始消失，不能吃的食物也越来越少，能够品尝各式各样的食物了。这时期接触到的食物会影响到宝宝一生的饮食习惯，所以应该让宝宝尝试各类不同味道的食物。

## 独立吃饭的欲望增强

自我意识逐渐在这个时期的宝宝身上显现，自主和独立的心理也开始增强，要求自己独立吃饭的欲望也开始增强。肌肉的进一步发育，使得宝宝自己将小匙放入嘴中的动作变得越来越轻松，开始对小匙有了依恋。若是抢走宝宝手中的小匙，宝宝会哭闹。这一段时期的经历会影响到宝宝的一生，所以即使宝宝吃饭会很邋遢，但还是要坚持让宝宝练习自己吃饭。

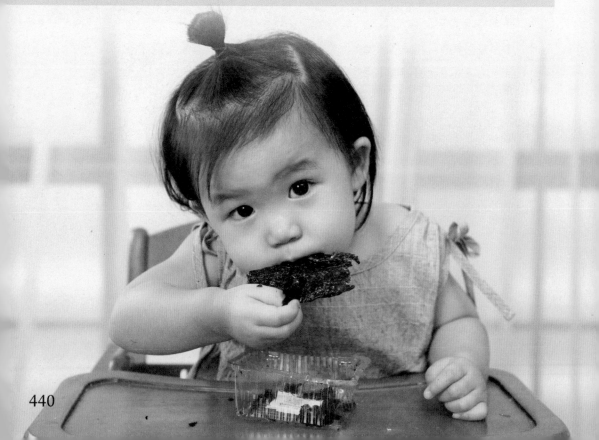

# 结束期辅食原则与方法

## 结束期辅食添加的原则

大多1岁大的宝宝已经长了6~8颗牙，咀嚼的能力有了进一步加强，消化能力也好了很多，所以食物的形式也可以有更多的变化。

盐、酱油等调味品在宝宝1岁后已经可以适量使用了，但在15个月以前还是尽量吃些清淡的食物。很多食材本身已经含有盐分和糖分，没必要再调味。宝宝若是嫌食物无味不愿意吃时，可以适量加一些大酱之类的调料，尽量不要使用盐、酱油。给汤调味时可以用酱油或者鱼、海带，因为宝宝一旦习惯甜味就很难戒掉，所以尽量避免在辅食中使用白糖。

### 不要过早喂食成人的饭菜

宝宝所吃的食物也可以是饭、菜、汤，但是不能直接喂食成人的食物。喂给宝宝吃的饭要软、汤要淡，菜也要不油腻、不刺激才可以。若是单独做宝宝的饭菜不方便的话，也可以利用成人的菜，但应该在做成人食物时，放置调料之前先取出宝宝吃的量。喂食的时候弄碎再喂，以免卡到宝宝的喉咙。

### 不必担心进食量的减少

即使以前食量较好的宝宝，到了1岁时也会出现不愿吃饭的现象。饭量减少了，体重也随之不再增加，尤其是出生时体重较高的宝宝更易提早出现这种情况。不必太担心宝宝食欲缺乏和成长减缓，这是骨骼和消化器官发育过程中出现的自然现象，只需留意是否因错误的饮食习惯造成的即可。

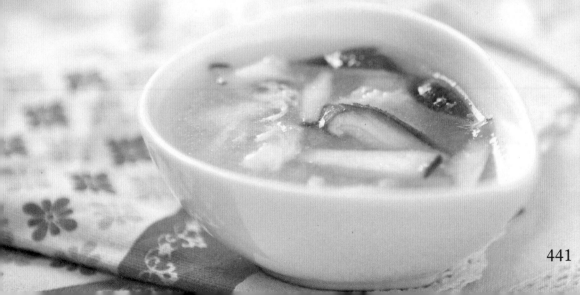

## 结束期辅食添加的方法

　　宝宝长到1岁以后就可以过渡到以谷类、蔬菜水果、肉蛋、豆类为主的混合饮食了，但早晚还是需要喂奶。

### 将食物切碎后再喂

　　即使宝宝已经能够熟练咀嚼和吞咽食物了，但还是要留心块状食物的安全问题。由于能吃块状食物的宝宝很容易因吞咽大块食物而导致窒息，水果类食物可以切成1厘米厚度以内的棒状，让宝宝拿着吃。较韧的肉类食物，要切碎后充分熟透再食用。滑而易咽的葡萄之类的食物应捣碎后喂食。

### 每次120～180克为宜

　　喂乳停止后主要依靠辅食来提供相应的营养成分，所以不仅要有规律的一日三餐，而且要加量。每次吃一碗（婴儿用碗）最为理想，每次吃的量因人而异。但若是距离平均值有很大差距，就应该检查下宝宝的饮食是不是出现了问题。不少时候，因为喝过多的奶或没完全换乳时食量不增。

### 每天喂食两次加餐

　　随着宝宝营养需求的增加，零食也成为不可或缺的部分。这段时期每天喂食两次零食为佳，早餐与午餐之间，午餐和晚餐之间各一次。在时间间隔较长的上午，可以选用易产生饱腹感的地瓜或马铃薯，间隔较短的下午可选用水果或奶制品。最好避免喂食高热量、含糖高、油腻的食物，摄入过多的零食会影响正常饮食，需留意。

　　宝宝1岁以后就可以将辅食变成主食。白天吃3顿，外加早晚各喂一次奶。对于已经断了母乳的宝宝，也要坚持喂食适量的奶粉。

# 结束期辅食食材

【薏米】

宝宝1岁以前不宜食用这种不易消化且易过敏的食物。
但它较其他谷类更利于排除体内垃圾和促进新陈代谢,可用有机薏米粉加蜂蜜喂食。

【韭菜】

富含蛋白质、维生素A、脂肪和糖。能够帮助消化吸收肉类,具备润肠作用。但味道较浓,1岁后喂食较佳。搭配牛肉或猪肉食用。初次食用应少量。

【西红柿】

西红柿能预防疾病,因为其酸性较大,所以不能在1岁前喂食。注意其吃完后易出现口边发疹的现象,适合用橄榄油炒着吃,容易吸取其脂溶性的有益成分。

【牛肉】

含有丰富的成长期所需营养,铁的含量极高,有益于预防缺铁性贫血。2周岁前应经常喂食,可食用煮熟的牛排,做汤时选用牛腿肉。

【面食】

刀切面、意大利面、米线都可以喂食,但因为不容易消化和可能导致过敏,所以应该切成适当长度后喂食。应教会宝宝怎么吃,避免他们不加咀嚼直接吞咽。

【茄子】

使用植物油配餐能够充分汲取不饱和脂肪酸和维生素E。应2周岁后喂食,避免接触性皮炎。冷藏会变质,所以应去水后用纸包装,常温下保存。

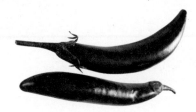

【芋 头】

富含B族维生素、蛋白质、钙，适合与肉类搭配食用，能够帮助消化。淘米水煮食芋头可有效去除芋头里的毒性和有黏稠成分所带的涩味。应该戴手套处理芋头，以免弄疼手。

【杧 果】

维生素A含量高，果肉鲜嫩，宝宝十分喜爱吃。但可能其含有防腐剂和农药，不宜1岁前食用。购买时要选择表面光滑无黑斑的杧果，可以放入保鲜袋内冷藏1周左右。

【鱿 鱼】

肉质坚韧、不易消化，宜1岁以后再喂食。鱿鱼干较咸，不宜喂食3岁以下的宝宝。如对鱿鱼过敏，也不要喂食章鱼。为保存营养成分，应在高温下快速蒸熟后食用。

【猕猴桃】

富含维生素C、钾、钙、叶酸等营养成分，而且几乎没有农药。但其果酸含量高，易过敏，所以应喂食2岁以上的宝宝。两周岁以前可少量喂食甜味较大的猕猴桃，不用完全蒸熟后再喂食。

【菠 萝】

富含维生素C、果糖、葡萄糖。搭配肉类食用，可帮助消化。带叶保存时，将叶子向下放置，这样有助于甜味散发在全部果肉中，使味道愈加鲜美。

【草 莓】

一天所需的维生素C可靠6～7粒草莓补充，但容易引起过敏，不宜2岁前喂食。白糖易破坏其中的B族维生素，不要配合食用，牛奶也不适合一起喂食。食用前要用流水冲洗去表面残存的农药。

【柠 檬】

富含维生素E，有较浓的香味和较多的果酸，易引起过敏，不宜喂食不到2岁的宝宝。切成适当大小或者榨汁，可以保存1个月左右。还可以加柠檬汁到牛奶里去除其特有的腥味。

【蜂 蜜】

其中的腊肠杆菌被肠黏膜吸收后容易引起食物中毒，轻者出现便秘，严重的甚至会造成呼吸困难。添加蜂蜜的饼干或者饮料也绝不能喂食。1岁以后喂食，需要加水稀释或者添加到其他食物里配合食用。

**【核桃仁】**

富含营养大脑和坚固骨骼的脂肪酸。但因核桃仁的皮容易导致过敏，也可能引起窒息，所以不宜喂食1岁以前的宝宝。用水浸泡核桃仁后，可使用牙签去皮磨碎后冷冻保存备用。

**【鸡蛋清】**

其优质高蛋白有助于宝宝发育，但也有较高的过敏成分，1岁前的宝宝不宜食用。煮熟后捣碎混合鸡蛋黄一起喂食，每周3个为宜。

**【鲜牛奶】**

应在13个月后喂食。对于牛奶过敏的宝宝，奶酪及原味酸奶等奶制品也不能喂食。隔3天喂食100～200毫升，若无异常反应后再加量，但每天的总量不得超过700毫升。

**【螃　蟹】**

含有大量的必需氨基酸，脂肪量几乎为零，非常适合成长期的宝宝。但其甲壳易导致过敏，所以应两岁后再喂食。蒸熟后取其肉捣碎放于粥或者汤里喂食，每次少量喂食。

## 本阶段宝宝辅食材料加工方法

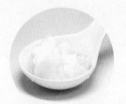

大米：泡米和水1∶2，充分煮开。

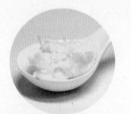

鸡蛋：煮熟后剥去蛋皮捣碎。

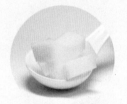

苹果：去皮切成7毫米的块。

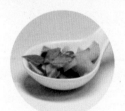

油菜：用开水烫一下后去水，切成7毫米的块。

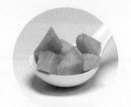

胡萝卜：去皮切成7毫米的块，轻度煮熟。

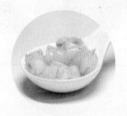

海鲜：煮熟后去壳去骨，切成7毫米的块。

# 你可能会遇到的问题

## 为什么发热时手脚冰凉

　　孩子发热初期，四肢末梢的血管处于痉挛性收缩状态，导致温度低，摸上去冰凉的，这时可出现骨骼肌不随意的周期性收缩，发生寒战，使产热增加，体温迅速上升。需要注意的是，有不少家长摸着孩子手脚凉，误以为孩子怕冷，反而用被子紧紧包裹，使得孩子的体温得不到及时散热，反而升高，甚至高热、惊厥，给孩子带来不良影响。遇到孩子手脚发凉时，最好是测量其体温。

## 为什么发热总是扁桃体发炎

　　前面提到孩子发热的原因，大部分是由于感染所致。扁桃体位于咽部，是人体的淋巴器官，含有大量的淋巴细胞和抗体，具有抗病毒、抗细菌的防御功能。而咽部是饮食和呼吸的必经之路，较易隐藏病菌和异物。正常情况下，由于扁桃体表面上皮完整和黏液腺不断分泌，可将细菌随同脱落的上皮细胞从隐窝口排出，以保持机体的健康。当机体因受凉、过度疲劳等原因使抵抗力下降，扁桃体的上皮防御功能减弱，腺体分泌功能也降低，扁桃体就会受到细菌感染而发炎，表现出发热，甚至扁桃体化脓导致高热难以消退。

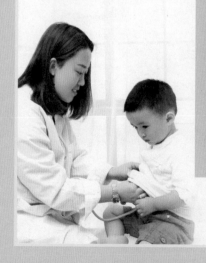

## 孩子为什么容易感冒咳嗽

　　一有什么风吹草动孩子就可能出现咳嗽，这主要是孩子的生理特点决定的。孩子的呼吸系统发育不完善，鼻咽部较短，鼻黏膜柔嫩，咽喉部淋巴容易感染而发生扁桃体炎。其次，儿童的特异性和非特异性免疫均差，纤毛运动功能弱，肺泡吞噬细胞功能不足，免疫物质不足，抵抗力差，容易发生呼吸道感染，最常见的临床表现就是咳嗽。

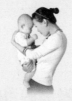

第 七 章

# 常见
# 症状的健康
# 应对方法

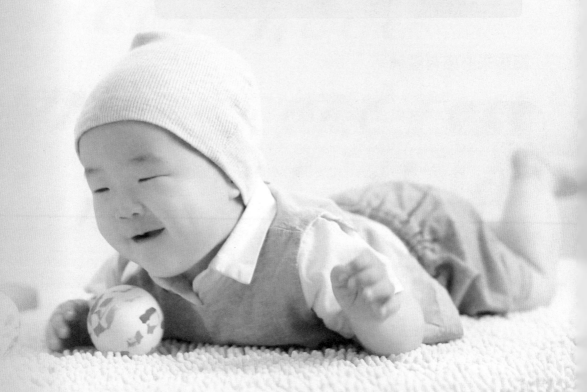

## 比正常体温高1℃有发热的可能性

人体有将体温保持在一定温度的功能。感觉热时会流汗，张开毛孔以释放热量，感觉冷时收缩血管、毛孔防止热量散失，人体通过这种方式来控制体温。

但是宝宝由于自身的体温调节功能尚未成熟，不能很好地调节和控制体温。另外，因为宝宝的新陈代谢非常活跃，使身体的正常体温偏高。房间中取暖设备所释放的热量、穿着过多、身体活动、洗澡之后等，这些因素都可以促使体温进一步升高。即便如此，宝宝的体温如果比正常时的体温高1℃以上，可能就是由于某种疾病引起的发热。

## 发热不是很严重但身体出现异常反应时

如果发热宝宝的体温并不是很高，却出现情绪不安、无法摄取水分、脸色不好的情况时，需要引起家长的注意。与发热的温度没有关系，一旦身体整体状况有异常，应立即前往医院进行检查。

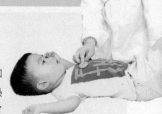

## 高热未必患有重病

宝宝高热常会让家长担忧，但是高热未必就是病情加重。发热本身虽然会给宝宝健康带来一定影响，但如果高热时宝宝仍然情绪正常，食欲稳定，无须过度担心。如果宝宝半夜发热但能喝水并保证睡眠，可以暂时给宝宝身体降温，观察一个晚上再决定是否需要去医院。

## 宝宝的正常体温是多少

宝宝的正常体温：在肛门处为36.5～37.5℃；在口腔处为36.2～37.3℃；在腋窝处为35.9～37.2℃。当体温超过正常范围0.5℃以上时，称为发热。不超过38℃的称为低热，超过39℃的则为高热。

## 发热是身体与疾病对抗的指征

　　宝宝因患某种疾病而发热，很多情况是由于受到病毒性、细菌性等病原体的感染导致的。一旦感染病毒性、细菌性等病原体，体内就会产生免疫物质，血液内也会产生引起发热的物质。

　　因此，宝宝如果有发热现象，不要过分紧张。同时，发热也成为衡量疾病发展状态的一个指征。医生应根据对宝宝发热过程的检查来判断疾病发展及确认治疗效果。

## 发生下列情况时需要再次就诊

　　如感冒之类的常见病引起的发热就诊之后，基本上可采取在家护理的办法。

　　但是如果发热持续3日以上，症状有恶化的迹象，开始腹泻并伴有发疹等新的症状，单纯患感冒的可能性很低，应再次到医院接受诊治。另外，如果有抽搐、痉挛、无法摄取水分、四肢无力等现象出现时，也应带宝宝再次接受诊治。

## 就诊指南

| | |
|---|---|
| **暂且观察** | 稍微有些发热但情绪正常<br>高热但可正常摄取水分 |
| **应该就诊** | 发热持续1日以上<br>情绪不佳且没有食欲，感觉与平常不同 |
| **及时就诊** | 无精打采<br>不能摄取水分 |
| **紧急救治** | 无意识<br>发热39℃以上，持续呕吐<br>宝宝未满2个月<br>且发热38℃以上<br>有抽搐或痉挛现象 |
| **注意要点** | 应仔细观察除发热以外的其他症状，在就诊时仔细和医生说明情况。持续发热时可以将变化过程记录下来，在就诊时作为诊断的参考 |

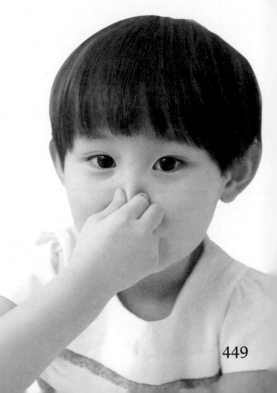

# 呕　吐

## 健康的宝宝也容易呕吐

　　宝宝的胃并不像成人的胃那样呈弯曲状，而是呈直线形，因胃入口处贲门部分的肌肉柔弱，哺乳后受到腹部压迫，微小的刺激也会造成呕吐。

　　如果是由于打嗝儿反弹力造成的呕吐，或者哺乳后嘴角溢出乳汁，出现这种情况则无须担心。基本上只要不是严重的呕吐，而且体重正常增加，均属正常现象。

## 需要引起注意的情况

　　宝宝因先天性疾病而呕吐的情况也是有的。出院后短期内虽无呕吐现象，这是因为出生后的2周至1个月时疾病才会全面暴发。呕吐物中混有胆汁呈绿色，这些都需要引起注意，消化道狭窄或闭锁可能性很大。如果呕吐次数突然增多，同时体重出现不再增加的情况时，应尽早就诊。

## 要防止婴幼儿出现脱水症状

　　宝宝在出现呕吐症状后应仔细观察，暂时先不要给他吃任何食物。但是如果反复出现呕吐，身体内的水分就会大量流失，导致脱水，因此在宝宝呕吐后应该注意的是及时补充水分。呕吐后胃通常会比较虚弱，在给宝宝补充水分时要分多次少量进行。但是一旦宝宝出现不喝水、呕吐后极其疲倦，很可能是脱水的表现，需要立即送往医院救治。

## 重大疾病必须立即就诊

　　由病毒性疾病引起的呕吐，其特征是恶心持续时间短，如果可以补充水分则无须过分紧张。需要特别引起注意的是，在头部遭到打击之后的呕吐，并且伴有高热，情绪十分低落，意识比较模糊。突然呕吐并剧烈哭泣，暂时好转后再次开始大哭不止，此种情况反复发生时应立即前往医院就诊。

## 就诊指南

| 暂且观察 | 不呕吐时比较有精神<br>轻微呕吐但其他异常表现 |
|---|---|
| 应该就诊 | 哺乳后有喷射状呕吐<br>伴有打喷嚏、流鼻涕、鼻塞<br>有发热症状<br>持续呕吐和腹泻<br>排尿、排便的次数及量减少<br>体重无明显增加 |
| 及时就诊 | 持续呕吐、疲倦 |
| 紧急救治 | 高热、疲倦、意识障碍<br>间隔10~30分钟剧烈哭泣<br>头部受到打击后呕吐 |
| 注意要点 | 就诊时需向医生说明呕吐次数及呕吐物的颜色。如有腹泻、发热等其他症状也需向医生说明 |

450

# 感　冒

## 没有疾病也可能咳嗽

咳嗽，未必都是患病的表现。室温、湿度的变化刺激咽喉黏膜、吸入粉尘等都可能引起咳嗽。这种暂时性现象无须担心。

## 突然咳嗽不止很可能是吞入异物

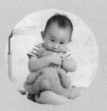

宝宝突然间咳嗽不止，很可能是误吞入了硬币或者纽扣等固体物而使气管堵塞。应采取紧急应对措施让宝宝吐出异物，如果无法使异物排出应立即送往医院救治。

## 感染病毒而引发咽喉黏膜发炎

咳嗽如果持续不断，可以认为是感染了病毒、细菌等。感染后引起咽喉黏膜发炎，分泌物增多而集聚成痰，为将痰排出体外会引发咳嗽。

如果感冒只是引起宝宝轻微的咳嗽，精神状态和食欲并未受到影响，夜里可以安睡，这种情况可以在家观察病情。但是如果感冒加重，不能很好地入睡，则需要就诊。咳嗽情况拖延很久的话，也需及时就诊。

### 就诊指南

| | |
|---|---|
| 暂且观察 | 咳嗽但无明显症状 |
| 应该就诊 | 虽有咳嗽以外的症状（发热、流鼻涕、腹泻、呕吐等），但精神状态正常，虽然咳嗽但睡眠很好，咳嗽情况拖延很久 |
| 及时就诊 | 胸部有"呼呼"的响声且呼吸困难，喉咙似乎被堵塞，突然剧烈咳嗽不止，1天中经常咳嗽，无法正常饮食，呕吐且疲倦，呼吸困难，胸部下陷，极度痛苦 |
| 紧急救治 | 有发绀、呼吸困难现象 |
| 注意要点 | 有很多宝宝白天有轻微的咳嗽，但是到晚上开始严重，此时应尽早接受诊治，并且应向医生说明晚上咳嗽严重这一情况 |

# 抽搐

## 宝宝发生抽搐多伴有发热症状

突然身体僵硬、意识丧失、双眼上翻、身体一阵阵抖动称为"抽搐"或"痉挛"。抽搐是因某种原因脑神经受到刺激，不受意志支配而肌肉抖动。

宝宝的抽搐多半是伴有发热的热性痉挛。因感冒发热时，很多情况是由于高热而引起的抽搐，持续数分钟，没有后遗症。但是初次抽搐时应前往医院就诊以查明原因及确定是否与疾病无关。

## 没有发热症状的抽搐也应引起重视

没有发热症状的抽搐发生时，可能是癫痫或者头部受到击打后引起的颅内出血，应立即前往医院就诊。

除此之外，还有剧烈哭泣时神志不清、脸色发青的抽搐症状，这称为"愤怒痉挛"或者"哭泣抽搐"。因剧烈哭泣引发的瞬间无法呼吸，约持续1分钟，无后遗症，所以不用过度担心。

## 注意抽搐的时间和状态

伴有发热的抽搐需要引起注意的是，持续时间超过5分钟、伴有呕吐现象，只有单侧手脚出现痉挛，抽搐结束后神志不清、身体有麻痹部位，反复发作等。这样的情况不是单纯性热性痉挛，是脑膜炎、急性脑炎，应前往医院就诊。

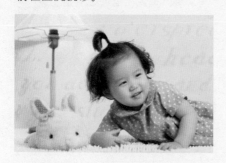

## 就诊指南

| 暂且观察 | 剧烈哭泣时发生抽搐现象 |
|---|---|
| 应该就诊 | 5~6分钟内抽搐停止、精神状态正常<br>以前曾被诊断有过热性痉挛 |
| 及时就诊 | 初次抽搐<br>抽搐反复发作 |
| 紧急救治 | 抽搐持续5分钟以上<br>体温正常情况下发生抽搐<br>痉挛发生时身体两侧有偏差<br>抽搐停止后意识无法恢复正常，神志不清、手脚麻痹<br>头部受到打击后发生抽搐 |
| 注意要点 | 发生抽搐时，要注意观察宝宝状态并且留意发作时间，在就诊时向医生说明情况 |

# 大便的颜色

## 红色大便、黑色大便和白色大便

当有红色大便出现时要特别注意。如果是西红柿等红色食物直接从大便中排出，就无须担心。但是如果出现鲜红色大便，其中混有大量血液时，很可能是消化道出血，应立即前往医院接受治疗。如果大便中隐约混有少量血，也可能是肛门磨破出血所致，最好去医院确诊病因。

当有红黑色焦油状大便出现时，可能是因出血所致。胃、十二指肠等上部的消化道如果出血，到大便排出这段时间内血液被氧化形成红黑色，这种情况应该前往医院就诊。

有白色大便出现时，可能是胆道闭锁症等先天性疾病引起。

另外，如果是持续呕吐开始腹泻，大便呈白色水状物，则可能是感染了人类轮状病毒的急性肠胃炎。这很容易引起脱水症状，应立刻前往医院。

## 健康的大便也会有变化

虽然有个体差异，但是宝宝正常大便的颜色一般呈黄褐色。

有的宝宝大便呈绿色，这是由于大便中含有的物质在肠内氧化所致，不是异常现象，所以无须过度担心。

另外，换乳期开始食用食物后，有时大便中会直接排出此种食物，这是没有充分消化引起的，只要不是腹泻，则不属于疾病。

## 就诊指南

| 暂且观察 | 情绪良好 |
|---|---|
| 应该就诊 | 大便颜色偏白<br>大便中混有少量血 |
| 及时就诊 | 淘米水样、白色水样大便频繁<br>大便中有大量血<br>大便呈黑色 |
| 注意要点 | 大便颜色异常时应携带沾有大便的尿布前往医院就诊。另外，应向医生说明是否有其他症状、精神状态、食欲等情况 |

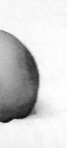

## 授乳期宝宝的大便

新生儿

开始喝母乳后，会排出湿湿的黄色稀便。这种情况会持续一段时间。

只要喝奶粉就排便，混着白色颗粒的黄色便。水分多，会渗入尿布。

清黄色便，混着白粒，水分较多，呈稀便。

1个月

喝奶时排便的情况增多，大便的颜色接近橙色，有时还混着颗粒。

平时排稍稀的便，偶尔还会排硬便。半夜授乳后也会排便。

时有便秘发生，每3~4天排1次便。深土黄色，混着绿色或白色颗粒。

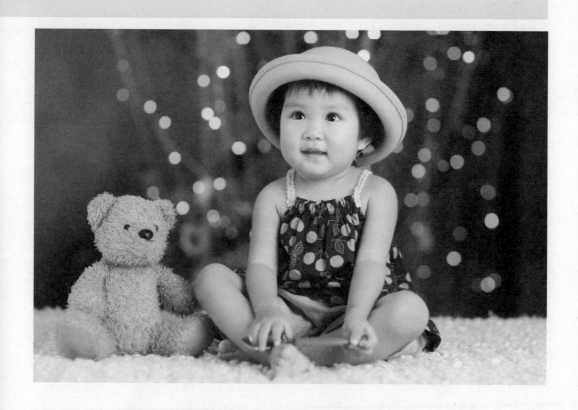

# 便　秘

## 大便硬且无法顺利排出

　　如果不排便也许是便秘，但不能仅凭是否每日排便来判断是不是便秘。排便的次数会因宝宝个体的差异而有所不同。

　　便秘指大便硬结无法顺利排出体外，排便困难而且伴有痛感。如果宝宝精神状态良好并且食欲正常，每2～3日顺利排便1次，这是宝宝自身排便的正常规律。如果每日都排便，但是大便硬且伴有痛感则是便秘。

## 排便时间长

　　如果大便在肠内停留时间过长，就会因为水分被吸收而变硬，排便时造成肛裂，而因疼痛不排便又发展成顽固性便秘，腹胀难耐。月龄低且母乳哺喂的宝宝如果便秘、精神不佳、体重增加缓慢，可能是母乳哺乳不足或者是营养不良所造成的后果。

　　另外，换乳期喂食的宝宝也可能是因为摄入食物中食物纤维含量不足或者水分不足而造成便秘。

## 可能患有先天性异常

　　不是很常见的一种情况，便秘可能是因为肠的形态、功能存在异常导致的。先天性异常应及时在宝宝出生后经产院、医院检查，如果顽固性便秘反复发生1周以上，则应接受诊治。

## 就诊指南

| 暂且观察 | 精神状态、食欲与平时相差无几<br>便秘在3日以内 |
|---|---|
| 应该就诊 | 腹部剧烈疼痛<br>便秘持续1周以上并反复发作<br>腹胀难耐<br>排便时哭泣<br>大便硬、肛门反复出血时排出血便<br>便色发黑且呈血便状 |
| 及时就诊 | 腹部剧烈疼痛<br>灌肠时排出血便<br>便色发黑且呈血便状 |
| 注意要点 | 顽固性便秘时，如果精神状态、食欲与平时相比有异常应前往医院就诊。有血便时应携带尿布给医生作为参考 |

## 注意宝宝的排便状态和排便次数

　　宝宝排便的次数是有个体差异的，健康的宝宝有的可能一天内排便几次，也有的可能2～3天才排便一次。如果因为便秘造成宝宝没精神、食欲缺乏，可以通过按摩来促进排便。同时检查一下给宝宝喂的牛奶或者换乳期食物是否足量，另外多给宝宝准备一些含食物纤维比较丰富的食物。

## 排尿量和次数减少时很可能是脱水

对于排尿首先能引起注意的是排尿量和次数减少。伴有腹泻和呕吐的疾病时，通常会从体内排出大量水分，而摄入水分减少，这样就很容易导致脱水。如果有唇干、疲倦等症状应立即去医院。如果是夏季排汗量多导致排尿量的减少，在精神状态和食欲正常的情况下无须担心。

## 尿频并发热可能是尿路感染

排尿次数增多是尿路感染的特征之一。排尿时伴有痛感，每次排尿量很少并且频繁。如果有尿频、突然发热且无咳嗽、流鼻涕的症状，排尿后哭泣等现象应尽早就医。

## 多关注宝宝的尿量和颜色的变化

宝宝的排尿量、颜色和摄入的水分、出汗、身体状况有着密切的关系，在摄入牛奶、水分比较充足的食物时尿量比较多而且颜色淡。相反，如果水分摄入不足、天气热排汗多，尿量就变少且呈深黄色。

虽然每个宝宝在一天里排尿的次数都不同，但是如果半日内没有排尿，就需要引起家长们的注意。另外，发现宝宝排尿时有疼痛感、眼睑和手脚有水肿的现象时，要尽早就医。尽量给宝宝补充水分，创造一个安静的环境。

## 就诊指南

| | |
|---|---|
| 暂且观察 | 尿布上渗有红色血迹，尿量无变化<br>排尿次数增多且排尿时伴有痛感 |
| 应该就诊 | 排尿量减少，颜色异常<br>排尿时哭泣，表现出厌恶<br>排尿次数急剧增加<br>排尿时尿液中有深色污物、脓等排出 |
| 及时就诊 | 排尿次数多，经常要喝水，精神状态不佳，有发热症状<br>排尿次数急剧减少，无法摄入水分 |
| 注意要点 | 由于使用尿布，所以很难注意到尿液的异常，所以在换尿布的时候要多注意观察尿液的状态 |

# 眼

## 眼部分泌物多应该就诊

　　眼部患有疾病最常见的就是眼睛充血和眼部分泌物增多，是因为感染了病毒或细菌造成的眼部异常现象。宝宝经常由于鼻泪管狭窄，眼泪无法从鼻子顺利流出而形成眼部分泌物。这种不是由于疾病引起的眼部分泌物，无须过分担心。但是如果发现眼部分泌物突然增多，甚至造成早晨无法睁开眼睛，这很可能是已经患有某种疾病。应尽早去儿科或者眼科接受检查。

## 应注意其他症状

　　眼睛充血、眼部分泌物增多也可能是患有眼部以外的其他疾病。如川崎病、溶血性链球菌感染症等症状之一，就是眼睛充血，而麻疹、咽喉结膜热等疾病的显著症状就是眼部分泌物增多。不仅应该注意眼部症状，同时也应该多留心是否有发热、皮疹等其他症状。尿路感染除有以上症状外，有时还伴有发热现象，但很容易被忽略。同时又属于易复发的疾病，如果有尿频、突然发热且无咳嗽、流鼻涕的症状，或排尿后出现哭泣等现象应尽早就医。

## 应仔细观察瞳仁、眼白的状态

　　患病时，瞳仁和眼白也会有所变化，因此也应引起注意。常见的是眼白常常有黄色附着，瞳仁变得混浊等现象。如果有此种现象应接受诊查。

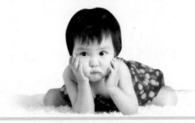

## 就诊指南

| | |
|---|---|
| 暂且观察 | 白色眼部分泌物只在早晨出现，很容易擦去<br>无发热、皮疹现象，精神状况一切正常<br>瞳仁向内侧或外侧靠近 |
| 及时就诊 | 眼部有异物进入无法取出<br>眼睑红肿 |
| 紧急救治 | 眼部分泌物增多，有痛感和痒感<br>眼部充血严重<br>怕见光<br>眼白有黄色附着 |
| 注意要点 | 就诊时应向医生说明眼部充血程度、眼部分泌物的量及是否有发热、皮疹等其他症状 |

## 多留心宝宝的耳部疾病

宝宝很容易感染中耳炎、外耳炎等耳部疾病。耳朵连接着咽喉、鼻、耳管，但由于宝宝耳管相对较短，当患有感冒等感染症时，病毒、细菌很容易通过耳管进入中耳腔而引起中耳炎。如果宝宝吐的母乳、牛奶等进入耳朵，也很容易引起外耳炎。

但是宝宝对于耳部的疼痛却无法表述，所以耳部疾病很容易被忽视。家长在发现宝宝有频繁碰触耳朵，或者当碰触耳朵时宝宝的情绪、精神有异常时应引起注意。

### 听力有问题应去耳鼻喉科就诊

关于耳部还有一个需要注意的问题是听力。特别是轻微的听力障碍很容易被忽视，如果任其发展就会对语言的发展造成影响，应尽早就医。

如果宝宝有对声音反应迟钝，从背后呼唤没有反应等异常现象时，应引起重视并前往耳鼻喉科就诊。

### 耳部形态异常可能要手术治疗

耳朵小，或者外翻、内翻等有异常形状称为耳部形态异常。如果内耳或外耳形态异常很可能影响听力，需接受检查或者进行整形手术。当发现宝宝出现耳部形态异常时，可以前往小儿科或者整形科接受检查。

## 就诊指南

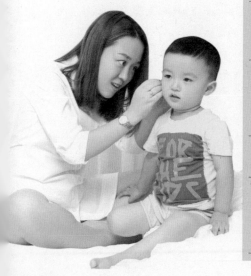

| | |
|---|---|
| 暂且观察 | 偶尔有耳漏现象，但是无疼痛或发热<br>听力正常<br>没有经常碰触耳朵的动作 |
| 应该就诊 | 对大声音没反应应引起注意<br>可以感觉到耳朵疼痛<br>有发热、耳漏症状<br>耳部形状异常 |
| 紧急救治 | 头部受到强力打击后<br>耳部有髓液（透明液体）流出 |
| 注意要点 | 感冒之后很容易患中耳炎，所以家长应注意观察。如果宝宝在感冒病愈之后有频繁碰触耳朵或者精神状态不佳等情况，应前往医院就诊 |

# 口

## 舌头异常可能患有的疾病

川崎病、溶血性链球菌感染症发生时，在舌头部位会出现独特症状。舌头出现红色粒状物，呈草莓状，并伴有发热、皮疹等现象。如果舌头呈草莓状则需要就诊。

还有一种情况与舌头呈草莓状不同，是舌头一部分呈红色，一部分呈白色，如地图般，这种情况称为地图状舌，患病后体力会明显下降。因其病因不明，无须特殊治疗，为确诊是否还患有其他疾病，最好接受一次检查。

## 饮食量下降可能是口腔内有炎症

宝宝易感染的疾病中，手足口病、疱疹性咽峡炎的症状之一就是口内发疹并有炎症。口内发疹、发炎常会引起疼痛，造成宝宝食欲缺乏，症状严重的时候甚至会造成无法摄入水分导致脱水。当发现宝宝食欲缺乏或口内有发疹或发炎现象时，应尽早就医。

## 脸颊内侧、舌部呈白色

月龄低的宝宝如果脸颊内侧、舌头表面有白色斑点出现，外观像母乳或牛奶沾上的痕迹却无法擦掉，这是由一种白色念珠菌引起的真菌性口炎。严重情况下疼痛会造成宝宝厌恶哺乳。真菌性口炎药物治疗效果很快，如果发现宝宝出现此种白色斑点可前往儿科就诊。

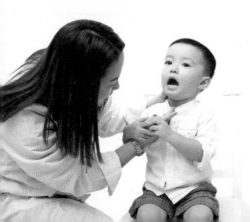

## 就诊指南

| | |
|---|---|
| 应该就诊 | 口内有溃疡、水疱，疼痛、食欲下降<br>舌头出现红色粒状物呈草莓状<br>脸颊内侧、舌头表面出现白色斑点<br>舌头出现白色、红色呈地图状 |
| 及时就诊 | 无法摄入水分、没有精神、体重降低 |
| 注意要点 | 从口中可以看到口内有炎症时，应注意观察发炎部位、炎症种类及疼痛时间。同时还应向医生讲述清楚是否还有发热等其他症状 |

## 乳牙开始生长在出生后6个月左右

其实当宝宝在母亲肚子里的时候牙齿就开始形成。乳牙大约在怀孕7周时开始形成，一部分恒牙则是在整个怀孕过程中形成。

乳牙出牙的时间由于个体差异有所不同，一般来说是在出生后6个月左右。先从下面的门牙开始出牙，到3岁左右上下共20颗的牙齿全部长齐。

## 有的宝宝出生时就长有牙齿

出生时就长有牙齿（先天齿）或者出生后不久就开始出牙（新生儿齿）的情况很少见。乳牙出牙过早容易造成出牙多或者妨碍母乳、牛奶的喂养，甚至划伤舌头造成无法哺乳的情况。这时应前往儿科就诊。

与先天齿、新生儿齿不同的另一种情况是在乳牙出牙前，宝宝的牙龈部位出现白色粒状物，这是一种叫作上皮珍珠的现象。此物质并不是乳牙，而是牙齿形成时残留的组织。随着乳牙的生长能自然脱落，无须担心。

## 龋齿的预防和检查

乳牙表面的牙釉质、象牙质只占到恒牙一半的厚度，因此一旦发生龋齿，其发展速度是很快的。另外，一颗牙齿发生龋齿，很容易使其他牙齿也发生这种现象。开始换牙时，如果乳牙的龋齿得不到治疗，也会影响新牙，因此在换牙时要注意保持口腔清洁。上下门牙一长齐就可以刷牙，以预防龋齿发生。

另外，1岁半时的健康检查、3岁健康检查都有牙齿检查项目，3岁以后应该定期接受齿科检查，这对于龋齿的早期发现都有很大帮助。

## 就诊指南

| 暂且观察 | 牙龈有白色粒状物出现 |
|---|---|
| 及时就诊 | 出生时已经长有牙齿<br>出生不久开始出牙 |
| 注意要点 | 开始出牙就应该注意保持口腔清洁。经常检查牙齿情况，如果发现牙齿有变黑或褐色的情况应前往儿科就诊 |

如果给蛀牙比较多的宝宝嚼木糖醇口香糖，在一定程度上可以预防蛀牙。如果宝宝因为某种原因而不能刷牙，或是经常吃甜食，可以在一定阶段内使用木糖醇。

# 手、足

## 成长过程中很容易发生肘内障

宝宝的骨、关节都处于未完全发育成熟的状态，受到过大力量的牵引时很容易造成伤害。

如突然大力拽宝宝的手时很容易引起肘内障。肘部受到剧烈牵引，造成韧带与骨脱离，韧带等关节周围组织未成熟也容易造成脱落。宝宝手腕向下耷拉无法上提，这种情况可能是肘内障。

## 就诊指南

| | |
|---|---|
| 暂且观察 | 站立时双膝之间有空隙 |
| 应该就诊 | 手指呈弯曲状无法伸直<br>仰卧时双腿伸直打开困难<br>双足足底向内侧翻 |
| 及时就诊 | 手腕下垂无法抬起 |
| 注意要点 | 手脚的形状如果发现异常或手脚疼痛无法活动时应尽早就诊 |

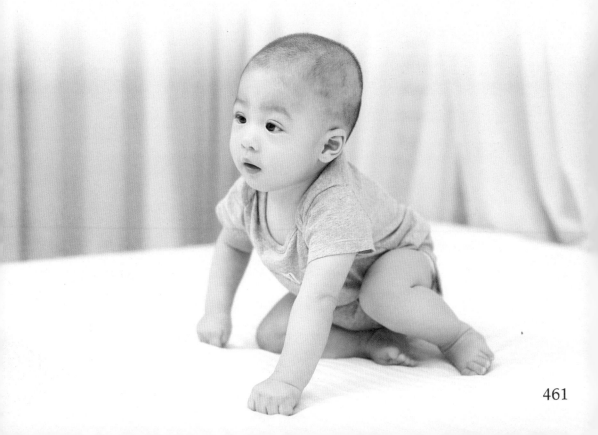

# 生殖器

## 应保持阴部的日常清洁

生殖器疾病通常可分为龟头包皮炎、外阴部阴道炎等感染症，还有包茎等形态异常、阴囊水肿、隐睾症等外科疾病。由于生殖器靠近肛门，容易因不洁引起感染症。因此，为预防感染症的发生就要注意保持日常卫生清洁，如果有感染征兆应尽早前往儿科就诊。

## 宝宝阴茎包皮是常见现象

宝宝生殖器形态异常可能是阴茎包皮。

阴茎包皮也就是包茎，阴茎前端的龟头经常是处于包皮覆盖状态，到青春期包皮会自然松脱露出龟头。宝宝期有包茎现象是很普通的，排尿时龟头鼓起。如果排尿时尿液向四周飞溅，可能有先天性异常引起的包茎现象，应前往儿科或小儿外科就诊。

## 定期健康检查也能发现疾病

阴囊积水引起阴囊水肿、阴囊中容纳睾丸形成的隐睾症等疾病，在定期健康检查中也能发现，所以应定期体检。

## 就诊指南

| 男孩 | |
|---|---|
| 应该就诊 | 阴茎前端红肿<br>排尿时有疼痛感<br>阴囊内没有睾丸<br>生殖器形状、构造异常 |
| 及时就诊 | 阴囊红肿疼痛，剧烈哭泣<br>尿布上沾有血、脓 |
| 女孩 | |
| 应该就诊 | 外阴部红肿<br>有红色细小粒状物出现<br>生殖器形状、构造异常<br>有黄色脓状物流出 |

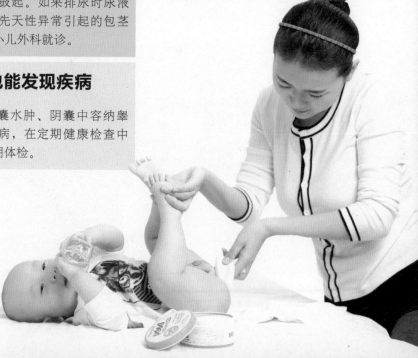

462

# 食欲下降

## 健康，但是食欲缺乏

　　因个人体质不同，在饮食量上多少都有差别，所以无法仅根据饮食量来判断健康状况。偶尔可能会因为天气炎热或者活动过多而导致疲劳，引起没有食欲，只要宝宝体重正常增加、精神状况良好就无须担心。

　　但是如果有体重减轻、食欲突然下降、精神状况不佳的情况出现，则很可能是患有某种疾病导致的。

## 突然食欲下降可能是因为患病

　　食欲下降、体重下降很可能是心脏方面的问题。这时应对照《母子健康手册》看看宝宝的发育曲线是否正常。

　　如果是突然厌恶饮食，可能是由于口内发炎引起的疼痛造成食欲下降。此时应检查宝宝的口腔情况。

　　另外，感冒也能引起食欲下降。如果宝宝突然食欲下降，家长应注意宝宝的行为是否正常。

## 就诊指南

| 暂且观察 | 没有异常症状 |
| --- | --- |
| 及时就诊 | 无法摄入水分、疲倦、食欲下降 |
| 应该就诊 | 饮食量下降、体重下降厌恶饮食<br>有发热、咳嗽、流鼻涕等症状，没有食欲 |
| 注意要点 | 突然食欲下降并伴有发热、腹泻、呕吐等症状，体重下降时应该就诊 |

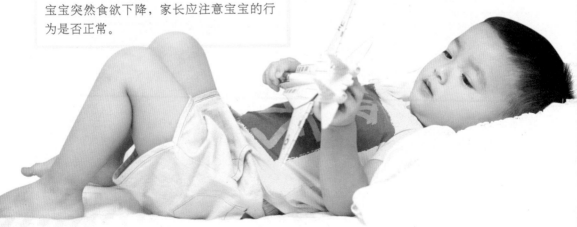

463

## 哭泣不止时对宝宝进行身体检查

无法用语言表达自己意志的宝宝，只能用哭泣来表达自己的各种要求。比如饿了、困了、想让妈妈抱抱、想玩游戏等等。虽然家长可能开始时并不了解宝宝哭泣时要表达的意思，但是根据日常的行为表现可以推断出来。

但是如果宝宝哭泣时哺乳或者哄抱都无法使其安静下来，很可能是患病的表现。家长应观察宝宝是否有发热或者其他身体异常。

## 哭泣方式和平时不同的时候

如果发现宝宝有异常的剧烈哭泣、哭泣无力、在某种特定动作时哭泣等状况时应引起家长重视。如果有发热现象，或者没有精神、哭泣声音微弱，可能是脑膜炎或脑炎。如果是哺乳或者要给宝宝喂食时宝宝哭泣，则可能是口内有炎症。如果一碰触耳朵宝宝就哭泣可能是中耳炎。

与平时的哭泣相比异常时很可能是由于疾病的关系，因此家长应注意观察宝宝的举动。

## 就诊指南

| 暂且观察 | 精神状态不佳、无其他症状 |
|---|---|
| 应该就诊 | 给宝宝喂食时哭泣<br>碰触宝宝耳朵时哭泣<br>排尿时哭泣<br>大便硬、排便时哭泣<br>大腿根部有柔软的肿块、碰触时哭泣 |
| 及时就诊 | 手腕下垂无法抬起、碰触时哭泣<br>手脚、身体受到强力打击红肿、一碰触就哭泣 |
| 紧急救治 | 发热、无精神、哭泣声音微弱<br>每隔10～15分钟剧烈哭泣、有便血现象 |
| 注意要点 | 宝宝哭泣的原因有很多种，但基本上都是有理由的。因此，如果发现宝宝的哭泣和平时比有异常，则应该多注意观察其行为 |

# 腹　泻

## 大便松软和腹泻是不同的

有的宝宝平时的大便就比较松软，而在换乳期开始吃的新食物中，如果含水分比较多，就很容易使大便更加松软。这和我们所说的腹泻完全是两回事，无须担心。

但是如果宝宝的大便中混有血或者黏液、闻起来有酸味或者恶臭，或者大便呈淘米水样、有剧烈腹泻呕吐、体重不增加等现象时，很可能是患有某种疾病，应该立即就诊。

## 预防脱水和臀部长斑疹

宝宝腹泻时护理的重点，要放在预防发生脱水和保持臀部的清洁上。

腹泻会造成体内的大量水分同大便一起排出，这时一定要给宝宝及时补充水分。另外，还要勤给宝宝换尿布，防止尿布疹的发生。平常可用淋浴喷头或面盆给宝宝冲洗臀部保持臀部的清洁。

## 护理要点

### 补充水分最为关键

腹泻会导致身体内的水分不断地流失，很容易引起脱水症状的发生，这时候一定要给宝宝及时补充水分，可以给宝宝喝些白开水、宝宝专用饮料等。

### 母乳、牛奶可像往常一样喂食

母乳和牛奶可以正常给宝宝喝，但是如果宝宝出现不太想进食的情况时，可以暂时先停一小段时间，然后再用多次、少量的方法喂给宝宝。

### 不能给宝宝喝过于寒凉的东西

太凉的饮品容易刺激胃肠道从而加重腹泻，因此，家长们应该尽量避免给宝宝喝刚从冰箱里拿出来的饮品，最好选择和室温相近的比较温和的饮品。

### 不能随意把牛奶冲淡

宝宝在出现腹泻的情况下，给宝宝喂牛奶的基本原则还是要按照平时的浓度，而不能仅凭妈妈的判断，随意改变牛奶的浓度。如果有其他疑问，可以咨询相关医护人员。

### 勤给宝宝换尿布

宝宝持续腹泻时，屁股上常常会变红溃烂，这时候一定要勤检查宝宝的尿布，发现脏了应立刻换上新的尿布，尽量缩短大便与皮肤的接触时间。

### 换新尿布之前擦干宝宝的小屁股

如果宝宝的小屁股还潮湿的时候，就换上新尿布，很容易引起发炎，所以一定要用软毛巾、纱布把水分吸收干净，或者用吹风机的暖风吹干宝宝的小屁股。

### 清洗臀部最好用流水冲洗

如果用毛巾擦拭很容易擦破宝宝的屁股造成发炎，所以最好利用浴缸或者淋浴水冲洗。清洗时特别要注意仔细洗净肛门周围、大腿内侧的皮肤褶皱处。

### 尿布疹反复发作时一定要就医

腹泻时很容易引起臀部起斑疹，并且病情发展迅速，如果反复发作，一定要咨询医生，而不能根据自己的判断随便用药。

### 选择容易消化的食物

换乳初期要避免给宝宝吃脂肪含量比较多的肉类食品，可以选择如粥、煮烂的乌冬面、菜粥等淀粉含量较高的食物，并且要多次少量喂食。

## 就诊指南

| | |
|---|---|
| 暂且观察 | 大便比平时稍微松软<br>一天内的排便次数比平时平均多1~2次 |
| 应该就诊 | 大便比平时松软且排便次数明显增多<br>精神状态不佳，食欲缺乏<br>腹泻持续时间超过1周<br>大便中混有少量血迹且有一股酸味 |
| 及时就诊 | 不能正常摄入水分<br>除腹泻外还有发热、剧烈呕吐、腹痛、血便等症状<br>大便呈偏白色<br>大便有异臭、恶臭 |
| 紧急救治 | 剧烈腹泻、呕吐<br>腹泻后精神状态不佳，排尿量减少<br>月龄不满2个月的宝宝出现38℃以上高热<br>除腹泻外，还出现发绀、痉挛现象 |
| 注意要点 | 就诊时要向医生仔细说明宝宝腹泻的次数、大便的状态、精神状况以及食欲如何，除此之外还要讲明宝宝是否有发热、呕吐的症状。就诊时最好携带沾有大便的尿布作为诊断参考 |

# 咳 嗽

## 咳嗽是为了把痰咳出来

喉咙受到感冒病毒感染而发炎时，异物、灰尘等就会沾在支气管的黏膜上，然后黏膜分泌出来的分泌物逐渐增多又会阻塞支气管。这些分泌物就是痰，而咳嗽正是为了把痰以及喉咙内部的异物向外排出的一种身体防御性反应。

同时，宝宝的喉咙黏膜又非常敏感，气温稍微降低也会引发咳嗽。如果宝宝只是单纯性咳嗽而没有其他症状，暂且不需要担心。但是如果出现持续咳嗽，并且无法入睡，这时一定要尽早就医。

## 给宝宝创造一个舒适的环境

家里如果有经常咳嗽或者患有支气管哮喘的宝宝，我们就要尽量保持室内整洁，仔细清扫灰尘、真菌能够藏身的地方。宝宝的床单、毛巾等也尽可能地使用棉制品，而且要经常换洗，另外还要经常晾晒被褥，并且把毛绒玩具、室内观赏植物、宠物等放在远离宝宝的地方。

经常开窗通风，也可以使用加湿器，使室内保持一定的湿度。最后要补充的一点是绝对不能在宝宝身边吸烟。

## 护理要点

### 给宝宝喝水有利于消痰

宝宝咳嗽的时候喂一些温水或者饮品能够润湿喉咙，帮助呼吸更加顺畅。家长可以在宝宝不咳嗽的时候适量喂一些温水，有止咳化痰的功效。

### 帮宝宝缓解咳嗽症状

宝宝持续咳嗽不止时，可以竖着把他抱起来，轻轻地抚摩或拍宝宝的后背，这样多少也能让宝宝感觉舒服和安心。

### 宝宝睡觉时要垫高上身

宝宝在睡觉时，上半身稍微垫高一点能让他觉得更舒服。

### 避免室内干燥

室内过于干燥容易引发咳嗽加剧，因此在室内湿度比较低的时候，我们可以使用加湿器或者采取在室内晾衣服的办法来调节湿度，给宝宝创造一个舒适的空间。

## 准备一些容易消化的食物给宝宝

宝宝咳嗽时可能引起食欲不振，这时候要给他准备一些容易吞咽、消化的食物。注意不要喂生冷的食物，容易刺激气管和食管，最好选择一些温热的食物。

## 一定要禁烟

香烟的烟雾不仅有害健康，还容易刺激气管引发咳嗽，因此宝宝咳嗽的时候就更需要爸爸的关心爱护。

## 注意用法和用量

现在市面上出售的一些止咳、顺畅呼吸的涂抹药膏效果还不错，但是在给宝宝使用之前一定要仔细咨询、听取医生的意见。

## 多开窗，让新鲜的空气流通

室内应该经常通风换气，这样有利于新鲜空气的流通。特别是冬天更要注意勤开窗，也可以使用空气清新剂。

## 勤打扫、保持室内环境整洁

宝宝咳嗽的时候如果吸入了灰尘，很容易使咳嗽加剧。妈妈们在打扫房间时一定要彻底，特别是电视机等电器、床、被褥等比较容易积灰的地方，更是要细心打扫。

# 就诊指南

| 暂且观察 | 轻微持续咳嗽 |
|---|---|
| 应该就诊 | 有发热、流鼻涕、腹泻、呕吐等症状，但精神状态良好<br>有咳嗽症状，但可以正常入睡<br>长时间持续咳嗽，但是精神状态良好 |
| 及时就诊 | 呼吸时胸部剧烈起伏，呼吸困难<br>喉咙好像被堵塞一样突然剧烈咳嗽不止<br>一天内反复出现剧烈咳嗽，不能正常进食<br>胸部剧烈起伏、呼吸极度困难 |
| 紧急救治 | 出现发绀现象、呼吸困难 |
| 注意要点 | 白天宝宝轻微地咳嗽，到了夜里很容易恶化，如果发现有异常症状一定要及时就诊。就诊时向医生说明咳嗽的声音和是否有过敏症状，以及体温变化的一些情况 |

# 发 疹

## 宝宝生病常常伴随有发疹症状

　　发疹可以分为皮肤疾病引起的发疹和某种疾病引起的发疹两种。宝宝生病时常会伴有发疹，这也是宝宝疾病的特征之一。

　　家长在发现宝宝有发疹现象时要做好记录，包括每隔2个小时测一次体温，观察疹子的扩散速度、面积、颜色、形状以及发疹部位等。另外，有发疹症状的疾病一般传染性比较强，而且病情发展速度快，一定要做好早期的护理和预防工作，避免传染给其他宝宝。

## 皮肤疾病的预防和护理关键是清洁

　　宝宝在发疹时护理的关键点之一是要做好清洁和止痒工作。宝宝的新陈代谢要比成人快，因此皮肤也很容易堆积污垢，这时候如果再加上发热、发疹，肯定很不舒服。常给宝宝洗澡，冲掉身上的汗、污垢，宝宝的心情也一定会愉快。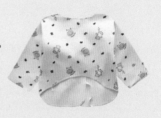

## 护理要点

### 首先检查一下宝宝是否发热

　　发现宝宝有发疹症状，首先要检查一下宝宝是否发热，出疹是在发热之前还是之后。如果宝宝发热，要及时去医院检查。要特别注意是否属于传染类发疹，如果是的话一定要做好保护和预防工作。

### 宝宝退热了才可以洗澡

　　汗液和污垢都会增加瘙痒感，在宝宝退热后如果精神还不错，可以用温水给宝宝冲个澡，但注意一定要用毛巾吸干身上的水。

### 要把宝宝的指甲剪短

　　宝宝感觉到痒痒的时候就会用手抓疹子，很容易抓破并造成症状恶化。这时最好的办法就是把宝宝的指甲剪得短短的，防止他用手抓。

### 注意宝宝内衣的选择

　　我们在给宝宝选择内衣时要尽量选择对皮肤刺激小的面料。如果疹子溃烂或被抓破，会有分泌液流出来，所以一定要勤给宝宝换内衣。

给宝宝洗澡时一定要用浴液打出丰富的泡沫再涂抹，宝宝的肌肤很娇嫩，如果用浴巾又很容易擦破疹子，所以妈妈最好用指腹轻轻地擦。

## 皮肤的作用

皮肤从表皮开始依次为表皮、真皮、皮下组织这3层。表皮代谢周期约为28天，皮肤的作用大致可分为以下5种。

1.保护体表。保护身体内部免受物理刺激，防止细菌或异物的侵入。

2.防止体内水分流失。防止生存所需必要水分的蒸发。

3.保持体温。功效相当于隔热材料，在气温变化的情况下使体温保持在一定温度。

4.感觉刺激。感知温度、疼痛、压力、触觉等刺激并向脊髓、大脑传递。

5.维持免疫力。将侵入体内的异物向体外排出。

皮肤的构造及作用对于成人和宝宝来说都是相同的。但是宝宝的皮肤较薄而且功能尚未发育完全，对于外界的刺激抵抗能力较弱。保持宝宝肌肤健康需要注意清洁、保湿等方面，在清洗和碰触宝宝肌肤时要轻柔。在空气干燥的季节里如果能使用加湿器，这对于肌肤润泽、健康大有益处。

## 皮肤的构造

皮肤的主要作用是防止受到外界的刺激，而占皮肤95%的真皮可以说是大量地集中了血管、神经的重要部位。皮下组织是聚积脂肪、产生能量的部位。

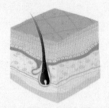

## 就诊指南

| 暂且观察 | 初次就诊诊断结果为发疹、暂时没有其他症状 |
| --- | --- |
| 应该就诊 | 有发疹症状、体温正常<br>有咳嗽、流鼻涕等症状<br>眼部有充血现象<br>手、脚水肿<br>症状已经持续了一段时间 |
| 及时就诊 | 持续高热不退、舌头上有红色粒状物、眼部充血<br>无法正常摄入水分、有脱水症状<br>全身有出疹现象、咳嗽 |
| 紧急救治 | 出现痉挛<br>呕吐后开始出现意识模糊 |
| 注意要点 | 就诊时要向医生详细说明宝宝发热的温度，发疹的部位、颜色、形状以及最初的出疹状况。由于这种疾病多为传染性疾病，在就诊前一定要先和医生预约 |

# 流鼻涕、鼻塞

## 如何能让宝宝的鼻子通畅

宝宝的鼻黏膜非常敏感，早晚的凉风、气温的变化、灰尘的刺激都可能导致宝宝流鼻涕。但都是暂时的，只要保暖措施得当，室内温度适宜就会好。

但是如果宝宝一整天都持续流鼻涕、鼻塞，很可能是感冒引起的。鼻塞会对喝奶、睡眠产生影响，所以这个时候要经常给宝宝擦鼻涕。另外，还要注意保持室内湿度，防止干燥。

## 护理要点

### 要用湿的纱布给宝宝擦鼻涕

宝宝的皮肤很娇嫩，如果用干的纱布、纸巾擦鼻涕很容易把皮肤擦红，所以要用湿润的纱布拧干后轻轻擦拭。

### 用专用吸管吸出鼻涕

鼻涕如果不擦很容易引起鼻黏膜发炎，如果宝宝的鼻涕比较多，可以用专用吸管吸出来或者用棉棒轻轻吸取，妈妈用嘴吸也可以。

### 利用热毛巾的蒸汽疏通鼻孔

将热毛巾放在鼻根处，热气就会疏通堵塞的鼻孔。用热水浸湿毛巾，或者将湿毛巾放入微波炉内加热都可以，一定不要温度过高，以免烫伤宝宝。

### 用棉棒疏通鼻孔

如果鼻涕凝固堵塞鼻孔，可以用棉棒蘸取少量宝宝油，伸进鼻孔进行疏通。注意不要让棉棒刮伤鼻黏膜。

### 适量涂抹宝宝油

宝宝持续流鼻涕时，家长会经常给宝宝擦鼻子，鼻子下面就会变得很干燥，总是红红的。这时可以给宝宝涂一些宝宝油或者润肤霜，防止肌肤干燥。

## 就诊指南

| | |
|---|---|
| 暂且观察 | 有流鼻涕、鼻塞的症状，但精神状态良好<br>睡眠良好 |
| 应该就诊 | 有发热、腹泻、呕吐等症状<br>眼部有瘙痒感、充血 |
| 及时就诊 | 发热、咳嗽、呼吸困难 |
| 注意要点 | 家长应注意观察宝宝的症状，在早期发现病情时就医 |

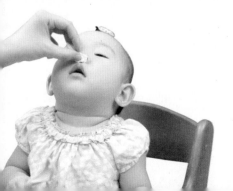